全国科学技术名词审定委员会
公　　布

# 男科学及性医学名词
## CHINESE TERMS IN ANDROLOGY AND SEXUAL MEDICINE

## 2023

医学名词审定委员会

男科学及性医学名词审定分委员会

国家自然科学基金资助项目

科学出版社

北　京

# 内 容 简 介

本书是全国科学技术名词审定委员会审定公布的男科学及性医学基本名词，内容包括学科概论，生殖系统解剖，生殖系统遗传，性发育，性与生殖内分泌，男性生殖生理，男性生殖系统疾病诊断，阴茎疾病，阴囊及其内容物疾病，前列腺疾病，精囊及射精管疾病，性发育疾病，男性性腺疾病及功能异常，男性不育与辅助生殖，男性节育，男性生育力保存，性心理、性取向与性行为，性反应与性功能，性心理障碍，男性性功能障碍，女性性功能障碍，性传播疾病，男科及性医学相关手术23部分，共1677条，每条名词均给出了定义或注释。书末附有英汉、汉英两种索引，以便读者检索。本书公布的名词是科研、教学、生产、经营及新闻出版等部门应遵照使用的男科学及性医学规范名词。

## 图书在版编目(CIP)数据

男科学及性医学名词/医学名词审定委员会，男科学及性医学名词审定分委员会审定. —北京：科学出版社，2023.7
全国科学技术名词审定委员会公布
ISBN 978-7-03-075787-6

Ⅰ. ①男… Ⅱ. ①医… ②男… Ⅲ. ①男科学–名词术语 ②性医学–名词术语 Ⅳ. ①R697-61 ②R167-61

中国国家版本馆 CIP 数据核字（2023）第 104635 号

责任编辑：商 涛 沈红芬 路 倩 杨 威 / 责任校对：张小霞
责任印制：赵 博 / 封面设计：吴霞暖

科学出版社 出版
北京东黄城根北街 16 号
邮政编码：100717
http://www.sciencep.com
北京建宏印刷有限公司印刷
科学出版社发行 各地新华书店经销
*
2023 年 7 月第 一 版 开本：787×1092 1/16
2024 年 9 月第二次印刷 印张：15
字数：350 000
定价：128.00 元
（如有印装质量问题，我社负责调换）

# 全国科学技术名词审定委员会
# 第七届委员会委员名单

特邀顾问：路甬祥　许嘉璐　韩启德
主　　任：白春礼
副 主 任：梁言顺　黄　卫　田学军　蔡　昉　邓秀新　何　雷　何鸣鸿
　　　　　裴亚军
常　　委（以姓名笔画为序）：

田立新　曲爱国　刘会洲　孙苏川　沈家煊　宋　军　张　军
张伯礼　林　鹏　周文能　饶克勤　袁亚湘　高　松　康　乐
韩　毅　雷筱云

委　　员（以姓名笔画为序）：

卜宪群　王　军　王子豪　王同军　王建军　王建朗　王家臣
王清印　王德华　尹虎彬　邓初夏　石　楠　叶玉如　田　淼
田胜立　白殿一　包为民　冯大斌　冯惠玲　毕健康　朱　星
朱士恩　朱立新　朱建平　任　海　任南琪　刘　青　刘正江
刘连安　刘国权　刘晓明　许毅达　那伊力江·吐尔干　孙宝国
孙瑞哲　李一军　李小娟　李志江　李伯良　李学军　李承森
李晓东　杨　鲁　杨　群　杨汉春　杨安钢　杨焕明　汪正平
汪雄海　宋　彤　宋晓霞　张人禾　张玉森　张守攻　张社卿
张建新　张绍祥　张洪华　张继贤　陆雅海　陈　杰　陈光金
陈众议　陈言放　陈映秋　陈星灿　陈超志　陈新滋　尚智丛
易　静　罗　玲　周　畅　周少来　周洪波　郑宝森　郑筱筠
封志明　赵永恒　胡秀莲　胡家勇　南志标　柳卫平　闻映红
姜志宏　洪定一　莫纪宏　贾承造　原遵东　徐立之　高　怀
高　福　高培勇　唐志敏　唐绪军　益西桑布　黄清华　黄璐琦
萨楚日勒图　龚旗煌　阎志坚　梁曦东　董　鸣　蒋　颖
韩振海　程晓陶　程恩富　傅伯杰　曾明荣　谢地坤　赫荣乔
蔡　怡　谭华荣

# 第四届医学名词审定委员会委员名单

主　任：陈竺
副主任：饶克勤　刘德培　贺福初　郑树森　王　宇　罗　玲
委　员（以姓名笔画为序）：
　　　　　于　欣　王　辰　王永明　王汝宽　李兆申　杨伟炎
　　　　　沈　悌　张玉森　陈　杰　屈婉莹　胡仪吉　徐建国
　　　　　曾正陪　照日格图　魏丽惠
秘书长：张玉森（兼）

# 男科学及性医学名词审定分委员会委员名单

主　任：姜　辉　　周辉良

副主任：戴玉田　　张祥生

委　员（以姓名笔画为序）：

王璟琦　　毛加明　　麦选诚　　李　芃　　李付彪　　李冬水

张贤生　　张海涛　　赵连明　　姜　涛　　唐松喜　　戴继灿

秘　书：陈　强　　李仁瀚

# 男科学及性医学名词编写委员会委员名单

主　编：姜　辉　　周辉良

副主编：张贤生　　邓军洪　　姜　涛　　李付彪

委　员（以姓名笔画为序）：

秘　书：赵善超(兼)

# 白 春 礼 序

科技名词伴随科技发展而生，是概念的名称，承载着知识和信息。如果说语言是记录文明的符号，那么科技名词就是记录科技概念的符号，是科技知识得以传承的载体。我国古代科技成果的传承，即得益于此。《山海经》记录了山、川、陵、台及几十种矿物名；《尔雅》19篇中，有16篇解释名物词，可谓是我国最早的术语词典；《梦溪笔谈》第一次给"石油"命名并一直沿用至今；《农政全书》创造了大量农业、土壤及水利工程名词；《本草纲目》使用了数百种植物和矿物岩石名称。延传至今的古代科技术语，体现着圣哲们对科技概念定名的深入思考，在文化传承、科技交流的历史长河中做出了不可磨灭的贡献。

科技名词规范工作是一项基础性工作。我们知道，一个学科的概念体系是由若干个科技名词搭建起来的，所有学科概念体系整合起来，就构成了人类完整的科学知识架构。如果说概念体系构成了一个学科的"大厦"，那么科技名词就是其中的"砖瓦"。科技名词审定和公布，就是为了生产出标准、优质的"砖瓦"。

科技名词规范工作是一项需要重视的基础性工作。科技名词的审定就是依照一定的程序、原则、方法对科技名词进行规范化、标准化，在厘清概念的基础上恰当定名。其中，对概念的把握和厘清至关重要，因为如果概念不清晰、名称不规范，势必会影响科学研究工作的顺利开展，甚至会影响对事物的认知和决策。举个例子，我们在讨论科技成果转化问题时，经常会有"科技与经济'两张皮'""科技对经济发展贡献太少"等说法，尽管在通常的语境中，把科学和技术连在一起表述，但严格说起来，会导致在认知上没有厘清科学与技术之间的差异，而简单把技术研发和生产实际之间脱节的问题理解为科学研究与生产实际之间的脱节。一般认为，科学主要揭示自然的本质和内在规律，回答"是什么"和"为什么"的问题，技术以改造自然为目的，回答"做什么"和"怎么做"的问题。科学主要表现为知识形态，是创造知识的研究，技术则具有物化形态，是综合利用知识于需求的研究。科学、技术是不同类型的创新活动，有着不同的发展规律，体现不同的价值，需要形成对不同性质的研发活动进行分类支持、分类评价的科学管理体系。从这个角度来看，科技名词规范工作是一项必不可少的基础性工作。我非常同意老一辈专家叶笃正的观点，他认为："科技名词规范化工作的作用比我们想象的还要大，是一项事关我国科技事业发展的基础设施建设工作！"

科技名词规范工作是一项需要长期坚持的基础性工作。我国科技名词规范工作已经有110年的历史。1909年清政府成立科学名词编订馆，1932年南京国民政府成立国立编译馆，是为了学习、引进、吸收西方科学技术，对译名和学术名词进行规范统一。中华人民共和国成立后，随即成立了"学术名词统一工作委员会"。1985年，为了更好地促进我国科学技术的发展，推动我国从科技弱国向科技大国迈进，国家成立了"全国自然科学名词审定委员会"，主要对自然科学领域的名词进行规范统一。1996年，国家批准将"全国自然科学名词审定委员会"改为"全国科学技术名词审定委员会"，是为了响应科教兴国战略，促进我国由科技大国向科技强国迈进，而将工作范围由自然科学技术领域扩展到工程技术、人文社会科学等领域。科学技术发展到今天，信息技术和互联网技术在不断突进，前沿科技在不断取得突破，新的科学领域在不断产生，新概念、新名词在不断涌现，科技名词规范工作仍然任重道远。

110年的科技名词规范工作，在推动我国科技发展的同时，也在促进我国科学文化的传承。科技名词承载着科学和文化，一个学科的名词，能够勾勒出学科的面貌、历史、现状和发展趋势。我们不断地对学科名词进行审定、公布、入库，形成规模并提供使用，从这个角度来看，这项工作又有几分盛世修典的意味，可谓"功在当代，利在千秋"。

在党和国家重视下，我们依靠数千位专家学者，已经审定公布了65个学科领域的近50万条科技名词，基本建成了科技名词体系，推动了科技名词规范化事业协调可持续发展。同时，在全国科学技术名词审定委员会的组织和推动下，海峡两岸科技名词的交流对照统一工作也取得了显著成果。两岸专家已在30多个学科领域开展了名词交流对照活动，出版了20多种两岸科学名词对照本和多部工具书，为两岸和平发展做出了贡献。

作为全国科学技术名词审定委员会现任主任委员，我要感谢历届委员会所付出的努力。同时，我也深感责任重大。

十九大的胜利召开具有划时代意义，标志着我们进入了新时代。新时代，创新成为引领发展的第一动力。习近平总书记在十九大报告中，从战略高度强调了创新，指出创新是建设现代化经济体系的战略支撑，创新处于国家发展全局的核心位置。在深入实施创新驱动发展战略中，科技名词规范工作是其基本组成部分，因为科技的交流与传播、知识的协同与管理、信息的传输与共享，都需要一个基于科学的、规范统一的科技名词体系和科技名词服务平台作为支撑。

我们要把握好新时代的战略定位，适应新时代新形势的要求，加强与科技的协同发展。一方面，要继续发扬科学民主、严谨求实的精神，保证审定公布成果的权威性和规范性。科技名词审定是一项既具规范性又有研究性，既具协调性又有长期性的综合性工作。在长期的科技名词审定工作实践中，全国科学技术名词审定委员会积累了丰富的经验，形成了一套完整的组织和审定流程。这一流程，有利于确立公布名词的权威性，有利于保证公布名词的规范性。但是，我们仍然要创新审定机制，高质高效地完成科技名词审定公布任务。另一方面，在做好科技名词审定公布工作的同时，我们要瞄准世界科技前沿，服务于前瞻性基础研究。习总书记在报告中特别提到"中国天眼"、"悟空号"暗物质粒子探测卫星、"墨子号"量子科学实验卫星、天宫二号和"蛟龙号"载人潜水器等重大科技成果，这些都是随着我国科技发展诞生的新概念、新名词，是科技名词规范工作需要关注的热点。围绕新时代中国特色社会主义发展的重大课题，服务于前瞻性基础研究、新的科学领域、新的科学理论体系，应该是新时代科技名词规范工作所关注的重点。

未来，我们要大力提升服务能力，为科技创新提供坚强有力的基础保障。全国科学技术名词审定委员会第七届委员会成立以来，在创新科学传播模式、推动成果转化应用等方面作了很多努力。例如，及时为113号、115号、117号、118号元素确定中文名称，联合中国科学院、国家语言文字工作委员会召开四个新元素中文名称发布会，与媒体合作开展推广普及，引起社会关注。利用大数据统计、机器学习、自然语言处理等技术，开发面向全球华语圈的术语知识服务平台和基于用户实际需求的应用软件，受到使用者的好评。今后，全国科学技术名词审定委员会还要进一步加强战略前瞻，积极应对信息技术与经济社会交汇融合的趋势，探索知识服务、成果转化的新模式、新手段，从支撑创新发展战略的高度，提升服务能力，切实发挥科技名词规范工作的价值和作用。

使命呼唤担当，使命引领未来，新时代赋予我们新使命。全国科学技术名词审定委员会只有准确把握科技名词规范工作的战略定位，创新思路，扎实推进，才能在新时代有所作为。

是为序。

白春礼

2018 年春

# 路甬祥序

我国是一个人口众多、历史悠久的文明古国，自古以来就十分重视语言文字的统一，主张"书同文、车同轨"，把语言文字的统一作为民族团结、国家统一和强盛的重要基础和象征。我国古代科学技术十分发达，以四大发明为代表的古代文明，曾使我国居于世界之巅，成为世界科技发展史上的光辉篇章。而伴随科学技术产生、传播的科技名词，从古代起就已成为中华文化的重要组成部分，在促进国家科技进步、社会发展和维护国家统一方面发挥着重要作用。

我国的科技名词规范统一活动有着十分悠久的历史。古代科学著作记载的大量科技名词术语，标志着我国古代科技之发达及科技名词之活跃与丰富。然而，建立正式的名词审定组织机构则是在清朝末年。1909 年，我国成立了科学名词编订馆，专门从事科学名词的审定、规范工作。到了新中国成立之后，由于国家的高度重视，这项工作得以更加系统地、大规模地开展。1950 年政务院设立的学术名词统一工作委员会，以及 1985 年国务院批准成立的全国自然科学名词审定委员会（现更名为全国科学技术名词审定委员会，简称全国科技名词委），都是政府授权代表国家审定和公布规范科技名词的权威性机构和专业队伍。他们肩负着国家和民族赋予的光荣使命，秉承着振兴中华的神圣职责，为科技名词规范统一事业默默耕耘，为我国科学技术的发展做出了基础性的贡献。

规范和统一科技名词，不仅在消除社会上的名词混乱现象，保障民族语言的纯洁与健康发展等方面极为重要，而且在保障和促进科技进步，支撑学科发展方面也具有重要意义。一个学科的名词术语的准确定名及推广，对这个学科的建立与发展极为重要。任何一门科学（或学科），都必须有自己的一套系统完善的名词来支撑，否则这门学科就立不起来，就不能成为独立的学科。郭沫若先生曾将科技名词的规范与统一称为"乃是一个独立自主国家在学术工作上所必须具备的条件，也是实现学术中国化的最起码的条件"，精辟地指出了这项基础性、支撑性工作的本质。

在长期的社会实践中，人们认识到科技名词的规范和统一工作对于一个国家的科技发展和文化传承非常重要，是实现科技现代化的一项支撑性的系统工程。没有这样一个系统的规范化的支撑条件，不仅现代科技的协调发展将遇到极大困难，而且在科技日益渗透人们生活各方面、各环节的今天，还将给教育、传播、交流、经贸等多方面带来困难和损害。

全国科技名词委自成立以来，已走过近 20 年的历程，前两任主任钱三强院士和卢嘉锡院士为我国的科技名词统一事业倾注了大量的心血和精力，在他们的正确领导和广大专家的共同努力下，取得了卓著的成就。2002 年，我接任此工作，时逢国家科技、经济飞速发展之际，因而倍感责任的重大；及至今日，全国科技名词委已组建了 60 个学科名词审定分委员会，公布了 50 多个学科的 63 种科技名词，在自然科学、工程技术与社会科学方面均取得了协调发展，科技名词蔚成体系。而且，海峡两岸科技名词对照统一工作也取得了可喜的成绩。对此，我实感欣慰。这些成就无不凝聚着专家学者们的心血与汗水，无不闪烁着专家学者们的集体智慧。历史将会永远铭刻着广大专家学者孜孜以求、精益求精的艰辛劳作和为祖国科技发展做出的奠基性贡献。宋健院士曾在 1990 年全国科技名词委的大会上说过："历史将表明，这个委员会的工作将对中华民族的进步起到奠基性的推动作用。"这个预见性的评价是毫不为过的。

科技名词的规范和统一工作不仅仅是科技发展的基础，也是现代社会信息交流、教育和科学普及的基础，因此，它是一项具有广泛社会意义的建设工作。当今，我国的科学技术已取得突飞猛进的发展，许多学科领域已接近或达到国际前沿水平。与此同时，自然科学、工程技术与社会科学之间交叉融合的趋势越来越显著，科学技术迅速普及到了社会各个层面，科学技术同社会进步、经济发展已紧密地融为一体，并带动着各项事业的发展。所以，不仅科学技术发展本身产生的许多新概念、新名词需要规范和统一，而且由于科学技术的社会化，社会各领域也需要科技名词有一个更好的规范。另外，随着香港、澳门的回归，海峡两岸科技、文化、经贸交流不断扩大，祖国实现完全统一更加迫近，两岸科技名词对照统一任务也十分迫切。因而，我们的名词工作不仅对科技发展具有重要的价值和意义，而且在经济发展、社会进步、政治稳定、民族团结、国家统一和繁荣等方面都具有不可替代的特殊价值和意义。

最近，中央提出树立和落实科学发展观，这对科技名词工作提出了更高的要求。我们要按照科学发展观的要求，求真务实，开拓创新。科学发展观的本质与核心是以人为本，我们要建设一支优秀的名词工作队伍，既要保持和发扬老一辈科技名词工作者的优良传统，坚持真理、实事求是、甘于寂寞、淡泊名利，又要根据新形势的要求，面向未来、协调发展、与时俱进、锐意创新。此外，我们要充分利用网络等现代科技手段，使规范科技名词得到更好的传播和应用，为迅速提高全民文化素质做出更大贡献。科学发展观的基本要求是坚持以人为本，全面、协调、可持续发展，因此，科技名词工作既要紧密围绕当前国民经济建设形势，着重开展好科技领域的学科名词审定工作，同时又要在强调经济社会以及人与自然协调发展的思想指导下，开展好社会科学、文化教育和资源、生态、环境领域的科学名词审定工作，促进各个学科领域的相互融合和共同繁荣。科学发展观非常注重可持续发展的理念，因此，我们在不断丰富和发展已建立的科技名词体系的同时，还要进一步研究具有中国特色的术语学理论，以创建中国的术语学派。研究和建立中国特色的术语学理论，也是一种知识创新，是实现科技名词工作可持续发展的必由之路，我们应当为此付出更大的努力。

当前国际社会已处于以知识经济为走向的全球经济时代，科学技术发展的步伐将会越来越快。我国已加入世贸组织，我国的经济也正在迅速融入世界经济主流，因而国内外科技、文化、经贸的交流将越来越广泛和深入。可以预言，21世纪中国的经济和中国的语言文字都将对国际社会产生空前的影响。因此，在今后10到20年之间，科技名词工作就变得更具现实意义，也更加迫切。"路漫漫其修远兮，吾将上下而求索"，我们应当在今后的工作中，进一步解放思想，务实创新、不断前进。不仅要及时地总结这些年来取得的工作经验，更要从本质上认识这项工作的内在规律，不断地开创科技名词统一工作新局面，做出我们这代人应当做出的历史性贡献。

2004 年深秋

# 卢 嘉 锡 序

科技名词伴随科学技术而生，犹如人之诞生其名也随之产生一样。科技名词反映着科学研究的成果，带有时代的信息，铭刻着文化观念，是人类科学知识在语言中的结晶。作为科技交流和知识传播的载体，科技名词在科技发展和社会进步中起着重要作用。

在长期的社会实践中，人们认识到科技名词的统一和规范化是一个国家和民族发展科学技术的重要的基础性工作，是实现科技现代化的一项支撑性的系统工程。没有这样一个系统的规范化的支撑条件，科学技术的协调发展将遇到极大的困难。试想，假如在天文学领域没有关于各类天体的统一命名，那么，人们在浩瀚的宇宙当中，看到的只能是无序的混乱，很难找到科学的规律。如是，天文学就很难发展。其他学科也是这样。

古往今来，名词工作一直受到人们的重视。严济慈先生 60 多年前说过，"凡百工作，首重定名；每举其名，即知其事"。这句话反映了我国学术界长期以来对名词统一工作的认识和做法。古代的孔子曾说"名不正则言不顺"，指出了名实相副的必要性。荀子也曾说"名有固善，径易而不拂，谓之善名"，意为名有完善之名，平易好懂而不被人误解之名，可以说是好名。他的"正名篇"即是专门论述名词术语命名问题的。近代的严复则有"一名之立，旬月踟蹰"之说。可见在这些有学问的人眼里，"定名"不是一件随便的事情。任何一门科学都包含很多事实、思想和专业名词，科学思想是由科学事实和专业名词构成的。如果表达科学思想的专业名词不正确，那么科学事实也就难以令人相信了。

科技名词的统一和规范化标志着一个国家科技发展的水平。我国历来重视名词的统一与规范工作。从清朝末年的科学名词编订馆，到 1932 年成立的国立编译馆，以及新中国成立之初的学术名词统一工作委员会，直至 1985 年成立的全国自然科学名词审定委员会(现已改名为全国科学技术名词审定委员会，简称全国名词委)，其使命和职责都是相同的，都是审定和公布规范名词的权威性机构。现在，参与全国名词委领导工作的单位有中国科学院、科学技术部、教育部、中国科学技术协会、国家自然科学基金委员会、新闻出版署、国家质量技术监督局、国家广播电影电视总局、国家知识产权局和国家语言文字工作委员会,这些部委各自选派了有关领导干部担任全国名词委的领导,有力地推动科技名词的统一和推广应用工作。

全国名词委成立以后,我国的科技名词统一工作进入了一个新的阶段。在第一任主任委员钱三强同志的组织带领下,经过广大专家的艰苦努力,名词规范和统一工作取得了显著的成绩。1992 年三强同志不幸谢世。我接任后,继续推动和开展这项工作。在国家和有关部门的支持及广大专家学者的努力下,全国名词委 15 年来按学科共组建了 50 多个学科的名词审定分委员会,有 1800 多位专家、学者参加名词审定工作,还有更多的专家、学者参加书面审查和座谈讨论等,形成的科技名词工作队伍规模之大、水平层次之高前所未有。15 年间共审定公布了包括理、工、农、医及交叉学科等各学科领域的名词共计 50 多种。而且,对名词加注定义的工作经试点后业已逐渐展开。另外,遵照术语学理论,根据汉语汉字特点,结合科技名词审定工作实践,全国名词委制定并逐步完善了一套名词审定工作的原则与方法。可以说,在 20 世纪的最后 15 年中,我国基本上建立起了比较完整的科技名词体系,为我国科技名词的规范和统一奠定了良好的基础,对我国科研、教学和学术交流起到了很好的作用。

在科技名词审定工作中,全国名词委密切结合科技发展和国民经济建设的需要,及时调整工作方针和任务,拓展新的学科领域开展名词审定工作,以更好地为社会服务、为国民经济建设服务。近些年来,又对科技新词的定名和海峡两岸科技名词对照统一工作给予了特别的重视。科技新词的审定和发布试用工作已取得了初步成效,显示了名词统一工作的活力,跟上了科技发展的步伐,起到了引导社会的作用。两岸科技名词对照统一工作是一项有利于祖国统一大业的基础性工作。全国名词委作为我国专门从事科技名词统一的机构,始终把此项工作视为自己责无旁贷的历史性任务。通过这些年的积极努力,我们已经取得了可喜的成绩。做好这项工作,必将对弘扬民族文化,促进两岸科教、文化、经贸的交流与发展做出历史性的贡献。

科技名词浩如烟海,门类繁多,规范和统一科技名词是一项相当繁重而复杂的长期工作。在科技名词审定工作中既要注意同国际上的名词命名原则与方法相衔接,又要依据和发挥博大精深的汉语文化,按照科技的概念和内涵,创造和规范出符合科技规律和汉语文字结构特点的科技名词。因而,这又是一项艰苦细致的工作。广大专家学者字斟句酌，精益求精，以高度的社会责任感和敬业精神投身于这项事业。可以说，全国名词委公布的名词是广大专家学者心血的结晶。这里，我代表全国名词委，向所有参与这项工作的专家学者们致以崇高的敬意和衷心的感谢！

审定和统一科技名词是为了推广应用。要使全国名词委众多专家多年的劳动成果——规范名词，成为社会各界及每位公民自觉遵守的规范，需要全社会的理解和支持。国务院和4个有关部委［国家科委(今科学技术部)、中国科学院、国家教委(今教育部)和新闻出版署］已分别于1987年和1990年行文全国，要求全国各科研、教学、生产、经营以及新闻出版等单位遵照使用全国名词委审定公布的名词。希望社会各界自觉认真地执行，共同做好这项对于科技发展、社会进步和国家统一极为重要的基础工作，为振兴中华而努力。

值此全国名词委成立15周年、科技名词书改装之际，写了以上这些话。是为序。

卢嘉锡

2000年夏

# 钱 三 强 序

科技名词术语是科学概念的语言符号。人类在推动科学技术向前发展的历史长河中，同时产生和发展了各种科技名词术语，作为思想和认识交流的工具，进而推动科学技术的发展。

我国是一个历史悠久的文明古国，在科技史上谱写过光辉篇章。中国科技名词术语，以汉语为主导，经过了几千年的演化和发展，在语言形式和结构上体现了我国语言文字的特点和规律，简明扼要，蓄意深切。我国古代的科学著作，如已被译为英、德、法、俄、日等文字的《本草纲目》《天工开物》等，包含大量科技名词术语。从元、明以后，开始翻译西方科技著作，创译了大批科技名词术语，为传播科学知识，发展我国的科学技术起到了积极作用。

统一科技名词术语是一个国家发展科学技术所必须具备的基础条件之一。世界经济发达国家都十分关心和重视科技名词术语的统一。我国早在 1909 年就成立了科学名词编订馆，后又于 1919 年中国科学社成立了科学名词审定委员会，1928 年大学院成立了译名统一委员会。1932 年成立了国立编译馆，在当时教育部主持下先后拟订和审查了各学科的名词草案。

新中国成立后，国家决定在政务院文化教育委员会下，设立学术名词统一工作委员会，郭沫若任主任委员。委员会分设自然科学、社会科学、医药卫生、艺术科学和时事名词五大组，聘任了各专业著名科学家、专家，审定和出版了一批科学名词，为新中国成立后的科学技术的交流和发展起到了重要作用。后来，由于历史的原因，这一重要工作陷于停顿。

当今，世界科学技术迅速发展，新学科、新概念、新理论、新方法不断涌现，相应地出现了大批新的科技名词术语。统一科技名词术语，对科学知识的传播，新学科的开拓，新理论的建立，国内外科技交流，学科和行业之间的沟通，科技成果的推广、应用和生产技术的发展，科技图书文献的编纂、出版和检索，科技情报的传递等方面，都是不可缺少的。特别是计算机技术的推广使用，对统一科技名词术语提出了更紧迫的要求。

为适应这种新形势的需要，经国务院批准，1985 年 4 月正式成立了全国自然科学名词审定委员会。委员会的任务是确定工作方针，拟定科技名词术语审定工作计划、实施方案和步骤，组织审定自然科学各学科名词术语，并予以公布。根据国务院授权，委员会审定公布的名词术语，科研、教学、生产、经营以及新闻出版等各部门，均应遵照使用。

全国自然科学名词审定委员会由中国科学院、国家科学技术委员会、国家教育委员会、中国科学技术协会、国家技术监督局、国家新闻出版署、国家自然科学基金委员会分别委派了正、副主任担任领导工作。在中国科协各专业学会密切配合下，逐步建立各专业审定分委员会，并已建立起一支由各学科著名专家、学者组成的近千人的审定队伍，负责审定本学科的名词术语。我国的名词审定工作进入了一个新的阶段。

这次名词术语审定工作是对科学概念进行汉语订名，同时附以相应的英文名称，既有我国语言特色，又方便国内外科技交流。通过实践，初步摸索了具有我国特色的科技名词术语审定的原则与方法，以及名词术语的学科分类、相关概念等问题，并开始探讨当代术语学的理论和方法，以期逐步建立起符合我国语言规律的自然科学名词术语体系。

统一我国的科技名词术语，是一项繁重的任务，它既是一项专业性很强的学术性工作，又涉及亿万人使用习惯的问题。审定工作中我们要认真处理好科学性、系统性和通俗性之间的关系；主科与副科间的关系；学科间交叉名词术语的协调一致；专家集中审定与广泛听取意见等问题。

汉语是世界五分之一人口使用的语言，也是联合国的工作语言之一。除我国外，世界上还有一些国家和地区使用汉语，或使用与汉语关系密切的语言。做好我国的科技名词术语统一工作，为今后对外科技交流创造了更好的条件，使我炎黄子孙，在世界科技进步中发挥更大的作用，做出重要的贡献。

统一我国科技名词术语需要较长的时间和过程，随着科学技术的不断发展，科技名词术语的审定工作，需要不断地发展、补充和完善。我们将本着实事求是的原则，严谨的科学态度做好审定工作，成熟一批公布一批，提供各界使用。我们特别希望得到科技界、教育界、经济界、文化界、新闻出版界等各方面同志的关心、支持和帮助，共同为早日实现我国科技名词术语的统一和规范化而努力。

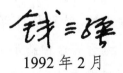

1992 年 2 月

# 前　言

自古以来，我国就有大量有关男科学与性医学疾病诊疗的记载，同一疾病在不同时代可能有相同、相似甚至不同的名词及内涵。近年来，随着国内外学术研究与交流的迅猛发展，男科学与性医学已逐渐成为既独立又相互联系的两门新兴医学学科。随着学科相关新理论、新技术的不断发展，学科内涵得到了相当程度的拓展，涌现出了大量新名词，既往许多名词的内涵也出现了新的内容，现有的名词已经不能体现学科的完整体系、满足学科的相关工作需求，在学科名词应用方面也出现了一定程度的困惑、偏差等。因此，有必要对男科学与性医学的名词术语进行规范化和标准化，以便更好地推动学科的发展与交流，丰富我国医学科技名词。

受全国科学技术名词审定委员会（以下简称全国科技名词委）和中华医学会医学名词办公室的委托，中国性学会会长、中华医学会男科学分会第六届委员会主任委员、北京大学第一医院党委书记姜辉教授组织国内众多男科与性医学科的老中青专家、学者，自2018年8月在银川召开启动会议始，成立了男科学及性医学名词编写委员会和审定分委员会，按计划如期完成了《男科学及性医学名词》的编写和审定工作。

在全国科技名词委医学名词审定委员会与中华医学会名词办公室的指导下，姜辉教授、周辉良教授带领男科学及性医学名词编写委员会成员，严格执行全国科技名词委的标准，遵循学科框架完整性、突出学科独特内容、并不刻意回避与其他学科词条重复的原则，于2019年5月完成了学科名词的初步遴选工作。2019年8月，30余名来自全国各地的编委在湖南衡阳召开了男科学及性医学名词第一次编写会议，确定了编写范围，拟定了编写大纲，落实了组织分工，会后开始拟定、编写具体词条。2020年1月完成了名词初稿的收集工作，2020年3月完成名词第一稿，送全国科技名词委初审；2020年8月，在北京召开了第二次编写会议，就全国科技名词委的初审意见做了深入的讨论，确定了修订意见，并增加了一些青年编委；2020年12月，完成了名词第二稿，其间修订了名词编写框架，增减了一些名词；2021年1月，全国科技名词委再次反馈意见，编写委员会按要求做了大幅的修订，于2021年5月完成了名词第三稿。2021年6月，全国科技名词委在北京成立了男科学及性医学名词审定分委员会，并组织召开了第一次审定会议，就名词的审定标准做了深入的学习，会后组织审定专家对名词第三稿进行分工审定，并于2021年11月完成初步审定工作，形成了名词第四稿。2021年12月，全国科技名词委于线上组织召开了第二次审定会议，再次就词条选择、中英文核对、中文释义及格式等方面提出具体的修订意见，会后组织审定专家对名词第四稿进行交叉分工审定，形成了名词第五稿。2022年4月，全国科技名词委在北京及线上组织召开了第三次审定会议，并邀请了科学出版社编辑就名词第五稿的某些细节问题进行充分的讨论与交流，会后再次组织审定专家进行分工审定，形成了名词终审稿。

《男科学及性医学名词》共收录名词1677条，每条名词均有中英文名词表述及释义，分为学科概论，生殖系统解剖，生殖系统遗传，性发育，性与生殖内分泌，男性生殖生理，男性生殖系统疾病诊断，阴茎疾病，阴囊及其内容物疾病，前列腺疾病，精囊及射精管疾病，性发育疾病，男性性腺疾病及功能异常，男性不育与辅助生殖，男性节育，男性生育力保存，性心理、性取向与性行为，性反应与性功能，性心理障碍，男性性功能障碍，女性性功能障碍，性传播疾病，男科及性医学相关手术共23个部分。

男科学与性医学都是新兴学科，学科名词编审属于开创性工作，且学科理论与技术发展快，未知领域多，加之编写、审定专家水平所限，书中难免存在不足与疏漏，殷切希望各界同仁多提宝贵意见，以便再版时进一步修订和完善。

自《男科学及性医学名词》编审启动以来，共召集了5次会议，历时4年多反复修订终成稿。在编审期间，编审专家们付出了辛勤的劳动，国内众多专家学者给予了大力支持与帮助，尤其是周辉良教授对稿件的编写、审核、编排、修订、校对等做了大量细致的工作。全国科技名词委医学名词审定委员会与中华医学会名词办公室全程跟踪、指导、支持编审工作，线下和线上反复多次深入参与讨论，对名词释义进行了严格把关，给予具体指导，在此一并致谢！

男科学及性医学名词审定分委员会

2023年2月

# 编 排 说 明

一、本书公布的是男科学及性医学基本名词，共 1677 条，每条名词均给出了定义或注释。

二、全书分 23 部分：学科概论，生殖系统解剖，生殖系统遗传，性发育，性与生殖内分泌，男性生殖生理，男性生殖系统疾病诊断，阴茎疾病，阴囊及其内容物疾病，前列腺疾病，精囊及射精管疾病，性发育疾病，男性性腺疾病及功能异常，男性不育与辅助生殖，男性节育，男性生育力保存，性心理、性取向与性行为，性反应与性功能，性心理障碍，男性性功能障碍，女性性功能障碍，性传播疾病，男科及性医学相关手术。

三、正文按汉文名所属学科的相关概念体系排列。汉文名后给出了与该词概念相对应的英文名。

四、每个汉文名都附有相应的定义或注释。定义一般只给出其基本内涵，注释则扼要说明其特点。当一个汉文名有不同的概念时，则用（1）（2）等表示。

五、一个汉文名对应几个英文同义词时，英文词之间用"，"分开。

六、凡英文词的首字母大、小写均可时，一律小写；英文除必须用复数者，一般用单数形式。

七、"［　　］"中的字为可省略的部分。

八、主要异名和释文中的条目用楷体表示。"全称""简称"是与正名等效使用的名词；"又称"为非推荐名，只在一定范围内使用；"俗称"为非学术用语；"曾称"为被淘汰的旧名。

九、正文后所附的英汉索引按英文字母顺序排列；汉英索引按汉语拼音顺序排列。所示号码为该词在正文中的序码。索引中带"*"者为规范名的异名或在释文中出现的条目。

# 目　　录

**正文**

# 01. 学 科 概 论

## 01.01 生 殖

**01.001 生殖 reproduction**
生物产生后代、繁衍种族的过程。包括有性生殖和无性生殖。是生物界普遍存在的一种生命现象。

**01.002 生殖行为 reproductive behavior**
与繁殖后代有关的所有行为。人类的生殖行为是有意识的活动。

**01.003 生殖健康 reproductive health**
与生殖系统、生殖功能和生殖过程相关的，包括身体、精神和社会等方面的健康状态。内涵不仅包括性健康（即有满意、安全的性生活），还包括具有生育能力，可以自由决定是否生育、何时生育及生育多少子女等。

**01.004 生殖健康服务 reproductive health service**
与人类生殖和生殖系统健康有关的医疗保健服务。

**01.005 男科学 andrology**
以男性生殖系统结构和功能为基础，研究男性生殖系统与性的健康及相关疾病诊疗的一门医学学科。

## 01.02 性

**01.006 性 sex**
男性和女性个体的特征性区别。这些特征包括生殖结构、功能、表型和基因型等。

**01.007 性素质 sexuality**
一切与性相关的生物、心理、社会、伦理等多元素的集合。是一个整体性的多维概念。

**01.008 性健康 sexual health**
与性相关的身体、情感、精神和社会的健康状态。性健康与生殖健康密不可分，是生殖健康的基本组成部分。

**01.009 性教育 sex education**
传授人类性与生殖的生理、心理、行为等方面知识的过程。

**01.010 性医学 sexual medicine，sex medicine**
以性相关的生物学与心理学为基础，研究人类的性健康及相关疾病诊疗的一门医学学科。

# 02. 生殖系统解剖

## 02.01 生殖系统

**02.001 生殖系统** genital system, reproductive system
与生殖及性密切相关的各组织器官的总称，包括内生殖器（性腺、生殖管道）和外生殖器。人类生殖系统有男性、女性之分，功能是繁殖后代、形成并维持第二性征。外生殖器亦是两性的性交器官。

**02.002 性腺** gonad
又称"生殖腺"。产生配子和性腺激素的腺体。人体的性腺指睾丸和卵巢。

**02.003 生殖管道** reproductive duct
输送精子、卵子和受精卵的管道组织器官的总称。如男性的附睾、输精管、射精管和尿道，女性的输卵管、子宫和阴道。

**02.004 外生殖器** external genitalia
生殖器官的外露部分。如男性的阴茎、部分尿道和阴囊；女性的阴阜、大小阴唇、阴蒂、阴道前庭。

## 02.02 男性生殖系统

**02.005 男性生殖系统** male genital system, male reproductive system
由男性的内生殖器和外生殖器组成、与男性生殖及性密切相关的各组织器官总称。

**02.006 男性内生殖器** male internal genitalia
由性腺（睾丸）、生殖管道（附睾、输精管、射精管和部分尿道）及附属腺（精囊腺、前列腺、尿道球腺）组成，与生殖密切相关的各组织器官总称。主要作用是产生、储存和运送精子。

**02.007 睾丸** testis
位于阴囊内、左右各一的成对男性性腺。主要功能是产生精子和雄激素。

**02.008 [睾丸]白膜** tunica albuginea
睾丸表面包裹的白色、光滑致密纤维膜。

**02.009 睾丸纵隔** mediastinum testis
近睾丸后缘上部的一团致密结缔组织。与白膜相连，内有睾丸网和血管。

**02.010 睾丸小隔** septulum testis
由睾丸纵隔发出、呈放射状伸入睾丸实质的结缔组织隔。将睾丸实质分隔成约250个锥体形小叶。

**02.011 睾丸小叶** lobule of testis
睾丸实质被放射状睾丸小隔分成的锥体形结构。每个睾丸小叶含2～4条生精小管。

**02.012 生精小管** seminiferous tubule
曾称"曲细精管""曲精小管""精曲小管"。睾丸小叶内高度盘曲的上皮性管道。是产生精子的场所。

**02.013　生精上皮　seminiferous epithelium**
生精小管中负责精子生成的上皮组织。青春期后由5～8层生精细胞和支持细胞组成。

**02.014　生精细胞　spermatogenic cell**
精子发生过程中，处在不同发育阶段的一系列男性生殖细胞的总称。包括精原细胞、初级精母细胞、次级精母细胞、精子细胞，最后发育成精子。

**02.015　睾丸支持细胞　Sertoli cell**
生精上皮内的一种不规则细胞。侧面和顶部嵌有各级生精细胞，基部有紧密连接。具有支持、营养生精细胞等功能。

**02.016　[生精小管]肌样细胞　myoid cell**
紧贴于生精小管基膜外的一种梭形细胞。胞质内含肌动蛋白微丝，其节律性收缩有助于生精小管运送精子。

**02.017　血睾屏障　blood-testis barrier**
由睾丸内相邻的支持细胞基底部、血管内皮基膜、结缔组织和生精小管基膜紧密连接组成的物理屏障结构。起到阻止生物大分子物质渗透到生精小管、防止精子与免疫系统接触的作用。

**02.018　睾丸间质细胞　Leydig cell**
睾丸间质中单个或成群分布、负责合成与分泌雄激素的内分泌细胞。

**02.019　直精小管　straight tubule**
生精小管在近睾丸纵隔处转变成的短而直、管径较细的小管。无生精功能。生精小管产生的精子经直精小管达睾丸网。

**02.020　睾丸网　rete testis**
由进入睾丸纵隔后的直精小管分支吻合成的管腔大而不规则的网状管道。

**02.021　睾丸附件　appendix testis，appendix of testis**
米勒管头端的遗迹。位于睾丸上端、附睾头下方，多呈无柄或有柄的卵圆形结构。

**02.022　睾丸动脉　testicular artery**
腹主动脉在肾动脉的稍下方发出的成对动脉分支。随精索经腹股沟管入阴囊，供应睾丸和附睾等结构。

**02.023　蔓状静脉丛　pampiniform plexus**
起自睾丸和附睾的小静脉，在精索内汇合而成的蔓状、包绕睾丸动脉的静脉丛。

**02.024　睾丸静脉　testicular vein**
由蔓状静脉丛经精索上行至盆腔后汇合而成的与睾丸动脉伴行的静脉。左侧睾丸静脉以直角注入左肾静脉，右侧睾丸静脉以锐角注入下腔静脉。

**02.025　睾丸丛　testicular plexus**
由分别来自肾丛及腹主动脉丛的纤维、上腹下丛及下腹下丛的神经纤维组成的神经丛。主要为交感神经节后纤维，其分支伴睾丸动脉至睾丸。

**02.026　附睾　epididymis**
贴附于睾丸上端和后缘的新月形组织结构。分头、体和尾三部分，由输出小管与附睾管组成。是输送、储存精子并使精子达到功能上成熟的场所。

**02.027　睾丸输出小管　efferent duct of testis**
连接睾丸网的小管。有8～12条，自睾丸网发出，扩大并极度迂曲成堆，构成附睾头的大部。

**02.028　附睾管　epididymal duct**
连接输出小管与输精管的极度迂曲管道。长

达4～6m，组成附睾的体部和尾部。

**02.029　附睾附件　appendix epididymis，**
**　　　　　appendix of epididymis**
附睾头部表面突起的囊性突出物。是未完全
退化的中肾小管遗迹。

**02.030　输精管　vas deferens，ductus deferens**
自附睾管远端延续的肌性管道。管壁厚而管
腔小，可将精子运送到射精管中。左右各一，
长约50cm，分为睾丸部、精索部、腹股沟管
部和盆部4段。

**02.031　输精管壶腹　ampulla of vas deferens**
输精管盆部走行在膀胱后方的膨大部分。

**02.032　输精管动脉　deferential artery**
髂内动脉或膀胱下动脉供应输精管的分支。
紧靠输精管分布，直至输精管起始部。

**02.033　输精管静脉　deferential vein**
沿输精管走行的静脉。阴囊部分的输精管静
脉回流至蔓状静脉丛，盆腔部分的输精管静
脉注入盆腔静脉丛。

**02.034　输精管丛　deferential plexus**
源于下腹下丛，分支沿输精管分布的神经
丛。主要含交感神经纤维，也有少量的副交
感神经纤维进入睾丸。

**02.035　射精管　ejaculatory duct**
由输精管的末端与精囊的排泄管汇合而成
的管道。向前下穿过前列腺实质，在精阜侧
面开口于尿道前列腺部，参与射精过程。长
约2cm，分近端的前列腺外段、斜穿前列腺
的中段和远端的精阜段3段。

**02.036　精囊[腺]　seminal vesicle**
位于膀胱底后方、输精管壶腹下外侧的成对

长椭圆形囊状器官。左右各一，表面凹凸不平，
内由迂曲的管道组成。上部为膨大的精囊底
部，下部由排泄管与输精管壶腹汇合成射精
管。分泌的精囊液是精液的主要组成部分。

**02.037　前列腺　prostate**
位于膀胱下方、尿生殖膈上方，环绕于尿道
起始段的栗形器官。分为底、体和尖3个部
分，是男性特有的性腺器官。由腺组织和平
滑肌组织构成。腺组织由30～50个复管泡状
腺组成，有15～30条导管开口于尿道精阜的
两侧，分泌的液体是精液的重要组成部分。

**02.038　前列腺解剖分区　anatomic zones of**
**　　　　　prostate**
根据前列腺与尿道及射精管的比邻关系或前
列腺的组织学，对前列腺进行的区域划分。根
据比邻关系，前列腺分为左右两侧叶、前叶、
中叶和后叶5叶；根据组织学，前列腺分为纤
维肌质区、外周区、移行区和中央区4区。

**02.039　前列腺沟　prostate groove**
前列腺体平坦后部正中的一纵行浅沟。该沟
及前列腺硬度是肛门指诊时确认前列腺的
重要标志。

**02.040　前列腺囊　prostatic capsule，capsule**
**　　　　　of prostate**
由结缔组织和平滑肌纤维组成、贴附于前列
腺实质表面并向深部腺实质深入许多小隔
的囊状结构。对前列腺有固定作用。

**02.041　前列腺鞘　prostatic sheath，sheath of**
**　　　　　prostate**
由盆筋膜脏层构成、包绕在前列腺囊外面的
筋膜鞘。在前列腺囊与前列腺鞘之间有前列
腺静脉丛。

**02.042　耻骨前列腺韧带　puboprostatic liga-**

ment

耻骨联合与前列腺之间、对前列腺有固定作用的结缔组织。

**02.043　前列腺提肌　levator prostate**
前列腺尖两侧的肌纤维。向后止于会阴中心腱，起悬吊固定前列腺的作用。

**02.044　膀胱下动脉前列腺支　prostate branch of inferior vesical artery**
膀胱下动脉供应前列腺的细小分支。大部分走行于前列腺后外侧，与海绵体神经一起走行形成神经血管束，终止于盆腔横膈。

**02.045　前列腺静脉丛　prostatic venous plexus**
收纳不成对的阴茎背深静脉及前列腺、膀胱前壁和膀胱前间隙脂肪组织的小静脉，在前列腺和膀胱的前方形成的静脉丛。经膀胱下静脉注入两侧的髂内静脉。

**02.046　背侧静脉复合体　dorsal vein complex**
由引流阴茎及前列腺等盆腔组织的静脉网汇合成的一个大的静脉丛。位于前列腺的正上方和耻骨的正下方。

**02.047　前列腺丛　prostatic plexus**
由下腹下丛下部的分支纤维组成的神经丛。随膀胱下动脉前列腺支进入前列腺。

**02.048　尿道球腺　bulbourethral gland**
位于会阴深横肌内的一对豌豆大的球形腺体。排泄管开口于尿道球部，分泌液具有润滑尿道的作用。

**02.049　男性外生殖器　male external genitalia**
由阴茎、尿道和阴囊组成的与性及生殖密切相关的各组织器官总称。阴茎是性交器官，尿道是排尿和射精的共同通道，阴囊容纳睾丸、附睾等。

**02.050　阴茎　penis**
男性性交及排尿器官。主要由两条阴茎海绵体和一条尿道海绵体组成，外包筋膜和皮肤。分为头、体和根3个部分，阴茎体上面为阴茎背，下面为尿道面。

**02.051　阴茎头　glans penis**
俗称"龟头"。尿道海绵体于阴茎前端的蕈状膨大部分。正常男性尿道外口开口于其尖端。

**02.052　阴茎头冠　corona glandis，corona of glans**
阴茎头底隆凸的游离缘。

**02.053　阴茎颈　collum glandis，neck of penis**
阴茎头冠后方较细的部分。为阴茎头和阴茎体的移行部。

**02.054　阴茎冠状沟　coronal sulcus of penis**
位于阴茎颈的环状解剖标志。过长的阴茎包皮内外两层在此反折、包被阴茎头。

**02.055　[阴茎]包皮　foreskin，prepuce**
阴茎颈前端覆盖阴茎头的双层皮肤褶皱。其内、外层分别形成包皮内、外板。

**02.056　包皮腺　preputial gland**
位于包皮内面、冠状沟及阴茎头冠部的高度分化的小皮脂腺。其分泌物参与包皮垢形成。

**02.057　包皮垢　smegma**
主要由包皮腺分泌物及脱落上皮构成的蓄积物。积聚于阴茎头与包皮内板之间的包皮腔内。

**02.058　包皮口　preputial ostium**
包皮围绕阴茎头前端形成的环状开口。

**02.059 包皮系带 frenulum of prepuce**
位于阴茎头腹侧中线、与包皮内板相连的皮肤皱襞。为男性重要的性敏感区之一。

**02.060 阴茎体 body of penis, shaft of penis, corpus penis**
以韧带悬于耻骨联合前下方的阴茎中段。为阴茎的可动部分。

**02.061 阴茎缝 penile raphe**
阴茎腹侧中线上富含色素的皮肤缝线。向下延伸至阴囊缝。

**02.062 阴茎浅筋膜 superficial fascia of penis**
阴茎皮下疏松、无脂肪、内含阴茎背浅血管及淋巴管的组织。包绕海绵体，与阴囊肉膜、会阴浅筋膜及腹前壁的浅筋膜相延续。

**02.063 阴茎深筋膜 deep fascia of penis**
又称"巴克筋膜（Buck fascia）"。阴茎浅筋膜深层的环形完整筋膜。包绕海绵体，在阴茎前端变薄并消失，后方与邻区深筋膜相延续。

**02.064 阴茎白膜 albuginea of penis**
被覆于阴茎海绵体和尿道海绵体表面的致密纤维膜。

**02.065 阴茎海绵体白膜 albuginea of penis cavernous body**
由致密的胶原纤维和弹力纤维组成，紧紧包裹在阴茎海绵体表面的一层富于伸展性的纤维膜。

**02.066 尿道海绵体白膜 albuginea of urethra cavernous body**
由致密的胶原纤维和弹力纤维组成，紧紧包裹在尿道海绵体表面的一层富于伸展性的纤维膜。

**02.067 阴茎中隔 septum of penis**
阴茎白膜在两个阴茎海绵体间形成的隔。后部较厚且完整，前部隔间常有空隙，两个海绵体彼此相通。

**02.068 阴茎海绵体 corpus cavernosa, cavernous body of penis, corpus cavernosum penis**
一对平行排列在尿道海绵体背侧、由血管性海绵体组织构成的柱状勃起结构。系阴茎勃起的主要器官。

**02.069 尿道海绵体 corpus spongiosum, cavernous body of urethra, corpus cavernosum urethrae**
一条位于阴茎正中的海绵体尿道沟内、与阴茎海绵体类似的勃起结构。较纤细，围绕尿道，尿道贯穿其全长。

**02.070 阴茎根 root of penis, radix penis**
位于阴囊和会阴部皮肤深面的阴茎后段。固定于耻骨下支和坐骨支。

**02.071 阴茎脚 crus of penis, crus penis**
两条分别附着于两侧耻骨下支和坐骨支的阴茎根部阴茎海绵体。表面被覆坐骨海绵体肌。

**02.072 坐骨海绵体肌 ischiocavernosus muscle**
起自坐骨结节内面和坐骨耻骨支阴茎脚附着处，止于阴茎海绵体下方和外侧面阴茎白膜的成对肌组织。收缩时可推进血液流向远端以促进勃起，在完全勃起期可促使阴茎进一步变硬。

**02.073 尿道球 bulb of urethra**
尿道海绵体的后端膨大部。位于两侧阴茎脚的中间，附着于尿生殖膈下筋膜，与尿道膜部相连并有尿道穿入其内，表面被覆球海绵体肌。

**02.074 球海绵体肌** bulbocavernosus muscle
起自会阴中心腱、包绕男性尿道球部的肌组织。收缩时可压迫尿道球部，协助排出残余尿液及射精。

**02.075 阴茎悬韧带** suspensory ligament of penis
阴茎深筋膜在耻骨联合前上方增厚形成的三角形韧带结构。上接腹白线，分浅、深两组，起悬吊阴茎的作用。

**02.076 阴茎动脉血供** arterial supply of penis
由浅层和深层两组动脉组成的阴茎动脉供应系统。浅层动脉组来自阴部外动脉，分成背侧支与腹侧支，供应阴茎体部表层。深层动脉组来自阴部内动脉分支即阴茎动脉，可分支为阴茎背动脉、阴茎深动脉和尿道球动脉。浅层和深层动脉组在阴茎颈有交通支。

**02.077 阴茎动脉** penile artery
阴部内动脉主干在阴部管前端发出的供应阴茎的动脉血管分支。在耻骨弓下方又分支为阴茎背动脉、阴茎深动脉和尿道球动脉。

**02.078 阴茎背动脉** dorsal artery of penis
阴部内动脉的终支之一。自会阴深隙穿入浅隙，经阴茎脚前方进入阴茎背面，行于阴茎深筋膜与白膜之间、阴茎背深静脉两侧，远达阴茎头，沿途发出分支营养阴茎皮肤、被膜和阴茎海绵体。

**02.079 螺旋动脉** helicine artery
由阴茎背动脉或深动脉发出、呈螺旋状弯曲的动脉分支。具有瓣膜作用，阴茎勃起时舒张而充血。

**02.080 阴茎深动脉** deep artery of penis
又称"阴茎海绵体动脉（cavernosal artery of penis）"。阴部内动脉的终支之一。自会阴深隙穿入浅隙，在阴茎脚斜穿阴茎海绵体，行于阴茎海绵体中央，并到达其末端。

**02.081 阴茎脚动脉** crural artery of penis
阴茎动脉或阴茎深动脉发出的分支。在阴茎脚贯穿白膜，分布于阴茎脚海绵体。

**02.082 尿道球动脉** bulbourethral artery, urethral bulbar artery
阴部内动脉的终支之一。自会阴深隙穿入浅隙，分布于尿道球和尿道海绵体后部。

**02.083 尿道动脉** urethral artery
分布于尿道海绵体及阴茎头的尿道球动脉分支。

**02.084 阴茎静脉回流** venous drainage of penis
由浅组的阴茎背浅静脉、中组的阴茎背深静脉、深组的阴茎海绵体静脉组成的阴茎静脉收纳系统。分别汇入阴部外静脉、前列腺静脉丛、阴部内静脉。

**02.085 阴茎背浅静脉** superficial dorsal vein of penis
引流阴茎皮肤及包皮的静脉。行于阴茎皮下，至阴茎根部分左、右支注入阴部外静脉。

**02.086 阴茎背深静脉** deep dorsal vein of penis
起自阴茎头冠周围的静脉丛，在阴茎深筋膜与白膜之间沿阴茎背侧正中线的背侧沟、两支同名动脉之间后行的静脉。引流阴茎头和远端2/3阴茎海绵体的血液，注入前列腺静脉丛。

**02.087 阴茎旋静脉** circumflex vein of penis
引流远端2/3阴茎海绵体的静脉。有3～10条，垂直注入阴茎背深静脉。

**02.088　阴茎导静脉　emissary vein of penis**
阴茎海绵体内的血液通过白膜和白膜下静脉丛，斜行穿出白膜后汇合而成的静脉。注入阴茎旋静脉。

**02.089　阴茎海绵体静脉　cavernous vein of penis**
由引流阴茎近端 1/3 的导静脉汇合而成的静脉。会同尿道球静脉和阴茎脚静脉注入阴部内静脉。

**02.090　尿道球静脉　urethral bulbar vein**
与尿道球动脉伴行，引流尿道海绵体近端的静脉。注入阴部内静脉或前列腺静脉丛。

**02.091　阴茎脚静脉　crural vein of penis**
引流阴茎脚的静脉。注入阴部内静脉或髂内静脉。

**02.092　阴茎淋巴引流　lymphatic drainage of penis**
由阴茎的浅组与深组淋巴管组成的淋巴收纳系统。浅组淋巴管与阴茎背浅静脉伴行，注入两侧的腹股沟浅淋巴结；深组淋巴管与阴茎背深静脉伴行，注入腹股沟深淋巴结或直接注入髂内、髂外淋巴结。

**02.093　阴茎神经支配　innervation of penis**
由自主神经与躯体神经分支组成的阴茎神经分布。前者为由交感神经与副交感神经组成的调节阴茎勃起和疲软的阴茎海绵体神经，后者为支配阴茎感觉的阴茎背神经与支配球海绵体肌和坐骨海绵体肌收缩的会阴神经肌支。

**02.094　阴茎海绵体神经　cavernous nerve of penis**
支配阴茎海绵体、协助阴茎勃起的自主神经。由脊髓$S_{2~4}$节段副交感神经中枢发出的节前纤维组成的盆内脏神经发出神经束与

来自下腹下丛（盆丛）的交感神经纤维合并而成。

**02.095　阴茎背神经　dorsal nerve of penis**
阴茎的感觉神经。在阴茎深筋膜下伴随阴茎背动脉在阴茎背行向阴茎头，沿途收集阴茎皮肤、阴茎头、尿道及阴茎海绵体的感受器冲动，经阴部神经进入脊髓$S_{2~4}$节段后角。

**02.096　会阴神经肌支　muscular branch of perineal nerve**
分布于会阴浅横肌、球海绵体肌、坐骨海绵体肌、会阴深横肌、尿道膜部括约肌等处的会阴神经分支。支配的坐骨海绵体肌和球海绵体肌收缩分别有助于坚硬勃起和射精，是阴茎的躯体运动神经。

**02.097　阴囊　scrotum**
位于阴茎后下方，容纳睾丸、附睾和精索下部的囊袋状结构。表面皮肤薄而柔软，常形成皱襞。

**02.098　阴囊缝　raphe of scrotum，scrotal raphe**
阴囊皮肤表面沿中线纵行的缝线。向上延伸与阴茎缝相连。

**02.099　阴囊肉膜　dartos coat**
阴囊的浅筋膜。缺乏脂肪，内含平滑肌纤维等，与腹前外侧壁浅筋膜深层、会阴浅筋膜相延续。可随外界温度变化而舒缩，以调节阴囊内的温度，有利于精子的发育。

**02.100　阴囊中隔　septum of scrotum**
位于阴囊正中阴囊缝深面的肉膜间隔。把阴囊分为左、右两个腔，分别容纳左右睾丸、附睾及精索等。

**02.101　精索外筋膜　external spermatic fascia**

由腹外斜肌腱膜延续而成的精索被膜外层。

**02.102　睾提肌　cremaster muscle**
曾称"提睾肌"。来自腹内斜肌和腹横肌、包绕精索和阴囊的肌纤维束。可反射性提起睾丸。

**02.103　睾提肌动脉　cremasteric artery**
曾称"提睾肌动脉"。伴随精索进入腹股沟管、分布于睾提肌和精索被膜的腹壁下动脉分支。

**02.104　睾提肌静脉　cremasteric vein**
曾称"提睾肌静脉"。回流供应睾提肌血液的静脉。在腹股沟管外环处离开精索静脉丛，汇入腹壁下静脉、腹壁上静脉、阴部浅静脉和阴部深静脉，最后注入髂外静脉。

**02.105　精索内筋膜　internal spermatic fascia**
来自腹横筋膜的精索被膜内层。较薄弱。

**02.106　睾丸鞘膜　tunica vaginalis of testis**
胚胎时包绕睾丸的腹膜随睾丸下降到阴囊时形成的腹膜囊。为腹膜的延续，分为脏层和壁层。脏层覆盖于睾丸和附睾的表面，壁层从睾丸反折衬贴于阴囊的内面。在睾丸后缘处，脏层与壁层互相移行。

**02.107　鞘膜腔　vaginal cavity**
睾丸鞘膜脏层与壁层之间的腔隙。内含少量液体。

**02.108　阴囊动脉血供　arterial supply of scrotum**
由阴部外动脉阴囊前支、会阴动脉阴囊后支组成的致密皮下动脉网。左右两侧阴囊动脉互不越过阴囊缝。

**02.109　阴部外动脉阴囊前支　anterior scrotal branch of external pudendal artery**
分布于阴囊前部的阴部外动脉分支。

**02.110　会阴动脉阴囊后支　posterior scrotal branch of perineal artery**
又称"阴囊后动脉"。分布于阴囊中隔、阴囊后部的会阴动脉分支。

**02.111　阴囊静脉回流　venous drainage of scrotum**
由阴囊前静脉、阴囊后静脉组成的阴囊静脉收纳系统。分别注入阴部外静脉、阴部内静脉。左右两侧阴囊静脉互不越过阴囊缝。

**02.112　阴囊前静脉　anterior scrotal vein**
收集阴部外动脉阴囊前支分布区域血液的伴行静脉。注入阴部外静脉。

**02.113　阴囊后静脉　posterior scrotal vein**
收集会阴动脉阴囊后支分布区域血液的伴行静脉。注入阴部内静脉。

**02.114　阴囊淋巴引流　lymphatic drainage of scrotum**
由阴囊左右两侧淋巴管网组成的阴囊淋巴收纳系统。不越过正中阴囊缝，各自回流注入同侧的腹股沟浅淋巴结。

**02.115　阴囊神经支配　innervation of scrotum**
由阴囊前神经、生殖股神经生殖支、阴囊后神经和股后皮神经会阴支组成的阴囊神经分布。

**02.116　阴囊前神经　anterior scrotal nerve**
随精索经腹股沟管浅环穿出，分布于腹股沟区和阴囊皮肤的髂腹股沟神经皮支。

**02.117　生殖股神经生殖支　genital branch of genitofemoral nerve**

支配睾提肌和阴囊前2/3/皮肤的生殖股神经分支。

**02.118　阴囊后神经　posterior scrotal nerve**
分布于阴囊皮肤的会阴神经皮支。

**02.119　股后皮神经会阴支　perineal branch of posterior femoral cutaneous nerve**
支配阴囊后 1/3 皮肤的股后皮神经分支。

**02.120　精索　spermatic cord**
始于腹股沟管内环、出腹股沟外环后止于睾丸后缘的圆索状结构。由输精管及其动静脉、睾丸动脉、蔓状静脉丛、淋巴管、神经及鞘突剩件组成。这些结构由浅至深依次被精索外筋膜、睾提肌、精索内筋膜三层精索被膜覆盖。

**02.121　精索静脉　spermatic vein**
走行于精索内的三组静脉。包括蔓状静脉丛/睾丸静脉、睾提肌静脉和输精管静脉。

**02.122　[腹膜]鞘突　vaginal process**
睾丸下降时，腹膜随之向腹股沟管内突出形成的囊袋。包绕睾丸并随之下降到阴囊，形成鞘膜和鞘膜腔。

**02.123　鞘突剩件　vestige of vaginal process**
又称"鞘韧带（vaginale ligament）"。睾丸下降后鞘突上部闭锁后形成的韧带样结构。含有平滑肌纤维、大量弹力纤维和疏松结缔组织。

**02.124　鞘突存留　persistent processus vaginalis**
出生后，腹膜腔与睾丸鞘膜腔之间的鞘突未闭锁的现象。可引发先天性腹股沟疝。

**02.125　男性尿道　male urethra**
起于膀胱内口、止于阴茎头尿道外口的一条细长管状器官。分为前列腺部、膜部和海绵体部 3 段，是男性排尿和射精的共同通道。

**02.126　前尿道　anterior urethra**
又称"尿道海绵体部（cavernous part of urethra）"。位于男性尿道外口与尿道膜部末端之间、贯穿尿道海绵体部分的尿道。可细分为球部、阴茎部和阴茎头部。为男性尿道最长的一段。

**02.127　男性尿道[外]口　male urinary meatus，male external urethral orifice**
位于阴茎头尖端的开口。尿液和精液自此排出尿道。

**02.128　尿道舟状窝　navicular fossa of urethra**
阴茎头内尿道膨大而形成的一个舟状小窝。靠近尿道口。

**02.129　尿道球部　bulbous urethra**
位于尿道球内的尿道。为男性尿道最宽处，尿道球腺开口于此。

**02.130　尿道腺　urethral gland**
尿道黏膜下层的众多黏液腺。主要位于前尿道前壁及其两侧，开口于尿道黏膜。

**02.131　尿道旁管　paraurethral duct**
尿道腺的排泄管。开口于尿道黏膜面，在黏膜上形成许多针尖大小的尿道陷窝，其中位于舟状窝顶壁的陷窝较大。

**02.132　后尿道　posterior urethra**
男性尿道前列腺部与膜部的合称。

**02.133　尿道膜部　membranous part of urethra**
男性尿道穿过尿生殖膈的部分。周围有尿道膜部括约肌环绕。为尿道三段中最短部分，也是尿道最固定处，易受到损伤。

**02.134 尿道前列腺部** prostatic part of urethra
男性尿道穿过前列腺的部分。自前列腺底进入，向前下方斜贯前列腺，由前列腺尖穿出后移行于膜部。

**02.135 尿道嵴** urethral crest
男性尿道前列腺部或女性尿道后壁上的纵

行黏膜隆起。

**02.136 精阜** seminal colliculus，verumontanum
尿道嵴中部的纺锤状隆起。在其两侧有左右射精管的开口。

**02.137 前列腺小囊** prostatic utricle
伸入前列腺中叶后方实质内、开口于精阜中央的一个小盲囊。是米勒旁管尾端退化后的遗迹。

## 02.03 女性生殖系统

**02.138 女性生殖系统** female genital system，female reproductive system
由女性的内生殖器和外生殖器组成，与性、生殖及分娩密切相关的各组织器官总称。

**02.139 女性内生殖器** female internal genitalia
由性腺（卵巢）、生殖管道（输卵管、子宫和阴道）及附属腺（前庭大腺）组成，与性、生殖、分娩密切相关的各组织器官总称。

**02.140 卵巢** ovary
位于盆腔内、左右各一的女性性腺。是产生女性生殖细胞和分泌女性激素的器官。

**02.141 输卵管** uterine tube，fallopian tube，oviduct
输送卵子、卵子与精子受精、向子宫腔运送受精卵的肌性管道。长10～14cm，左、右各一，位于子宫底两侧。

**02.142 子宫** uterus
女性孕育胎儿和产生月经的中空性肌性器官。分底、体和颈3个部分。

**02.143 阴道** vagina
连接子宫和外生殖器的肌性管道。是女性的性交器官，也是排出月经和娩出胎儿的管道。由黏膜、肌层和外膜组成，富于伸展性。

**02.144 阴道口** vaginal orifice
位于尿道口后下方的阴道开口。大小可变，分娩时随阴道极度扩张，性交时可轻度扩张。

**02.145 处女膜** hymen
女性阴道外口与阴道前庭分界处的一层有孔的薄膜。在初次性交时破裂，产后仅留有处女膜痕。

**02.146 阴道穹** fornix of vaginal，vaginal fornix
宽阔的阴道上端包绕子宫颈阴道部，在二者之间形成的环形凹陷。

**02.147 尿道阴道括约肌** urethrovaginal sphincter
位于会阴深横肌前方、环绕尿道和阴道的随意肌。收缩时可紧缩尿道和阴道。

**02.148 前庭大腺** greater vestibular gland

又称"巴氏腺（Bartholin's gland）"。位于阴道口左右两侧的黄豆大小的圆形或卵圆形小腺体。相当于男性的尿道球腺，其导管开口于阴道前庭、阴道口的两侧，分泌物黏稠，有润滑阴道前庭的作用。

**02.149 女性外生殖器 female external genitalia**
又称"女外阴（vulvae）"。女性生殖器官的外露部分。由阴阜、大阴唇、小阴唇、阴道前庭、阴蒂和前庭球组成。

**02.150 阴阜 mons pubis**
耻骨联合前方的圆形隆起。皮下富含脂肪，青春期长出阴毛，性成熟后被阴毛覆盖。

**02.151 大阴唇 labium majus，labia majora，greater lip of pudendum**
邻近两股内侧的一对纵行隆起的皮肤皱襞。从阴阜向后伸展到会阴，前后两端左右相互连合，形成唇前连合和唇后连合。

**02.152 小阴唇 labium minus，labia minora，lesser lip of pudendum**
位于大阴唇内侧的一对片状皮肤皱襞。表面光滑无毛，富含神经末梢。前端延伸为阴蒂包皮和阴蒂系带，后端两侧相互汇合形成阴唇系带。

**02.153 阴道前庭 vaginal vestibule**
两小阴唇之间的裂隙。前部有尿道口，后部有阴道口、处女膜，以及左、右各一的前庭大腺开口。

**02.154 阴蒂 clitoris**
位于两侧小阴唇汇合处的顶端、由两条阴蒂海绵体组成的可勃起结构。与男性阴茎海绵体类似。

**02.155 阴蒂头 glans of clitoris**
露出表面的阴蒂海绵体组织。呈圆形小结节，富含神经末梢，是性反应的重要结构。

**02.156 阴蒂体 body of clitoris**
左右阴蒂海绵体在中线处汇合形成的结构。表面覆以阴蒂包皮。

**02.157 阴蒂脚 crus of clitoris**
埋藏于会阴浅隙内、附着于耻骨下支和坐骨支的阴蒂海绵体后部。

**02.158 前庭球 bulb of vestibule，vestibular bulb**
位于阴道口两侧的马蹄铁形组织结构。较小的中间部位于尿道外口与阴蒂体之间的皮下，较大的外侧部位于两侧大阴唇皮下。作用相当于男性尿道海绵体。

## 02.04 尿 生 殖 区

**02.159 尿生殖区 urogenital region**
又称"尿生殖三角（urogenital triangle）"。位于两侧坐骨结节与耻骨联合下缘中点的三角区。其内诸结构有性别差异。

**02.160 尿生殖膈 urogenital diaphragm**
由尿生殖区内会阴深横肌和尿道括约肌及

覆盖其上、下两面的筋膜组成的结构。起到加强盆底、协助承托盆腔脏器的作用。内有男性尿道或女性尿道和阴道通过。

**02.161 会阴浅筋膜 superficial fascia of perineum**
又称"科利斯筋膜（Colles fascia）"。尿生殖区浅筋膜的深层膜状筋膜。两侧附于耻骨弓，向上与前腹壁浅筋膜深层相续，向后附于尿生殖膈后缘。在男性，该筋膜还连接着阴茎浅筋膜、阴囊肉膜。

**02.162　会阴浅隙　superficial perineal space**
由尿生殖区会阴浅筋膜与尿生殖膈下筋膜围成的间隙。内有尿生殖区的浅层肌、阴茎/阴蒂脚、会阴动静脉及神经分支等。

**02.163　会阴动脉　perineal artery**
阴部内动脉在坐骨肛门窝内的分支。穿入会阴浅隙分为会阴横动脉和阴囊后支或阴唇后支。

**02.164　会阴神经　perineal nerve**
分布于会阴诸肌和外生殖器的阴部神经分支。起自脊髓S$_{2~4}$节段前角的阴部神经中枢，

经骶神经—阴部神经—会阴神经向前分支分布于会阴和外生殖器。

**02.165　会阴深筋膜　deep fascia of perineum**
由覆盖于尿生殖膈的上、下筋膜组成的三角形结构。两侧附于耻骨弓，前后缘两层互相融合。

**02.166　会阴深隙　deep perineal space**
尿生殖膈上、下筋膜之间的间隙。内有尿生殖区的深层肌、尿道膜部、尿道球腺、阴茎/阴蒂动静脉及神经等。

**02.167　会阴中心腱　perineal central tendon**
又称"会阴体（perineal body）"。会阴深面的一个纤维肌肉结构。许多会阴肌附着于此，有加固盆底的作用。

## 02.05　乳　　房

**02.168　乳房　breast**
位于胸大肌前方的半球形突出物。由乳腺组织、结缔组织和脂肪组织构成，为女性的泌乳器官。性兴奋时可竖起、增大。男性乳房不发育。

**02.169　乳头　nipple**
乳房中央的一短柱状突起。为输乳管开口部位，富含平滑肌及神经。性兴奋时可竖起、增大。

# 03.　生殖系统遗传

## 03.01　染　色　质

**03.001　染色质　chromatin**
在真核细胞分裂间期的细胞核内，由脱氧核糖核酸（DNA）、组蛋白、非组蛋白及少量核糖核酸（RNA）组成的线性复合结构。

**03.002　常染色质　euchromatin**
间期细胞核中折叠压缩程度低、处于伸展状

态、染料着色浅的染色质。富含单拷贝DNA序列。

**03.003　性染色质　sex chromatin**
真核细胞的性染色体在间期细胞核中表现出来的一种特殊结构。可通过染色显示。性染色质检测可作为染色体检查前的一种初

筛方法，在男性不育症或两性畸形等病症中有一定的诊断价值，亦可用于法医学或胎儿性别鉴定等。

**03.004 X 染色质 X chromatin**
又称"X小体"。人类女性间期细胞核中的两条X染色体中的一条失去转录活性并异常凝缩形成紧贴在核膜内侧缘、碱性染料深染

的小体。另一条有转录活性。在正常男性或者只有1条X染色体的患者中看不到。

**03.005 Y 染色质 Y chromatin**
人类男性的间期细胞用荧光染料染色后，在细胞核内出现的一个圆形或椭圆形的强荧光小体。是男性细胞中特有的，女性细胞中不存在。

## 03.02 染 色 体

**03.006 染色体 chromosome**
真核细胞的核内染色质在有丝分裂时螺旋化、凝缩成的特定结构。主要由DNA和组蛋白两种成分构成，是遗传信息的载体。

**03.007 常染色体 autosome**
真核细胞染色体组中除性染色体外的所有染色体。人类的常染色体即为1～22对染色体，为男女所共有。

**03.008 性染色体 sex chromosome**
与性别决定有关的染色体。如人与哺乳动物中的X和Y染色体。人类的性染色体因男女性别不同而不同，女性为XX，男性为XY。

**03.009 假常染色体区 pseudoautosomal region**
又称"拟常染色体区"。人类X染色体或Y染色体两端的同源染色体区域。减数分裂时，该区域内遗传物质以类似常染色体方式进行配对、重组。

**03.010 X 染色体 X chromosome**
性染色体之一。在XY性别决定的物种中，雌性和雄性细胞中都存在的性染色体。

**03.011 Y 染色体 Y chromosome**
性染色体之一。在XY性别决定的物种中，只在异配性别即雄性细胞中存在的性染色体。

**03.012 核型 karyotype**
又称"染色体组型"。细胞有丝分裂中期的全套染色体，按其着丝粒位置、大小、形态特征等顺序成对排列所构成的图像。具有种的特异性。人类正常男性的核型描述为46, XY，女性描述为46, XX。

**03.013 染色体多态性 chromosome polymorphism**
在正常健康人群中经常可见到的个别染色体上的微小变异。表现为同源染色体大小、形态或着色等方面的变异，一般涉及在遗传上不活跃的含高度重复DNA的结构异染色质区。

**03.014 大 Y 染色体 large Y chromosome**
长度大于或等于18号染色体的Y染色体。一般被视为染色体多态性。

**03.015 小 Y 染色体 tiny Y chromosome**
长度小于或等于21号染色体的Y染色体。一般被视为染色体多态性。

**03.016 二倍体 diploid**
含有两套同源染色体的细胞或个体。以2$n$表示。正常人类体细胞含有两套染色体，分别来自父方精子与母方卵子（各23条）。

**03.017 单倍体 haploid**

只有父方或母方一套染色体的细胞或个体。以1n表示。绝大多数的配子为单倍体，如人类的精子与成熟卵子，染色体数目为23条。

**03.018　染色体畸变　chromosome aberration**
染色体在数目或结构上的异常改变。包括染色体数目畸变和结构畸变两大类。

**03.019　染色体数目畸变　chromosome numerical aberration**
又称"染色体数目异常"。染色体因数目增多或减少而出现的整倍体畸变和非整倍体畸变。系由细胞在有丝分裂或减数分裂过程中，染色体不能平均分配或细胞分裂受阻所致。

**03.020　整倍体　euploid**
含有物种特有的一套或几套整倍数染色体的细胞或个体。人类常见整倍体畸变有三倍体、四倍体及其嵌合体，多数在胚胎期流产，临床罕见，存活者多是二倍体/非二倍体的嵌合体。

**03.021　三倍体　triploid**
含有三套染色体的细胞或个体。与双雄受精或双雌受精有关。在人类，其染色体数目为3n=69条，临床罕见，存活者多是二倍体/三倍体的嵌合体。

**03.022　双雄受精　diandry**
同时有两条精子入卵受精，形成三倍体受精卵的过程。此型的人类三倍体核型可为69, XYY、69, XXY、69, XXX。

**03.023　双雌受精　digyny**
含有两套染色体的卵子与含有一套染色体的精子受精，形成三倍体受精卵的过程。此型的人类三倍体核型可为69, XXY、69, XXX。

**03.024　四倍体　tetraploid**

含有四套染色体的细胞或个体。在人类，其染色体数目为4n=92条，临床罕见，存活者多是二倍体/四倍体的嵌合体。

**03.025　多倍体　polyploidy**
含有三套或者三套以上染色体的细胞或个体。

**03.026　非整倍体　aneuploidy**
又称"异倍体（heteroploid）"。染色体组比正常染色体数增加或缺少一条或多条染色体的细胞或个体。

**03.027　亚二倍体　hypodiploid**
比正常二倍体少一条或几条染色体或染色体片段的细胞或个体。

**03.028　缺体　nullisome**
缺少一对同源染色体的二倍体细胞或个体。染色体数目为2n–2。人类未见报道。

**03.029　单体　monosome**
某对同源染色体缺少了其中一条的二倍体细胞或个体。在人类，其染色体数目为2n–1，如缺乏一条X染色体（45, X）的特纳（Turner）综合征。

**03.030　单体性　monosomy**
在二倍体细胞或个体中，同源染色体缺少一条对应染色体的现象。染色体数目为2n–1。

**03.031　超二倍体　hyperdiploid**
比正常二倍体多一条或几条额外染色体或染色体片段的细胞或个体。

**03.032　三体　trisome**
某对同源染色体增加了其中一条的二倍体细胞或个体。在人类，其染色体数目为2n+1，是人类染色体数目异常中的常见类型，如21三体、47, XXY、47, XYY等。

**03.033　三体性　trisomy**
在二倍体细胞或个体中，同源染色体增加一条对应染色体的现象。染色体数目为2$n$+1。

**03.034　同源嵌合体　mosaic**
由来自同一基因型的合子演变而来、具有两种或两种以上细胞系的个体。可能是染色体异常分离、基因突变的结果。常见的如染色体嵌合体、基因嵌合体。

**03.035　异源嵌合体　chimera**
（1）由来自不同基因型的合子演变而来的两个或多个不同的细胞系混合构成的个体。（2）源自不同物种的DNA序列重组的DNA分子。少数为天然形成，多数通过如嫁接、胚胎并合、移植等人工构建而成。

**03.036　染色体结构畸变　chromosome structural aberration**
各种原因导致的染色体结构改变。染色体断裂后，具有"黏性"的断裂端未在原位重接，而与其他断端发生异位接合，造成不同类型的染色体重排，产生不同的遗传效应。

**03.037　染色体缺失　chromosome deletion**
染色体发生断裂后未发生重接，出现无着丝粒片段的中间缺失或末端缺失。

**03.038　环状染色体　ring chromosome**
呈环状的染色体。在有些原核生物中为正常现象；在真核生物中是一种染色体畸变。

**03.039　等臂染色体　isochromosome**
两臂组成相同的染色体。系因细胞有丝分裂或减数分裂后期或末期，着丝粒不发生正常的纵裂而是出现异常的横裂，形成两条形态不同但两臂组成相同的染色体，一条由两短臂组成，另一条由两长臂组成。

**03.040　染色体倒位　chromosome inversion**
染色体某一中间片段的180°倒位。系因某一染色体发生两次断裂后，形成三个片段，中间片段旋转180°后与另两个片段重接在一起。

**03.041　染色体臂间倒位　pericentric inversion of chromosome**
染色体两次断裂分别发生在染色体长、短臂上，形成含着丝粒的倒位。

**03.042　染色体臂内倒位　paracentric inversion of chromosome**
染色体两次断裂均发生在染色体的同一臂内，形成不含着丝粒的倒位。

**03.043　染色体易位　chromosome translocation**
两条非同源染色体同时发生断裂，所形成的断裂片段转移到另一条染色体断端，并连接形成两条衍生染色体的现象。常见的有相互易位、罗伯逊易位和复杂易位。

**03.044　染色体相互易位　reciprocal translocation of chromosome**
两条染色体分别发生一次断裂，相互交换后重接，形成两条衍生染色体的过程。

**03.045　染色体平衡易位　balanced translocation of chromosome**
一种特殊类型的染色体相互易位。两条染色体发生交换后，仅改变染色体的位置，没有遗传物质的增减，通常不会引起明显的表型异常。

**03.046　罗伯逊易位　Robertsonian translocation**
又称"着丝粒融合（centric fusion）"。发生于近端着丝粒染色体之间的一种染色体相互易位。染色体断裂发生在着丝粒或近着丝粒处，两条长臂通过着丝粒融合成一条大染色体，两条短臂则连接成一条小染色体，后者在减数分裂时丢失。因由长臂构成的染色体几乎包含两条染色体的全部关键基因，故其携带者的表型一般正常，但后代常会流产或产生三体综合征。

**03.047　染色体复杂易位　complex translocation of chromosome**
3条及以上染色体分别发生断裂，断裂片段相互交换或轮换后重接，形成多条结构重排的衍生染色体的过程。

**03.048　双着丝粒染色体　dicentric chromosome**
两条染色体分别发生一次断裂后，两个具有着丝粒的染色体片段断端相连而形成的一条具有双着丝粒的染色体。

**03.049　染色体插入　chromosome insertion**
一条染色体发生两次断裂，形成的具有两个断端的片段插入同一条染色体的另一部位或者另一条染色体的断裂处，连接形成一条衍生染色体；而发生两次断裂的染色体，其两断片连接形成中间缺失染色体的过程。可分为正位插入和倒位插入。

**03.050　染色体病　chromosome disorder, chromosomal disease**
由染色体数目异常或结构畸变而引起的一大类临床疾病。患者通常缺乏生活自理能力，部分患者在幼年即夭折，故已成为临床遗传学的主要研究内容之一及产前筛查的重点项目之一。

**03.051　常染色体病　autosomal chromosome disorder，autosomal disease**
由常染色体的数目异常或结构畸变而引起的一类临床疾病。存活的个体以智力发育不全、生长发育迟缓，伴有五官、四肢、内脏、皮纹异常等多发畸形为特征，如21三体综合征、18三体综合征、13三体综合征、5p部分单体综合征等。

**03.052　21三体综合征　trisomy 21 syndrome**
又称"唐氏综合征（Down syndrome）"。人体的染色体组额外多1条21号染色体所致的先天性染色体疾病。表现为智力低下、具有特殊面容并有多种先天畸形。在活产婴儿中的发生率为1/（600～800），约60%早期夭折。母亲年龄越大，发病率越高。

**03.053　18三体综合征　trisomy 18 syndrome**
又称"爱德华兹综合征（Edwards syndrome）"。人体的染色体组额外多1条18号染色体所致的先天性染色体疾病。绝大多数病例为全部细胞整条18号染色体三体型，少数为嵌合型和染色体断裂易位造成的18号染色体的部分三体。临床罕见，表现为头面部、手足严重畸形，常因先天性心脏病在出生后不久死亡。

**03.054　13三体综合征　trisomy 13 syndrome**
又称"帕托综合征（Patau syndrom）"。人体的染色体组额外多1条13号染色体所致的先天性染色体疾病。临床罕见，表现为头皮发育不良（局限性头皮缺损）及多指（趾）等多种畸形，90%在出生后12个月内死亡。

**03.055　5p部分单体综合征　partial monosomy 5p syndrome**
又称"猫叫综合征（cri du chat syndrome）"。由5号染色体短臂末端断裂缺失所致的先天性染色体疾病。临床表现为猫叫样哭声、小头、智力低下、先天性心脏病等的多发性先天畸形。

**03.056　性染色体病　sex chromosome disorder**
由性染色体的数目异常或结构畸变而引起

的一类临床疾病。主要表现为性腺发育不全、第二性征不发育、外生殖器畸形等性发育异常，可伴有智力低下、多发畸形等，如特纳综合征、克兰费尔特综合征、XYY综合征、脆性X综合征等。

**03.057 XYY 综合征 XYY syndrome**
又称"超雄综合征（supermale syndrome）"。由多一条Y染色体而导致临床表现多样化的一种性染色体异常综合征。典型核型为47, XYY，也有46, XY/47, XYY等嵌合型。成

年患者通常身材高大，智力正常或轻度低下，可有性格和行为异常，多数性发育正常，生育力正常至无精子症。

**03.058 脆性 X[染色体]综合征 fragile X syndrome**
多数由*FMR1*基因不稳定扩增和甲基化异常，导致脑部*FMR1*基因转录抑制及蛋白质水平下降的一种X染色体遗传病。症状表现为中至重度智力低下，以及面部特征异常（如长脸、大耳、突腭等）。

## 03.03 基 因

**03.059 基因 gene**
可编码蛋白质或RNA等具有特定功能产物的一段DNA序列。为遗传信息的基本单位。

**03.060 结构基因 structural gene**
一般指编码蛋白质的基因。广义上也包括编码RNA的基因。

**03.061 编码区 coding region**
DNA或RNA分子中对应于蛋白质中氨基酸序列的一段核苷酸序列。

**03.062 外显子 exon**
真核生物基因中能编码蛋白质的核苷酸序列。

**03.063 内含子 intron**
插在真核生物基因两个编码序列之间、不编码蛋白质的一段非编码序列。是基因转录的一部分，但不出现在最终的mRNA转录物中。

**03.064 非编码区 non-coding region**
基因中不编码相应氨基酸的核苷酸序列。如基因的启动子和顺式调控序列等。

**03.065 调节基因 regulatory gene，regulator**

gene
调控结构基因表达的基因。

**03.066 DNA 复制 DNA replication**
以亲代DNA分子为模板，经多种酶的作用，合成一个具有相同序列的新的子代DNA分子的过程。

**03.067 基因表达 gene expression**
细胞在生命过程中，把储存在DNA序列中的遗传信息经过转录和翻译，转变成具有生物活性蛋白质分子的过程。

**03.068 基因组 genome**
个体或细胞所有遗传信息（即所有DNA分子）的总和。

**03.069 基因座 locus**
一个基因或某些具有调节作用的DNA序列在染色体上所处的特定位置。用染色体编号数、臂及其在染色体上所处位置表示。

**03.070 等位基因 allele**
在一对同源染色体的同一位置上控制着相对性状的基因。

**03.071 非等位基因 non-allele**
位于同源染色体的不同位置或非同源染色体上的基因。

**03.072 基因型 genotype**
某一特定基因座上一对等位基因的组成。控制某种性状的表现。

**03.073 表型 phenotype**
基因型与环境相互作用，形成生物体可观察到的性状。在不同的环境条件下，相同的基因型可以出现不同的表型，不同的基因型也可能出现相同的表型。

**03.074 纯合子 homozygote**
在二倍体生物中，同源染色体的同一基因座上携带两个相同等位基因的个体或细胞。

**03.075 杂合子 heterozygote**
在二倍体生物中，同源染色体的同一基因座上分别有野生型和突变型两个不同等位基因的细胞或个体。

**03.076 复合杂合子 compound heterozygote**
在同源染色体的同一基因座上有两个突变等位基因的细胞或个体。

**03.077 双重杂合子 double heterozygote**
在同源染色体的不同基因座上各有一个突变基因的细胞或个体。

**03.078 半合子 hemizygote**
只存在于一条同源染色体上，而不是成对出现的基因。如X-Y系统的雄性。

**03.079 性状 character，trait**
生物体或细胞的任何可以鉴别的表型特征。

**03.080 显性性状 dominant character**
在杂合子中表现出来的性状。

**03.081 显性基因 dominant gene**
在杂合子的两个不同等位基因中，决定显性性状的基因。

**03.082 隐性性状 recessive character**
在杂合子中未表现出来的性状。

**03.083 隐性基因 recessive gene**
在杂合子的两个不同等位基因中，决定隐性性状的基因。

**03.084 基因突变 gene mutation**
由核酸序列发生变化导致生物遗传特性发生可遗传改变的现象。包括缺失突变、点突变、移码突变等。

**03.085 点突变 point mutation**
基因内一个或少数几个核苷酸对的增加、缺失或置换所造成的结构改变。

**03.086 同义突变 synonymous mutation，same-sense mutation**
又称"沉默突变（silent mutation）"。由于遗传密码存在简并现象，单个碱基替换不引起多肽链氨基酸顺序任何变化的突变。碱基替换多发生在密码子的第3个碱基，一般只在DNA测序中发现。

**03.087 错义突变 missense mutation**
某氨基酸密码子的一个碱基被替换，导致该氨基酸被另一个氨基酸替代的突变。此时，在该氨基酸前后的氨基酸序列不改变，产生活性减低、无活性或无功能的蛋白质。

**03.088 无义突变 nonsense mutation**
某氨基酸密码子的一个碱基被替换，导致该氨基酸密码子变成终止密码子（UAA、UGA、

UAG）的突变。造成多肽链的合成提前终止，肽链变短，形成不完全的蛋白质或没有活性的多肽片段。

**03.089　终止密码突变　termination codon mutation**
由一个碱基的变化导致DNA链上的终止密码子变成氨基酸密码子的突变。此时，合成的多肽链延长，直至下一个终止密码子出现。

**03.090　移码突变　frameshift mutation**
基因组DNA链中插入或缺失不是3的整数倍的碱基，使插入或缺失点下游的DNA编码框架全部改变的突变。此时，肽链的氨基酸顺序和种类发生巨大变化，对蛋白质功能的影响较大。

**03.091　整码突变　inframe mutation**
基因组DNA链的密码子之间插入或缺失一个或几个密码子的突变。此时，合成增加或减少一个或几个氨基酸的多肽链，但插入或缺失部位前后氨基酸的组成及顺序不变。

**03.092　动态突变　dynamic mutation**
基因组内一些简单串联重复序列在每次减数分裂或体细胞有丝分裂过程中发生重复扩增、拷贝数明显增加，从而导致某些遗传病发生的突变。

**03.093　基因多态性　gene polymorphism**
又称"遗传多态性（genetic polymorphism）"。在同一群体中，某个基因座上存在两个或两个以上的等位基因，且其中任何一个等位基因在人群中的频率不低于1%的现象。

**03.094　单核苷酸多态性　single nucleotide polymorphism，SNP**
在同一物种不同个体的基因组DNA中，由单个核苷酸的变异所引起的DNA序列多态性。是人类最常见的一种可遗传变异，平均每500～1000个碱基对中就有1个。

**03.095　拷贝数变异　copy number variation，CNV**
一个或多个DNA片段在基因组中的插入、缺失或重复，导致其拷贝数出现低于或高于正常值的变化。是一种基因组结构变异。

## 03.04　遗　传

**03.096　遗传　heredity，inheritance**
性状由亲代向子代传递的现象或过程。遗传方式主要包括单基因遗传、多基因遗传等。

**03.097　单基因遗传　monogenic inheritance，single gene inheritance**
由一个基因单独决定遗传性状或遗传病的遗传方式。遵循孟德尔遗传定律。

**03.098　遗传定律　law of inheritance**
遗传遵循的基本规律。包括分离定律、自由组合定律、连锁定律。前两者是孟德尔（Mendel）根据豌豆杂交实验所提出的。

**03.099　分离定律　law of segregation**
又称"孟德尔第一定律（Mendel's first law）"。生物体的配子形成过程中，决定相对性状的成对基因彼此分离，分别进入不同的配子中，随配子遗传给后代的遗传规律。每个配子只存在亲代成对基因中的一个，使子代所呈现的父本性状与母本性状是分离的。

**03.100　自由组合定律　law of independent assortment**
又称"孟德尔第二定律（Mendel's second law）"。生物体的配子形成过程中，决定不同性状的两对或多对基因间自由组合的现象。是非同源染色体上的两对或多对基因的遗传规律。

**03.101　连锁定律　law of linkage**
生物体的配子形成过程中，位于同一染色体上的基因连锁在一起，作为一个单位进行传递的遗传规律。重组类型的产生是由于配子形成过程中，同源染色体的非姐妹染色单体间发生了局部交换。是由摩尔根（T. H. Morgen）根据黑腹果蝇的研究证明并完善的同源染色体上的两对或多对基因的遗传规律。

**03.102　单基因遗传病　monogenic disorder**
简称"单基因病"。由单基因突变导致的疾病。突变基因对疾病的发生有决定性影响，在世代传递中遵循孟德尔遗传定律。

**03.103　常染色体显性遗传　autosomal dominant inheritance，AD**
与一种遗传性状或遗传病有关的基因位于常染色体上，且该基因是显性基因的遗传方式。

**03.104　常染色体显性遗传病　autosomal dominant disorder**
由位于常染色体上的显性基因突变即可导致相应性状的遗传性疾病。

**03.105　常染色体隐性遗传　autosomal recessive inheritance，AR**
与一种遗传性状或遗传病有关的基因位于常染色体上，且该基因是隐性基因，只有纯合或复合杂合状态时才表现出相应性状的遗传方式。

**03.106　常染色体隐性遗传病　autosomal recessive disorder**
由位于常染色体上的隐性基因突变，且须在纯合或复合杂合状态时才表现出相应性状

的遗传性疾病。

**03.107　X连锁显性遗传　X-linked dominant inheritance，XD**
与一种遗传性状或遗传病有关的基因位于X染色体上，且该基因是显性基因的遗传方式。

**03.108　X连锁显性遗传病　X-linked dominant disorder**
由位于X染色体上的显性基因致病性突变导致相应性状的遗传性疾病。男性只有1条来自母亲的X染色体，其上带有致病性基因时就可致病，且病情较重；女性有2条X染色体，其中任何1条存在致病基因都会发病，发病率是男性的2倍，但因X染色体的随机失活，病情反而较轻且常有变化。

**03.109　X连锁隐性遗传　X-linked recessive inheritance，XR**
与一种遗传性状或遗传病有关的基因位于X染色体上，该基因是隐性基因的遗传方式。

**03.110　X连锁隐性遗传病　X-linked recessive disorder**
由位于X染色体上的隐性基因致病性突变导致相应性状的遗传性疾病。男性只有1条来自母亲的X染色体，其上只要有隐性致病性基因就可致病；带有隐性致病性基因的女性杂合子表型正常，而女性纯合子发病。

**03.111　Y连锁遗传　Y-linked inheritance**
与一种遗传性状或遗传病有关的基因位于Y染色体上，并随Y染色体在上下代之间传递的遗传方式。

**03.112　Y连锁遗传病　Y-linked disorder**
由位于Y染色体上的基因致病性突变导致相应性状，并随Y染色体在上下代之间传递的遗传性疾病。如Y染色体上的无精子症因子

区基因缺失导致的无精子症。

**03.113　Y 染色体微缺失　Y chromosome microdeletion**
一类由人类Y染色体基因缺失引起的遗传性疾病。少部分Y染色体微缺失的男性没有表现出任何症状；但也有相当数量的生育力低下男性表现为无精子症或严重少精子症，这与Y染色体长臂上的无精子症因子区（AZF区）基因的微缺失密切相关。目前多通过检测AZF区基因的微缺失来诊断。

**03.114　无精子症因子区　azoospermia factor region，AZF region**
简称"AZF区"。人类男性Y染色体长臂上与精子发生有关的几种基因所在的区域。包括AZFa、AZFb、AZFc、AZFd等亚区。AZF区基因的微缺失可导致男性无精子或严重少精子。

**03.115　多基因遗传　polygenic inheritance**
由多个基因的微效作用及累加效应导致遗传性状改变或疾病的遗传方式。该遗传方式还受环境因素的影响。

**03.116　微效基因　minor gene**
对性状影响微小的基因。在这些基因中，每一对基因或不同对基因之间均按遗传规律呈现分离、自由组合和连锁，没有显、隐性区别，而是共显性，通过累加作用形成一个明显的表型性状。

**03.117　质量性状　qualitative character，qualitative trait**
由一对或少数几对基因控制、遵循孟德尔遗传定律、不易受环境影响、表型呈非连续变异的性状。

**03.118　数量性状　quantitative character，quantitative trait**
由微效多基因控制、不遵循孟德尔遗传定律、易受环境影响、表型呈连续变异的性状。

**03.119　多基因遗传病　polygenic disorder**
由多对基因与多种环境因素共同作用导致的一类疾病。如高血压、糖尿病、尿道下裂、睾丸下降不全等，常有家族聚集现象。

**03.120　遗传易感性　hereditary susceptibility**
由遗传基础（多基因）决定个体患某种多基因遗传病的可能性。

**03.121　遗传易患性　hereditary liability**
由遗传因素与环境因素共同作用，决定个体患某种多基因遗传病的可能性。人类这种易患性变异在群体中呈正态分布。

**03.122　易患性阈值　liability threshold**
由遗传易患性决定的多基因遗传病发病的最低限度。该阈值将连续分布的易患性变异分为正常群体与患病群体。

**03.123　遗传率　heritability**
又称"遗传力""遗传度"。在遗传因素与环境因素共同引发的多基因遗传病中，表示遗传因素作用程度大小的一种指标。一般用百分率（%）表示，数值越大，表示遗传因素对病因的贡献越大。

**03.124　线粒体遗传　mitochondrial inheritance**
由线粒体DNA决定遗传性状或遗传病的遗传方式。具有母系遗传、半自主复制、遗传瓶颈、阈值效应和线粒体DNA突变率高等特点。

**03.125　线粒体 DNA　mitochondrial DNA，mtDNA**
线粒体基质中含有的环状DNA分子。是独立于细胞核染色体的又一基因组，也被称为第25号染色体。

**03.126　母系遗传　maternal inheritance**
又称"母体遗传"。两个具有相对性状的亲本杂交，不论正交或反交，子代总是表现为母系性状的遗传方式。是细胞质遗传的主要特征。如线粒体DNA通过卵细胞将其中的遗传信息传给下一代，使得子代中线粒体DNA序列和母亲一致。

**03.127　父系遗传　paternal inheritance**
父系性状传给子代的一种遗传方式。如父系Y染色体可以通过男性后代而代代相传，线粒体DNA也可由父系遗传。

**03.128　线粒体病　mitochondrial disorder**
以线粒体功能异常为主要病因的一类疾病。与线粒体DNA突变、编码线粒体蛋白的核DNA突变有关。因中枢神经系统和骨骼肌对能量的依赖性最强，故临床症状多涉及中枢神经系统（线粒体脑病）和骨骼肌（线粒体肌病）。

**03.129　表观遗传　epigenetic inheritance**
基因DNA序列（基因型）未发生变化，基因表达（表型）却发生了可遗传改变的现象。是一种DNA序列外的遗传方式。

**03.130　DNA 甲基化　DNA methylation**
在DNA甲基转移酶的催化下，以*S*-腺苷甲硫氨酸为甲基供体，将甲基转移到特定碱基上的一种反应。是DNA一种天然的修饰方式，可调控基因的表达，广泛存在于细菌、植物和动物中。

**03.131　组蛋白修饰　histone modification**
组蛋白在相关酶作用下发生甲基化、乙酰化、磷酸化、腺苷酸化、泛素化、糖基化等修饰的过程。

**03.132　染色质重塑　chromatin remodeling**
在能量驱使下，通过对染色质上核小体的置换和重排等，改变核小体的位置和结构，使致密的基因组DNA可以被转录的过程。

**03.133　非编码 RNA　non-coding RNA**
不被翻译成蛋白质，但参与蛋白质翻译或转录调控过程的RNA。如 tRNA、rRNA、miRNA、siRNA、piRNA等。

**03.134　X 染色体失活　X-chromosome inactivation**
雌性哺乳动物体细胞的两条X染色体中有一条发生随机失活，另一条X染色体保留活性的现象。

**03.135　基因组印记　genomic imprinting**
又称"遗传印记（genetic imprinting）""亲本印记（parental imprinting）"。控制某一表型的一对等位基因由于亲代来源不同而呈差异性表达的现象。DNA甲基化是其产生的主要原因，导致印记基因的表达受到抑制。

# 04.　性　发　育

## 04.01　性　发　育

**04.001　性发育　sexual development**
从卵细胞受精起，与性及生殖功能有关的解剖和生理，经过性别决定、性分化至性成熟各阶段的变化全过程。

**04.002 性别决定** sex determination
决定未分化性腺向睾丸或卵巢方向发育的过程。

**04.003 Y 染色体性别决定区** sex-determining region of Y，sex-determining region of Y chromosome，SRY
位于Y染色体短臂上、主要决定性腺向睾丸发育的基因区域。在人类称为*SRY*基因。

**04.004 *SRY* 基因** *SRY* gene
位于人类染色体Yp11的睾丸决定基因。编码的SRY蛋白属HMG盒转录因子之一，可启动胚胎未分化性腺向睾丸方向发育。

## 04.03 性[别]分化

**04.005 性[别]分化** sex differentiation，sexual differentiation
在胚胎性腺分化为睾丸或卵巢后，视雄激素存在与否，决定生殖管道、外生殖器及第二性征向雄性或雌性分化的过程。

**04.006 性未分化期** sexually undifferentiated stage
又称"双相潜能期（sexually bipotential stage）"。人类胚胎第 7 周前，性腺尚未分化为睾丸或卵巢，并存在男女两套生殖管道的胚胎时期。

**04.007 未分化性腺** undifferentiated gonad
人类胚胎第 5～6 周时，尚未开始向睾丸或者卵巢分化的胚胎期生殖嵴及初级性索。

**04.008 生殖[腺]嵴** genital ridge
人类胚胎第 5 周时出现的生殖腺发生原基。位于尿生殖嵴中央纵沟左右两部分的内侧，其外侧为中肾嵴。

**04.009 初级性索** primary sex cord
人类胚胎第 6 周时，生殖嵴表面上皮长入其下方的间充质后形成的不规则上皮细胞索。此时性腺（生殖腺）尚未分化，如分化为睾丸，初级性索则形成生精小管索；如分化为卵巢，初级性索则退化消失。

**04.010 原始生殖细胞** primordial germ cell
配子的胚胎前体细胞。起源于卵黄囊，于胚胎早期定向迁移到生殖嵴中，为最早的未分化的生殖细胞。

**04.011 生殖母细胞** gonocyte
人类胚胎第 6～8 周时，从卵黄囊迁移至分化性腺中的原始生殖细胞。其细胞极性和运动性丧失。分为前精原细胞或卵原细胞。

**04.012 前精原细胞** prespermatogonia
迁移入胚胎睾丸的原始生殖细胞。青春期前长期静止，青春期开始有丝分裂，增殖分化为精原细胞。

**04.013 卵原细胞** oogonium
迁移入卵巢的原始生殖细胞。仅存于胚胎时期的卵泡内，可通过有丝分裂形成初级卵母细胞。

**04.014 性腺分化** gonadal differentiation
人类胚胎第 7 周时，根据迁入性腺的原始生殖细胞是否含有*SRY*基因及其产物，诱导性腺向睾丸或卵巢分化的过程。

**04.015  睾丸发生  testicular development**
未分化性腺向睾丸分化的过程。人类胚胎第7周时，在SRY蛋白影响下，初级性索发育为生精小管索，并由此分化出内含精原细胞和支持细胞的实心生精小管索和睾丸间质及间质细胞，完成性腺向睾丸的分化。

**04.016  生精小管索  seminiferous cord**
又称"睾丸索（testicular cord）"。人类胚胎第7周时，性腺向睾丸分化，初级性索大量增殖并与表面上皮分离，伸入生殖嵴的深部，形成的许多呈放射状排列的上皮小管索。内混有原始生殖细胞。青春期可分化为生精小管。

**04.017  卵巢发生  ovarian development**
未分化性腺向卵巢分化的过程。人类胚胎第7周时，迁入的原始生殖细胞因不含SRY基因，初级性索于第13周开始退化，新形成的次级性索发育为卵巢皮质。由原始生殖细胞分化来的卵原细胞与次级性索细胞分化来的卵泡细胞构成原始卵泡，完成性腺向卵巢的分化。

**04.018  次级性索  secondary sex cord**
又称"皮质索（cortical cord）"。人类胚胎第8周后，由于缺少SRY蛋白的诱导，性腺中的初级性索退化消失，性腺表面上皮再次增殖形成的新细胞索。

**04.019  原始卵泡  primordial follicle**
处于静止状态的卵泡。由位于中央的卵原细胞与位于四周的卵泡细胞组成。位于卵巢皮质浅层，体积小。

**04.020  性腺下降  gonadal descent**
性腺分化后，随着胚体逐渐长大，性腺的引带相对缩短，诱导性腺从最初的后上腹部，沿后腹壁向下移动的过程。胚胎第3个月时，卵巢停留在骨盆缘下方，睾丸则继续下降，至胚胎第9个月时抵达阴囊。

**04.021  颅侧悬韧带  cranial suspensory ligament**
源自中肾间充质的条索样肌肉结构。邻近颅侧中肾系膜，将性腺和生殖管道连接到背侧腹壁的颅侧表面。在雄激素影响下可消退，有助于睾丸下降。

**04.022  引带  gubernaculum**
人类胚胎第2个月时，在性腺（睾丸或卵巢）尾端至阴囊或大阴唇间出现的一条由中胚层形成的纵索。随着胚体逐渐长大，引带相对缩短，导致性腺下降。

**04.023  引带肿胀反应  gubernacular swelling reaction**
睾丸下降过程中，引带内细胞及基质出现的生理性变化。表现为引带远端的原始间充质细胞分裂，细胞外基质分子特别是糖胺聚糖和透明质酸突然增加，可促使睾丸下降并固定在腹股沟环附近。

**04.024  睾丸下降  testicular descent**
人类胚胎第7~8周时，性腺分化为睾丸后，睾丸从最初的后腹壁的肾脏附近，逐渐下降至腹股沟管内环口，最后到达阴囊的过程。

**04.025  睾丸经腹腔下降[阶段]  trans-abdominal phase of testicular descent**
人类胚胎第8~15周时，睾丸从肾脏附近下降至盆腔靠近腹股沟管的过程。受雄激素、胰岛素样因子3、抗米勒管激素等多种因素调控。

**04.026  雄激素  androgen, androgenic**

hormone

主要由睾丸间质细胞和肾上腺皮质网状带分泌的一类类固醇激素。包括睾酮、雄烯二酮和双氢睾酮等，具有刺激雄性器官发育、精子发生及维持雄性第二性征的作用。

**04.027 胰岛素样因子 3** insulin-like factor 3, INSL3

在性腺组织中合成的一种胰岛素样激素。可能参与泌尿生殖道的发育和调节女性的生育能力，并调节引带生长和分化，从而介导腹腔内睾丸的下降。

**04.028 抗米勒管激素** anti-Müllerian hormone，AMH

又称"米勒管抑制物质（Müllerian inhibition substance，MIS）""抗中肾旁管激素（anti-paramesonephric hormone，APH）"。由青春期前睾丸支持细胞或卵巢窦前卵泡和小窦卵泡合成的一种糖蛋白。主要生理功能是促进米勒管退化。缺乏可导致米勒管永存综合征。

**04.029 睾丸经腹股沟阴囊下降[阶段]** inguinoscrotal phase of testicular descent

人类胚胎第 28～35 周时，睾丸经过腹股沟管迅速下降、向阴囊缓慢移动，并在第 35～40 周到达阴囊的过程。是雄激素依赖性下降，受雄激素和生殖股神经释放的降钙素基因相关肽的调控。

**04.030 生殖股神经** genitofemoral nerve, GFN

由第 1 至第 2 腰神经根（$L_{1～2}$）组成的神经干，自腰大肌前面穿出后分成生殖支和股支的神经。在睾丸下降过程中，GFN 释放的降钙素基因相关肽，作为睾丸引带介导的睾丸腹股沟阴囊下降过程的第二信使。

**04.031 降钙素基因相关肽** calcitonin gene-related peptide，CGRP

一种血管扩张剂。存在于包括神经组织在内的许多组织中。在睾丸下降过程中，由生殖股神经释放，作为睾丸引带介导的睾丸腹股沟阴囊下降过程的第二信使。

**04.032 卵巢下降** ovarian descent

人类胚胎第 13 周时，性腺分化为卵巢后，卵巢从最初的后腹壁的肾脏附近，逐渐下降至骨盆缘下方的过程。

**04.033 生殖管道分化** differentiation of reproductive duct

性腺分化为睾丸或者卵巢后，人类胚胎存在的男女两套生殖管道分别分化为相应性别生殖管道的过程。

**04.034 中肾管** mesonephric duct

又称"沃尔夫管（Wolffian duct）"。汇集中肾小管的左、右两条纵行管道。由前肾管演变而来，尾端通入泄殖腔。当性腺向睾丸分化时，在雄激素与抗米勒管激素的作用下，男性胎儿中肾管演变为附睾管、输精管、射精管和精囊，女性胎儿则完全退化。

**04.035 中肾小管** mesonephric tubule

人类胚胎第 4 周末，来自生肾索的许多横行小管。呈"S"形弯曲，一端膨大并凹陷形成杯状的肾小囊，另一端汇入中肾管。在胚胎第 5 周初的后肾发生后，大部分退化，部分未退化则演变为男性附睾的输出小管。

**04.036 米勒管** Müllerian duct

又称"中肾旁管（paramesonephric duct）"。发生于中肾管外侧，由体腔上皮凹陷形成的纵行管道。当性腺向卵巢分化时，由于没有抗米勒管激素的作用，米勒管的上段演变成输卵管，中段和下段合并后形成子宫和阴道穹。

**04.037　窦结节　sinus tubercle**
又称"米勒结节（Müllerian tubercle）"。左、右米勒管下段在中线合并后，尾端突入尿生殖窦背侧壁，在窦腔内形成的小隆起。窦结节增生形成阴道板，在胚胎第5个月时演变成阴道的上部。

**04.038　外生殖器分化　differentiation of external genitalia**
人类胚胎第7周性腺开始分化后，在有或无雄激素的作用下，外生殖器向男性或女性分化的过程。一般直至第12周才能分辨出外生殖器性别。

**04.039　尿生殖窦　urogenital sinus**
人类胚胎第4～7周时，出现在泄殖腔腹侧的胚胎结构。最终演变为两性的膀胱、尿道及女性阴道下2/3。

**04.040　生殖结节　genital tubercle**
人类胚胎第4周初，由尿生殖窦膜头侧间充质增生形成的一个隆起。是阴茎或阴蒂的原基。

**04.041　尿生殖褶　urogenital fold**

人类胚胎第4周初，由尿生殖窦膜两侧间充质增生形成、位于内侧较小部分的一对隆起。男性的两侧尿生殖褶在中线愈合后，形成尿道海绵体部；女性尿生殖褶不合并，形成小阴唇。

**04.042　尿生殖沟　urogenital groove**
位于尿生殖褶间的一条纵沟。沟底为尿生殖膜。在男性，此沟闭合形成尿道的一部分；在女性，此沟不闭合，形成阴道前庭的一部分。

**04.043　生殖隆起　genital swelling**
又称"阴唇阴囊隆起（labioscrotal swelling）"。人类胚胎第4周初，由尿生殖窦膜两侧间充质增生形成、位于外侧较大部分的一对隆起。男性的两侧生殖隆起在中线融合后，形成阴囊；女性的两侧生殖隆起在中线不合并，形成大阴唇。

**04.044　阴唇隆起　labial swelling**
女性胚胎的生殖隆起。因无雄激素的作用，两侧生殖隆起在中线不合并，形成大阴唇。

**04.045　阴囊隆起　scrotal swelling**
男性胚胎的生殖隆起。在雄激素作用下，两侧生殖隆起在中线融合，形成阴囊。

## 04.04　性　成　熟

**04.046　性成熟　sexual maturation, sex maturity**
人类获得完全的性及生育能力的阶段。人类用青春期描述性成熟过程。

**04.047　小青春期　mini-puberty**
一般在婴儿出生后的6个月内，下丘脑–垂体–性腺轴处于活跃状态，男孩的睾酮、女孩的雌二醇和睾酮均增加，导致男孩或女孩

的生殖器官及骨骼等快速生长发育的短暂阶段。之后生长发育缓慢，直至青春期前。

**04.048　青春[发育]期　puberty**
儿童从性未成熟至性成熟、具有生育能力的成年人的过渡期。包括在第一和第二性征成熟过程中的内部和外部变化。属生物学定义。

**04.049　青春期启动　onset of puberty**

男孩在13～15岁，女孩在9～16岁，出现身体迅速生长伴随第一、第二性征发育成熟的开端。

**04.050 肾上腺功能初现 adrenarche**
肾上腺发育成熟的一个阶段。通常在青春期启动前（大约7岁或8岁）开始，持续到青春期。这个阶段合成的肾上腺雄激素与阴毛发育有关。

**04.051 胰岛素样生长因子 insulin-like growth factor，IGF**
主要由肝脏合成、结构与胰岛素相似的多肽。参与细胞的生长与分化，包括IGF-1和IGF-2。

**04.052 瘦素 leptin**
又称"瘦蛋白"。由脂肪细胞合成的一种肽类激素。参与调节食欲和能量代谢。

**04.053 青春期变化 pubertal change**
幼稚状态儿童向性成熟成年人转变的青春发育期间所伴随的身体加速生长、机体成分和形体改变、心理行为变化等。受以性腺轴、促生长激素轴两个轴为核心的内分泌调控。

**04.054 坦纳分期 Tanner stage**
又称"性成熟度评分（sexual maturity rating，SMR）"。一种评估儿童、青少年第二性征发育阶段的分期标准。用于确定青春期。是坦纳（Tanner）于20世纪40～60年代在英国进行纵向研究时开发的。

**04.055 性征 sex characteristics**
区分一种性别与另一种性别的特征。

**04.056 第一性征 primary sex characteristic**
又称"主性征"。两性在生殖器结构方面的差异。是男女性别最根本的标志，在出生时就基本完备。

**04.057 第二性征 secondary sex characteristic**
又称"副性征"。进入青春期后，除生殖器以外的区别男性或女性的性别特征。与生殖没有直接关系。

**04.058 阴毛 pubic hair**
覆盖耻骨区皮肤的体毛。

**04.059 腋毛 axillary hair，armpit hair**
生长在腋窝处皮肤的体毛。

**04.060 自发性勃起 spontaneous erection**
青春期男性在没有性刺激的情况下出现的次数增加的阴茎勃起。

**04.061 遗精 nocturnal emission**
男性在没有性交的情况下，精液自发溢出的现象。属于生理现象，为男性生殖器官发育成熟的标志之一。

**04.062 [月经]初潮 menarche**
少女的第一次月经来潮。是女性青春期最明确的标志。

**04.063 乳房初发育 thelarche，breast budding**
青春期女孩乳房的初始发育。

**04.064 青少年 adolescent**
处在青春期、尚未成年的年轻人。一般年龄在13～18岁。属社会学定义，对应婴儿（infant）、儿童（child）、成人（adult）。

**04.065 青少年期 adolescence**
从青春期开始到成年的时期。为生长发育各期如胎儿期、儿童期（婴儿期、幼儿期、学前期、学龄期）、青少年期、成年期、中年期、老年期中的一期。属社会学定义。

**04.066 青少年发育** adolescent development
在青春发育期间，青少年在解剖和生理、社会心理和行为等方面连续不断的变化。

**04.067 青少年行为** adolescent behavior
青少年可被观察到的任何反应或行动。

# 05. 性与生殖内分泌

## 05.01 下丘脑–垂体–性腺轴

**05.001 下丘脑–垂体–性腺轴** hypothalamic-pituitary-gonadal axis
下丘脑、腺垂体和性腺的内分泌功能相互联系，形成一个整体，以主要调控人类生殖和性行为的内分泌系统。

**05.002 下丘脑** hypothalamus
位于丘脑腹侧的脑组织。有合成和分泌各类神经激素的神经核团，参与调节机体代谢、应激反应及其他自主神经系统活动。

**05.003 垂体** hypophysis, pituitary gland
位于颅底蝶鞍垂体窝内的卵圆形内分泌腺。通过垂体柄与下丘脑相连，在神经系统与内分泌腺的相互作用中处于重要位置。按解剖分为垂体前叶（远侧部、结节部）、后叶（中间部、神经部）与漏斗（正中隆起、漏斗柄）三部分。

**05.004 腺垂体** adenohypophysis
垂体的前叶和中间部。为垂体的腺组织。可合成、储存、分泌多种多肽激素，具有调控生长发育、新陈代谢和性功能，并影响其他分泌腺活动等功能。

**05.005 垂体门脉系统** hypophyseal portal system
垂体门微静脉及其两端的毛细血管网共同构成的特殊血管系统。使下丘脑与腺垂体形成一个功能整体。

**05.006 神经垂体** neurohypophysis
垂体的后叶神经部和漏斗，通过下丘脑垂体束与下丘脑形成的结构和功能的统一体。下丘脑合成的抗利尿激素和缩宫素在此储存并释放。

**05.007 下丘脑–垂体–睾丸轴** hypothalamic-pituitary-testicular axis
由下丘脑、腺垂体和睾丸组成的内分泌系统。主要参与调节睾酮产生和精子发生等过程。

**05.008 下丘脑–垂体–卵巢轴** hypothalamic-pituitary-ovarian axis
由下丘脑、腺垂体和卵巢组成的内分泌系统。主要参与调节卵巢的排卵和内分泌功能等周期性活动。

## 05.02 下丘脑激素

**05.009 下丘脑激素** hypothalamic hormone
由下丘脑分泌的神经内分泌激素的总称。除抗利尿激素及缩宫素外，大部分通过垂体门脉系统运送到腺垂体，刺激或抑制垂体功能。

**05.010 垂体激素释放激素** pituitary hormone-releasing hormone

由下丘脑不同区域神经元分泌、发挥刺激垂体激素释放作用的一类多肽激素。

**05.011 促性腺激素释放激素** gonadotropin-releasing hormone，GnRH

又称"黄体生成素释放激素（luteinizing hormone releasing hormone，LHRH）"。由下丘脑视前区神经元合成分泌、刺激腺垂体释放黄体生成素和卵泡刺激素的一种肽类激素。

**05.012 促性腺激素释放激素受体** gonadotropin-releasing hormone receptor，GnRH receptor

与促性腺激素释放激素（GnRH）高亲和力结合并介导其发挥生理作用的一种G蛋白偶联受体。由7条疏水性跨膜链组成。在垂体促性腺激素细胞及淋巴细胞、乳腺、卵巢和前列腺中均有表达。

**05.013 生长激素释放激素** growth hormone-releasing hormone，GHRH

由下丘脑弓形核神经元合成分泌、刺激腺垂体释放生长激素的一种肽类激素。

**05.014 催乳素释放激素** prolactin-releasing hormone

又称"催乳素释放因子（prolactin-releasing factor）"。由下丘脑合成分泌、促进腺垂体释放催乳素的一种肽类激素。

**05.015 促甲状腺素释放激素** thyrotropin-releasing hormone，TRH

由下丘脑合成分泌、促进腺垂体分泌促甲状腺素的一种肽类激素。

**05.016 促肾上腺皮质激素释放激素** corticotropin-releasing hormone，CRH

主要由下丘脑室旁核合成分泌、促进腺垂体分泌促肾上腺皮质激素的一种肽类激素。

**05.017 促黑素细胞激素释放因子** melanocyte stimulating hormone releasing factor

由下丘脑合成分泌、促进促黑素细胞激素释放的一种神经肽。

**05.018 垂体激素释放抑制激素** pituitary hormone release inhibiting hormone

由下丘脑不同区域神经元合成分泌、发挥抑制垂体激素释放作用的一类多肽激素。

**05.019 生长抑素** somatostatin

一种广泛存在于中枢神经系统、胃肠道和淋巴器官的脑肠肽。能抑制生长激素和促甲状腺素的分泌，还能抑制其他多种激素（促胃液素、促胰液素等）及消化道器官（胃、肠、胰等）的外分泌。

**05.020 催乳素释放抑制激素** prolactin release inhibiting hormone

又称"催乳素释放抑制因子（prolactin release inhibiting factor）"。由下丘脑、周围神经系统和肠道合成分泌，抑制腺垂体释放催乳素的肽类激素或因子。如多巴胺。

**05.021 促黑素细胞激素释放抑制因子** melanocyte stimulating hormone release inhibiting factor

由下丘脑合成分泌、抑制垂体释放促黑素细胞激素的一种肽类激素。

**05.022　垂体激素**　pituitary hormone
由垂体分泌的激素的总称。包括小肽、蛋白质和糖蛋白，受来自下丘脑的神经递质或下丘脑激素的调节，以及来自其靶点如肾上腺皮质激素、性激素的反馈。

**05.023　垂体促性腺激素**　pituitary gonado-tropin
由腺垂体的嗜碱性促性腺激素细胞合成分泌的肽类激素。包括黄体生成素与卵泡刺激素。

**05.024　黄体生成素**　luteinizing hormone，LH
由腺垂体嗜碱性细胞合成分泌的一种肽类促性腺激素。刺激睾丸或卵巢间质细胞合成类固醇性激素。其分泌受下丘脑促性腺激素释放激素的调节。

**05.025　黄体生成素受体**　luteinizing hormone receptor，LH receptor
与黄体生成素（LH）和人绒毛膜促性腺激素高亲和力结合并介导其发挥生理作用的一种G蛋白偶联跨膜受体。主要存在于睾丸和卵巢，但也存在于性腺外器官如子宫和乳腺。

**05.026　卵泡刺激素**　follicle stimulating hor-mone，FSH
又称"促卵泡激素"。由腺垂体嗜碱性细胞合成分泌的一种肽类促性腺激素。主要作用于男性睾丸支持细胞以刺激精子发生，或女性卵巢卵泡颗粒细胞以刺激卵泡生长。其分泌受下丘脑促性腺激素释放激素的调节。

**05.027　卵泡刺激素受体**　follicle stimulating hormone receptor，FSH receptor
与卵泡刺激素（FSH）高亲和力结合并介导其发挥生理作用的一种G蛋白偶联跨膜受体。主要存在于睾丸、卵巢和子宫。

**05.028　生长激素**　growth hormone，GH，somatotropin
由腺垂体嗜酸性细胞合成分泌的一种肽类激素。由191个氨基酸组成，能促进骨骼、内脏和全身生长，促进蛋白质合成，影响脂肪和矿物质代谢，在人体生长发育中起关键性作用。

**05.029　生长激素受体**　growth hormone receptor，GHR
与生长激素结合并介导其发挥生理作用的一种跨膜糖蛋白受体。分布广泛，具有种属特异性。

**05.030　催乳素**　prolactin，PRL
又称"泌乳素"。腺垂体嗜酸性细胞合成分泌的一种肽类激素。具有促进产后妇女乳汁合成和分泌的功能，并可抑制促性腺激素分泌。

**05.031　催乳素受体**　prolactin receptor，PRLR
与催乳素结合并介导其发挥生理作用的一种跨膜受体。主要存在于乳腺，还存在于胎盘、下丘脑、肝脏、睾丸、卵巢等器官中，还可与生长激素（GH）和人胎盘催乳素（hPL）结合并被其激活。

**05.032　促甲状腺[激]素**　thyroid-stimulating hormone，TSH
由腺垂体嗜碱性细胞合成分泌、刺激甲状腺合成分泌甲状腺素的一种糖蛋白激素。

**05.033　促肾上腺皮质激素**　adrenocortico-tropic hormone，ACTH
由腺垂体嗜碱性细胞合成分泌、刺激肾上腺皮质组织增生及皮质激素合成分泌的一种肽类激素。

**05.034　促黑素细胞激素**　melanocyte stimulating hormone，MSH
由腺垂体嗜碱性细胞合成分泌、促进黑素细胞增殖和黑素合成一种肽类激素。

**05.035　抗利尿激素**　antidiuretic hormone，ADH
又称"[血管]升压素""[血管]加压素（vasopressin）"。由下丘脑合成、输送，储存于神经垂体，并由神经垂体分泌的一种肽类激素。对肾脏有直接抗利尿作用，也能使心血管收缩，升高血压。

**05.036　缩宫素**　oxytocin
又称"催产素"。由下丘脑合成、输送，储存于神经垂体，并在神经内分泌调节下由神经垂体分泌的一种肽类激素。可刺激子宫平滑肌收缩与乳腺排乳。

## 05.04　性腺激素

**05.037　性腺激素**　gonadal hormone
由性腺（睾丸、卵巢）分泌的激素的总称。包括类固醇激素和肽类激素。主要的类固醇激素包括来自睾丸的睾酮，来自卵巢的雌二醇和孕酮；主要的肽类激素包括激活素和抑制素。

**05.038　类固醇激素合成急性调节蛋白**　steroidogenic acute regulatory protein，StAR
参与胆固醇由线粒体外膜向线粒体内膜转运的一种关键蛋白。此转运过程是类固醇激素合成的限速步骤。主要存在于合成类固醇的细胞中，包括睾丸间质细胞、卵巢卵泡膜细胞及黄体细胞、肾上腺皮质细胞。

**05.039　睾酮**　testosterone
由男性睾丸或女性卵巢分泌的一种类固醇激素，少量来自肾上腺。是人体最主要的雄激素，有刺激男性器官发育、维持男性特征等作用。

**05.040　雄激素受体**　androgen receptor
一种细胞核类固醇受体。通过结合细胞质中的雄激素（包括睾酮和双氢睾酮）而激活，形成的复合物迁移到细胞核，诱导特定DNA片段的转录，调节其细胞活动。

**05.041　双氢睾酮**　dihydrotestosterone，DHT
睾酮在靶器官（如前列腺、精囊、附睾、皮肤、毛囊、肝脏和大脑）内经5α-还原酶作用而形成的具有高活性的雄激素产物。是雄激素受体的主要激动剂。

**05.042　5α-还原酶**　5α-reductase
一种依赖还原型辅酶Ⅱ（NADPH）的膜蛋白酶。能将睾酮转化为活性更高的双氢睾酮，从而增强睾酮的雄激素作用。人类5α-还原酶有Ⅰ型、Ⅱ型之分，主要存在于男性生殖系统、皮肤、肝脏中。

**05.043　结合[型]睾酮**　combined testosterone
与血浆蛋白如性激素结合球蛋白、白蛋白结合的血清睾酮。

**05.044　性激素结合球蛋白结合[型]睾酮**　SHBG-bound testosterone
血液中与亲和力强的性激素结合球蛋白（SHBG）结合的睾酮。约占血清总睾酮的55%，不易解离，不产生靶组织生物效应。

**05.045　性激素结合球蛋白**　sex hormonebinding globulin，SHBG
由肝脏合成的一种糖蛋白。可结合血浆中的

睾酮、双氢睾酮和雌二醇。与雄激素结合蛋白具有相同的氨基酸序列。

**05.046 白蛋白结合[型]睾酮 albumin-bound testosterone**
血液中与亲和力较弱的白蛋白结合的睾酮。约占血清总睾酮的43%，容易解离，可产生靶组织生物效应。

**05.047 游离[型]睾酮 free testosterone**
血液中以游离形式存在、不与血浆蛋白结合的睾酮。约占血清总睾酮的2%，具有生物活性，直接产生靶组织生物效应。

**05.048 生物可利用睾酮 bioavailable testosterone**
血液中可直接产生靶组织生物效应的游离型睾酮和白蛋白结合型睾酮的合称。

**05.049 睾丸内睾酮 intratesticular testosterone**
由睾丸间质细胞合成分泌并留存于睾丸内的睾酮。不包括通过血液循环输送到全身各靶器官的睾酮。睾丸内睾酮浓度明显高于血清睾酮浓度，对睾丸精子发生及附睾精子成熟发挥重要作用。

**05.050 雄激素结合蛋白 androgen binding protein，ARP**
由睾丸支持细胞分泌合成的一种蛋白质，可与睾酮结合，保持生精小管内睾酮的高浓度，促进精子发生。

**05.051 脱氢表雄酮 dehydroepiandrosterone，DHEA**
一种在肾上腺、性腺和大脑中产生的内源性类固醇激素前体。在性腺和其他多种组织内的类固醇激素生物合成中起着代谢中间体的

作用，本身也具有多种潜在的生物学效应。

**05.052 雌二醇 estradiol**
体内卵巢成熟卵泡分泌的天然雌激素。能促进和调节女性性器官发育，并维持女性第二性征，调节月经-排卵周期等。

**05.053 雌激素受体 estrogen receptor，ER**
一种细胞核受体。通过结合细胞质中的雌二醇而激活，形成的复合物迁移到细胞核，诱导特定DNA片段的转录，调节其细胞活动。

**05.054 芳香化酶 aromatase**
雌激素生物合成过程中的关键步骤酶。系细胞色素P450超家族的一员，负责将雄激素芳构化为雌激素。存在于许多组织中，包括性腺、大脑、脂肪组织、胎盘、血管、皮肤和骨骼等。

**05.055 孕酮 progesterone**
又称"黄体酮"。由黄体和胎盘分泌的主要孕激素。作用于子宫、乳腺和大脑，是胚胎植入、妊娠维持和乳腺发育所必需的，也是性腺类固醇激素和肾上腺皮质类固醇生物合成的中间产物。

**05.056 激活蛋白 activin**
又称"激活素""活化素"。由垂体、性腺和其他组织合成分泌的一种糖蛋白。为转化生长因子-β超家族成员，刺激垂体分泌卵泡刺激素（FSH）。

**05.057 抑制素 inhibin**
由睾丸支持细胞、卵泡颗粒细胞、胎盘和其他组织合成分泌的一种糖蛋白。为转化生长因子-β超家族成员，分A、B两型。主要功能是选择性抑制垂体分泌卵泡刺激素，进而调节配子发生、发育。

# 06. 男性生殖生理

## 06.01 配子发生

**06.001 配子发生 gametogenesis**
由原始生殖细胞发育成配子的整个过程。人类的配子发生包括精子发生与卵子发生。

**06.002 生殖细胞 germ cell**
特殊分化、最终产生单倍体配子的细胞。

**06.003 配子 gamete**
具有受精能力的成熟生殖细胞。人类的配子包括精子与卵子。

**06.004 减数分裂 meiosis**
有性生殖个体在其生殖细胞成熟过程中发生的一种特殊的细胞核分裂方式。分裂过程中，染色体只复制一次，细胞连续分裂两次，导致子细胞的染色体数为母细胞的一半，通过受精作用又恢复二倍体，从而保证子代遗传物质的相对稳定性。

**06.005 减数分裂Ⅰ meiosisⅠ**
在配子形成的减数分裂过程中，生殖细胞相继两次分裂中的第一次。经此阶段后，同源染色体完成分离，产生染色体已减半的两个细胞，即每个细胞只获得一对同源染色体中的一条。

**06.006 减数分裂前期Ⅰ meiosis prophaseⅠ**
减数分裂Ⅰ的第一个阶段。在此阶段，染色体完成联会、交换、解联会、端化，染色质凝集，纺锤体开始在核外组装；至前期末，核仁消失，核被膜破裂。

**06.007 细线期 leptotene，leptonema**
减数分裂前期Ⅰ开始的第一个阶段。其间染色质凝集成细丝样结构，每条染色体已有两条染色单体。

**06.008 偶线期 zygotene，zygonema**
于减数分裂前期Ⅰ细线期之后，发生同源染色体配对、染色体间形成联会复合体的阶段。

**06.009 粗线期 pachytene，pachynema**
于减数分裂前期Ⅰ偶线期之后，染色体进一步浓缩变短变粗，同源染色体间非姐妹染色单体发生交换即发生等位基因重组的阶段。

**06.010 双线期 diplotene，diplonema**
于减数分裂前期Ⅰ粗线期之后，联会的同源染色体相互分离的阶段。只在交叉部位可见相连。

**06.011 终变期 diakinesis**
减数分裂前期Ⅰ的最后一个阶段。其间染色体发生高度凝缩，形成短棒状结构，出现交叉端化现象。

**06.012 减数分裂中期Ⅰ ［meiosis］metaphaseⅠ**
于减数分裂前期Ⅰ之后，形成纺锤体与纺锤丝，牵引染色体着丝粒排列于赤道面上的阶段。

**06.013 减数分裂后期Ⅰ ［meiosis］anaphaseⅠ**
于减数分数中期Ⅰ之后，发生姐妹染色单体分离，并分别被纺锤体拉向细胞两极的阶段。

**06.014　减数分裂末期Ⅰ　[meiosis] telophase Ⅰ**

减数分裂Ⅰ的最终阶段。在此阶段，围绕两套已分开的染色体，分别重组新的核膜，形成两个子核，染色体逐渐向染色质转变。

**06.015　减数分裂Ⅱ　meiosisⅡ**

在配子形成的减数分裂过程中，生殖细胞相继两次分裂中的第二次。在此阶段，姐妹染色单体分离，类似于有丝分裂，形成4个单倍体子细胞，即生殖细胞。其中高等动物的卵细胞形成过程中，4个分裂产物中的3个形成不参与受精的极体。

## 06.02　精　子　发　生

**06.016　精子发生　spermatogenesis**

男性的生殖细胞从原始生殖细胞起，经过精原细胞、精母细胞、精子细胞，最终发育为成熟单倍体精子的过程。可分为精原细胞增殖、精母细胞减数分裂和精子形成3个阶段。

**06.017　精原干细胞　spermatogonia stem cell, SSC，primitive spermatogonium**

胎儿出生后，保留在睾丸生精小管内的能定向分化成各级生精细胞的一类生殖干细胞。

**06.018　精原细胞　spermatogonium**

生精上皮中由前精原细胞分化而来的幼稚生殖细胞。可经过有丝分裂形成初级精母细胞。分为Ad型、Ap型和B型3种。

**06.019　Ad型精原细胞　dark type A spermatogonium**

又称"暗A型精原细胞"。细胞核染色质细小、染色深的精原细胞。部分可在其局部微环境中自我更新、补充，被认为是精原干细胞；另一部分则分化为Ap型精原细胞，进而再分化为B型精原细胞。

**06.020　Ap型精原细胞　pale type A spermatogonium**

又称"亮A型精原细胞"。细胞核染色质细小、染色淡的精原细胞。由Ad型精原细胞分化而来，有1~2个核仁附在核膜上，可再分化为B型精原细胞。

**06.021　B型精原细胞　type B spermatogonium**

细胞核染色质呈较粗颗粒的精原细胞。由Ap型精原细胞分化而来。经过有丝分裂后生成初级精母细胞。

**06.022　精母细胞　spermatocyte**

由B型精原细胞有丝分裂而来的生精细胞。在精子发生过程中进行减数分裂，最终形成精子。分为初级精母细胞和次级精母细胞。

**06.023　初级精母细胞　primary spermatocyte**

由B型精母细胞有丝分裂产生并能进入减数分裂的生精细胞。染色体核型为46, XY，经过DNA复制（$4n$ DNA）和复杂的分裂前期，完成第一次减数分裂后，形成2个$2n$ DNA量的次级精母细胞。

**06.024　次级精母细胞　secondary spermatocyte**

由初级精母细胞经过第一次减数分裂后产生的生精细胞。染色体核型为23, X或23, Y（$2n$ DNA），不进行DNA复制，即进入第二次减数分裂，形成精子细胞。

**06.025　精子细胞　spermatid**

由次级精母细胞经第二次减数分裂形成的单倍体生精细胞。染色体核型为23，X或23，Y（1n DNA）。作为精子前身，经过一系列复杂的变态期，最终变成成熟精子。

**06.026　精子形成　spermiogenesis**
圆形的精子细胞经过复杂的形态变化过程，成熟为蝌蚪形精子的过程。包括精子细胞核的浓缩变形，顶体、鞭毛、线粒体鞘的形成及大部分细胞质的排出。

**06.027　精子　spermatozoon，sperm**
发育成熟的男性生殖细胞。形似蝌蚪，长约60μm，分头、尾两部分，与卵子结合形成受精卵。

**06.028　精子头　sperm head**
精子扁梨形的头端。由高度浓缩的核及覆盖于头前2/3的顶体组成。核内含有遗传物质，顶体内含多种水解酶。

**06.029　[精子]顶体　acrosome**
精子头部前端的一个帽状囊泡结构。由精子细胞的高尔基体演化形成，内含与受精有关的酶和其他蛋白质，在精卵结合中有重要作用。

**06.030　顶体酶　acrosomal enzyme，acrosin**
精子顶体内透明质酸酶、类胰蛋白酶等多种酶的总称。在受精过程中能水解卵细胞的透明带，使精子与卵细胞相融合。

**06.031　精子尾　sperm tail**
精子头后的细长结构。是精子的运动装置，决定精子的运动功能。从头至尾可分为颈段、中段、主段和末段4个节段。

**06.032　精子尾颈段　neck of sperm tail**
又称"精子尾连接段"。连接精子头、尾部的结构。包括连接件和近端中心粒。

**06.033　精子尾中段　middle piece of sperm tail**
位于精子尾颈段与主段之间的结构。从内到外主要由轴丝、外周致密纤维、线粒体鞘和细胞膜组成。

**06.034　精子尾主段　principal piece of sperm tail**
精子尾最长的一部分。长约45μm，由轴丝、外周致密纤维、纤维鞘和细胞膜组成。无线粒体鞘，其纤维鞘的主要功能是调整精子尾部摆动的平面。

**06.035　精子尾末段　end piece of sperm tail**
精子尾部的最后一段。起始部有少量纤维鞘，随着末段变细，纤维鞘消失，仅剩中央的轴丝和外周的细胞膜，末段轴丝的双联微管可相互分离。

**06.036　生精上皮周期　cycle of seminiferous epithelium，seminiferous tubule epithelial cycle**
在生精小管上从出现某一特定的生精细胞组合开始，到下一次出现同一生精细胞组合所经历的过程。

**06.037　生精波　spermatogenic wave**
同一生精细胞组合在生精小管上周期性出现的现象。

**06.038　精子释放　spermiation**
成熟精子从其所嵌入的支持细胞中释放到生精小管内腔的过程。

**06.039　睾网液　testicular reticulum fluid**
睾丸支持细胞分泌的少量液体。有利于精子向附睾方向输送。

**06.040 精子成熟 sperm maturation**
精子沿附睾头–体–尾缓慢迁移时，经历复杂变化，获得运动和受精能力，达到功能上成熟的过程。

**06.041 精子转运 sperm transport**
精子从睾丸生精小管经被动或主动运动进入男性生殖道和女性生殖道的过程。

**06.042 精子获能 sperm capacitation**
精子在女性生殖道，尤其是在输卵管运行中，发生结构和功能变化、获得受精能力的过程。

**06.043 精子趋化 sperm chemotaxis**
在女性生殖道内，精子顺着趋化物质浓度梯度定向运动的现象。

**06.044 精子超活化 sperm hyperactivation**
在精子获能的最后阶段，精子运动方式发生显著变化，表现为强有力的尾部呈"鞭打样"不对称运动的现象。

**06.045 受精 fertilization**
精子和次级卵母细胞结合形成受精卵的生理过程。

**06.046 精子卵子相互作用 sperm-ovum interaction**
精子和卵子之间的相互作用过程。包括精子黏附、顶体反应、精子穿透透明带和其他导致受精的事件。

**06.047 顶体反应 acrosome reaction**
当获能精子遇到卵子周围的放射冠时，释放顶体酶后出现的一系列变化。便于精子穿透透明带进入卵子完成受精过程。

**06.048 透明带反应 zona reaction**
精子和卵子的接触与融合，触发卵质内皮质颗粒的溶解物进入透明带，透明带随之发生一系列化学变化，形成透明带膜，以防止其他精子穿透的过程。

**06.049 单精受精 monospermy**
又称"单精入卵"。只有一个精子进入卵子并完成受精的过程。

**06.050 多精受精 polyspermy**
又称"多精入卵"。两个或多个精子同时进入卵子并完成受精的过程。如双雄受精可形成三倍体。

**06.051 受精卵 fertilized ovum，oosperm**
受精过程完成时，雌雄两个单倍体原核相互靠拢融合后所形成的新的二倍体细胞。

# 07. 男性生殖系统疾病诊断

## 07.01 常见症状与体征

**07.001 盆腔疼痛 pelvic pain**
发生在盆腔区域的疼痛。如阴茎、睾丸、耻骨上区、会阴的疼痛，膀胱充盈时疼痛和（或）膀胱排空后疼痛缓解，以及射精、排尿疼痛等。

**07.002 阴茎疼痛 penile pain**
发生于阴茎及其包皮的疼痛或不适，可伴有瘙痒、灼热或抽动等感觉。可由意外或疾病造成，并可影响任何年龄的男性。

**07.003　阴茎疲软疼痛**　pain in flaccid penis
发生在阴茎疲软时的阴茎疼痛或不适。通常
继发于膀胱、尿道、阴茎和包皮炎症。

**07.004　阴茎勃起疼痛**　pain in erect penis
阴茎勃起时出现的阴茎疼痛或不适。常见于
阴茎海绵体硬结症、阴茎异常勃起、尿道下
裂等。

**07.005　阴囊[区]疼痛**　scrotal pain
发生在阴囊内容物而不是阴囊皮肤的疼痛
或不适。原因可以是轻微的伤害，也可以是
严重的疾病。是一个通用术语，仅在疼痛部
位不能明确在睾丸或附睾时使用。

**07.006　阴囊原位痛**　primary scrotal pain
因阴囊内容物炎症、外伤、肿瘤、积液及精
索扭转或静脉曲张等而出现的局限在阴囊
的疼痛。

**07.007　阴囊牵涉痛**　referred scrotal pain
输尿管、膀胱三角区与颈部、前列腺等部位
的疼痛放射到阴囊所致的疼痛。

**07.008　睾丸疼痛**　testicular pain，testicle
　　　　　pain
发生于一侧或双侧睾丸的疼痛。

**07.009　前列腺疼痛**　prostatic pain
继发于前列腺炎症的疼痛。疼痛位于耻骨上
区、会阴，可向腰骶部、下腹部、腹股沟、肛
门、阴囊、阴茎等处放射，常伴尿路刺激症状。

**07.010　射精痛**　ejaculation pain，painful
　　　　　ejaculation
射精时发生在性器官及会阴、下腹等部位的
疼痛。生殖道炎症是常见原因。

**07.011　尿痛**　dysuria
排尿过程中发生在尿道的疼痛。多发生在尿
道口，常与局部炎症、尿道梗阻有关。

**07.012　生殖器肿块**　genital lump
发生在外生殖器表面或深部的异常块状物
或隆起。根据肿块位置、数目、大小、质地、
性状等的不同，可提示正常变异或良性、恶
性病变。

**07.013　阴茎肿块**　penile lump，penis lump
发生在阴茎包皮、阴茎头或体部、阴茎海绵
体、尿道的异常块状物或隆起。根据肿块性
质不同，可提示正常变异或良性、恶性病变。

**07.014　阴囊肿块**　scrotal lump
发生在阴囊壁或阴囊内的异常块状物或隆
起。正常阴囊内可触及睾丸、附睾和精索。
当阴囊内容物发生病变或腹腔内容物进入
阴囊内时，如疝、积液、精索静脉曲张、炎
症、结核、肿瘤等，可致阴囊肿块形成。

**07.015　生殖器溃疡**　genital ulcer
发生在外生殖器皮肤或黏膜的局部破溃。是
多种性传播疾病的临床特征。

**07.016　阴茎溃疡**　penis ulcer
发生在阴茎皮肤表面组织的局部破溃。

**07.017　阴囊溃疡**　scrotal ulcer
发生在阴囊皮肤表面组织的局部破溃。

**07.018　血精**　hemospermia，hematospermia
精液中含有血液的现象。可为肉眼血精、精
液中混有血丝或显微镜下精液中有少量红
细胞，常见于精囊、射精管疾病。

**07.019　下尿路症状**　lower urinary tract
　　　　　symptom，LUTS
与下尿路疾病相关的一组症状。包括储尿期

症状、排尿期症状和排尿后期症状三大类。

**07.020 储尿期症状** storage symptom
患者膀胱储尿过程中所表现的症状。包括日间尿频、夜尿等临床表现。

**07.021 排尿期症状** voiding symptom
患者排尿过程中所表现的症状。包括尿流变细、尿流分叉、尿流中断及排尿费力等临床表现。

**07.022 排尿后期症状** post micturition symptom
患者排尿结束即刻的症状。包括尿后滴沥及尿不尽等临床表现。

**07.023 残余尿量** postvoid residual urine, PVR
一次完全排尿后膀胱内剩余的尿液量。可通过B超或导尿术测定残余尿量。

**07.024 尿潴留** urinary retention
尿液积聚在膀胱内、不能排出的临床表现。

**07.025 急性尿潴留** acute urinary retention, acute retention of urine
突然出现排尿障碍，导致无法排出尿液，尿液潴留在膀胱的临床表现。常伴有膀胱区的疼痛不适。

**07.026 慢性尿潴留** chronic urinary retention, chronic retention of urine
长期慢性的膀胱以下不全梗阻或膀胱功能受损，引起残余尿量增加的临床表现。可表现为充盈性尿失禁、肾及输尿管积水。患者多无明显痛苦。

**07.027 尿道分泌物** urethral discharge
自尿道口溢出的黏液性、脓性、血性等液体。

可见于性兴奋、前列腺炎、性传播疾病、非特异性尿道炎和尿道癌等。

**07.028 尿道流脓** purulent urethral discharge
脓性液体自尿道口溢出。多见于淋球菌性尿道炎。

**07.029 尿道出血** urethremorrhage, urethrorrhagia
鲜红色或暗红色液体自尿道口溢出。多见于尿道外伤、肿瘤等。

**07.030 前列腺溢液** prostatorrhea
俗称"尿道滴白"。前列腺液自尿道口的异常排出。多见于慢性前列腺炎。

**07.031 阴茎拉伸长度** stretched penile length, SPL
一种表述阴茎长度的常用指标。在室温、静息状态下，无张力牵直阴茎使其处在伸展状态，沿着阴茎背部，测量从耻骨联合阴茎根部至阴茎头顶端的距离，不包括包皮长度。一般情况下，阴茎拉伸长度低于相同年龄或相同性发育状态人群平均值 2.5 个标准差以上者属于小阴茎。

**07.032 睾丸体积** testicular volume
一种表述睾丸大小的常用指标。一般通过触诊并与特定尺寸的睾丸形状模型对比来确定睾丸体积，也可以通过B超测量，根据公式计算出睾丸的体积。一般情况下，成年人单侧睾丸体积≥12ml。

**07.033 普拉德睾丸测量计** Prader orchidometer
一组特定尺寸的睾丸形状模型。用来测量睾丸体积。1966年由瑞士的儿科内分泌学家安德里亚·普拉德（Andrea Prader）推出，由一串大小从 1ml 到 25ml 的共计 12 个珠子组成。

**07.034　瓦尔萨尔瓦动作　Valsalva maneuver**
在口、鼻紧闭的屏气情况下，用力呼气，以增加腹压和静脉回流阻力的检查方法。可作为评估心脏状况、精索静脉曲张、压力性尿失禁的诊断工具，有时也被用作增加咽鼓管和中耳的压力、纠正异常心律或缓解胸痛的治疗方法。根据17世纪意大利医生瓦尔萨尔瓦（Valsalva）的姓氏命名。

**07.035　阴囊抬高试验　Prehn sign**
又称"普雷恩征"。上托睾丸，判断阴囊或睾丸局部疼痛是否缓解或加重的检查方法。疼痛缓解者考虑睾丸附睾炎引起的疼痛，不能缓解或加重者考虑精索扭转。曾被用于区分睾丸附睾炎与精索扭转，但特异性较差，现多采用超声检查加以鉴别。

**07.036　阴囊透光试验　transillumination test of scrotum**
用手电筒紧抵住阴囊后侧并向肿大的阴囊照射，通过置于阴囊前壁的纸筒进行观察的检查方法。如有红光透过，提示阴囊内肿物为清亮液体，见于鞘膜积液。如不透光，则提示阴囊内实性肿块或积血、积脓、乳糜液等。

**07.037　直肠指检　digital rectal examination，DRE**
用戴手套并涂有润滑剂的示指插入患者肛门内，以触诊肛门、直肠及其周围组织器官的检查。用于诊断直肠、肛门及前列腺疾病等，并可了解肛门括约肌紧张度。

**07.038　前列腺按摩　prostate massage**
用戴手套并涂有润滑剂的示指插入患者肛门内，触诊前列腺后，从前列腺两外侧向中央沟轻轻按摩前列腺，再沿中央沟向尿道外口方向挤压，以使前列腺液从尿道口流出体外的方法。

**07.039　肛门反射　anal reflex**
用大头针等轻划肛门周围皮肤，以激发肛门外括约肌收缩的一种浅反射。属人体神经反射中浅反射的一种，反射障碍时提示脊髓$S_{4,5}$节段或者肛尾神经病损。

**07.040　球海绵体肌反射　bulbocavernosus reflex，BCR**
用手捏或者针刺受检男性阴茎头或女性阴蒂，以激发球海绵体肌收缩及肛门括约肌收缩的一种浅反射。对留置导尿管患者，牵拉导尿管也会出现这种反射。该反射中枢位于脊髓$S_{2~4}$节段。一般用于鉴别外伤性脊髓休克和多发性神经根炎，前者的球海绵体肌反射存在，后者的球海绵体肌反射会消失。

**07.041　提睾反射　cremasteric reflex**
自上而下轻划大腿内侧皮肤以激发同侧睾提肌收缩、睾丸上提的一种浅反射。双侧反射消失见于脊髓$L_{1,2}$节段病损，单侧反射减弱或消失见于锥体束损害、局部病变如腹股沟疝和阴囊水肿。

## 07.02　实验室检测

**07.042　性激素　sex hormone**
由性腺（睾丸、卵巢）和肾上腺皮质网状带分泌，能刺激生殖器官、生殖细胞成熟及第二性征发育的一组类固醇激素。临床常通过检测催乳素（PRL）、卵泡刺激素（FSH）、黄体生成素（LH）、睾酮（T）、雌二醇（$E_2$）、孕激素（P）共6项激素水平来评估下丘脑-垂体-性腺轴功能。

**07.043　核型分析　karyotype analysis，**

karyotyping

将待测细胞的染色体按照其染色体形态特征和规定进行分组、排列和配对，并进行形态分析的过程。

**07.044　染色体显带技术　chromosome banding technique**

利用染色方法，使染色体不同部位显示出特异性带纹的技术。这些带纹具有物种及染色体特异性。常见的有G显带、Q显带、C显带、R显带和高分辨率显带技术。

**07.045　Y 染色体微缺失检测　Y chromosome microdeletion test**

采用分子生物学方法，检测人类Y染色体长臂上无精子症因子区（AZF区）的序列标签位点，以发现AZF区基因微缺失的技术。

**07.046　前列腺特异性抗原　prostate-specific antigen，PSA**

由前列腺腺泡和导管上皮细胞分泌的一种单链糖蛋白。分子质量为33～34kDa，功能上属于类激肽释放酶的一种丝氨酸蛋白酶，参与精液的液化过程。临床常用于前列腺良、恶性疾病的诊断与鉴别诊断及前列腺癌患者的治疗后随访。

**07.047　总前列腺特异性抗原　total prostate-specific antigen，t-PSA**

血清中各类前列腺特异性抗原含量的总和。包括游离前列腺特异性抗原与结合前列腺特异性抗原。

**07.048　游离前列腺特异性抗原　free prostate-specific antigen，f-PSA**

在血清中以游离形式存在的前列腺特异性抗原。血清游离前列腺特异性抗原与前列腺癌的发生率呈负相关。

**07.049　结合前列腺特异性抗原　complexed prostate-specific antigen，C-PSA**

在血清中不可逆地以共价键与α1-抗糜蛋白酶（ACT）结合的前列腺特异性抗原。这种形式结合的前列腺特异性抗原无酶活性，但有免疫反应。

**07.050　游离/总前列腺特异性抗原比　free/total PSA ratio，f/t PSA**

血清中游离前列腺特异性抗原与总前列腺特异性抗原的比值。适用于总PSA在4～10ng/ml的患者，参考界值为0.16。在f/t PSA<0.10的男性中，有56%患前列腺癌，而f/t PSA>0.25者只有8%患癌，综合敏感度为70%。

**07.051　前列腺特异性抗原密度　prostate-specific antigen density，PSAD**

血清总前列腺特异性抗原与经直肠超声测定的前列腺体积的比值。正常参考值为<0.15。密度越高，前列腺癌可能性越大。

**07.052　前列腺特异性抗原速率　prostate-specific antigen velocity，PSAV**

血清前列腺特异性抗原水平的绝对年增长率[ng/（ml·a）]。要求2年内至少检测3次PSA，计算公式：[（PSA2-PSA1）+（PSA3-PSA2）]/2。前列腺癌患者的PSAV显著高于前列腺增生患者和正常人群，如果PSAV>0.75ng/（ml·a），应怀疑前列腺癌的可能。

**07.053　前列腺特异性抗原倍增时间　prostate-specific antigen doubling time，PSA-DT**

血清前列腺特异性抗原的翻倍时间。PSA值随时间呈幂函数变化，而非线性变化；当对PSA值取对数时，logPSA随时间呈线性变化，也能更好地描述实际PSA变化的特征。

**07.054 前列腺液** expressed prostatic secretion，EPS

全称"前列腺按摩液"。通过前列腺按摩收集到的前列腺分泌物。用于前列腺液常规及病原菌等检查。

**07.055 前列腺液检查** expressed prostatic secretion test，EPS test

对前列腺按摩液进行外观及涂片显微镜下检查，观察卵磷脂小体、白细胞、巨噬细胞、红细胞、细菌和真菌菌丝等的实验室检查。主要用于前列腺炎的诊断。

**07.056 梅亚雷斯-斯塔米四杯试验** Meares-Stamey 4-glass test

比较初始尿液、中段尿液、前列腺按摩液、前列腺按摩后尿液标本中白细胞数量和细菌培养结果的方法。结果有助于泌尿系统感染和前列腺炎的定位诊断和分类。

**07.057 前列腺按摩前后两杯试验** pre-massage and post-massage 2-glass test

比较前列腺按摩前、后尿液的显微镜检查和细菌培养结果，以辅助前列腺炎诊断的检查。

**07.058 精液** semen

男性在射精时通过生殖道射出的混合物质。由储存在双侧附睾内的高度浓缩精子悬液和附属性腺分泌液混合而成。其中约90%的精液量由附属性腺的分泌液组成，主要来源于精囊腺和前列腺，少量来源于尿道球腺和附睾。

**07.059 精液分析** semen analysis

对精液各种性状等参数进行的实验室检测。检测参数包括精液的外观、液化状况、体积、pH、白细胞浓度，以及精子的浓度、数量、存活率、活动力、形态、顶体完整性等。用于确定精液质量，是评估男性生育能力的重要方法。

**07.060 计算机辅助精子分析** computer-assisted sperm analysis，CASA

利用计算机技术，通过与显微镜相连接的录像机，识别、确定、跟踪精子的活动，计算精子活动的一系列动力学参数的检测方法。临床用于测量精子的浓度、活力和形态等指标，较传统人工精液分析方法精确，并可量化精子动力学参数。

**07.061 精液参数** semen parameter

描述精液中精子质量及其功能等检测结果的数字度量。

**07.062 精液凝固** semen coagulation，coagulation of semen，coagulation of ejaculate

刚射出体外的精液所呈现出的半固体凝胶样状态。因为精液中含有精囊分泌的一种锌结合蛋白即精液凝固蛋白Ⅰ，使精子被固定在半固体状的精液凝块中，无法自由游动。

**07.063 精液液化** semen liquefaction，liquefaction of semen，liquefaction of ejaculate

精液刚射出体外呈半固体凝胶样团块，在精液中前列腺分泌的含锌蛋白水解酶作用下，精子与精液凝固蛋白Ⅰ分离，使精子从精液凝块中释放出来，最终精液变成均质稀薄状液体的过程。体外室温下，精液通常在15～30分钟完全液化。

**07.064 精液液化延迟** delayed liquefaction of semen，delayed liquefaction of ejaculate

在室温下，射出体外的精液超过30分钟仍呈半固体凝胶状或仍含有大部分凝块的状态。严重者的精液超过60分钟仍未完全液化或呈不液化状态。

**07.065 精液外观** semen appearance, appearance of semen，appearance of ejaculate
射出体外的精液液化后的肉眼观。正常液化精液标本呈均质、灰白色外观，禁欲时间较长者可呈淡黄色。如果精子浓度非常低，精液可较为透明；有红细胞时，精液可呈红色、褐色；黄疸患者、服用维生素或药物者的精液可呈黄色。

**07.066 精液体积** semen volume，ejaculate volume
射出体外的精液液化后占有空间大小的量化指标。多使用称重法间接测量，亦可用有刻度的精液标本收集容器直接测量。

**07.067 精液气味** semen odor，ejaculate odor
射出体外的精液散发出的特殊气味。正常精液具有一种特殊的刺激性腥味，与前列腺分泌的精浆成分精胺被氧化有关。

**07.068 精液pH** semen pH，ejaculate pH
反映射出体外的精液中，不同附属性腺分泌液间酸碱平衡后的pH。主要反映碱性的精囊腺分泌液和酸性的前列腺分泌液之间的酸碱平衡。

**07.069 精液黏稠度** semen viscosity，ejaculate viscosity
射出体外的精液液化后的拉丝长度。采用滴管法或玻棒法观察。当拉丝长度超过2cm时为不正常。

**07.070 精子聚集** aggregation of spermatozoa，sperm aggregation
精液射出体外后，发生在不活动的精子之间、活动精子与黏液丝之间、非精子的细胞成分或碎片之间的丛集现象。

**07.071 精子凝集** agglutination of spermatozoa，sperm agglutination
因精子凝集抗体或自身抗体原因，活动精子以头对头、头对尾、尾对尾或混合形式彼此黏附在一起的现象。

**07.072 精子计数** sperm count
用于评估精子数量的量化指标。分为精子浓度和精子总数两种计数方式。

**07.073 精子浓度** sperm concentration
每单位体积精液中的精子数量。

**07.074 精子总数** total sperm number，total number of spermatozoa
每次射出的精液中所含的精子总数量。

**07.075 精子活动力** sperm motility
精子的运动特性与能力。精子活动力的分级一般在37℃下进行，目前推荐分为4级，即快速前向运动（a级）、慢速前向运动（b级）、非前向运动（c级）和不动（d级），但参考值范围仍按前向运动（PR）、非前向运动（NP）、不活动（IM）3个活力级别计算。

**07.076 [精子]前向运动** progressive motility，PR
精子主动呈直线或大圆周移动，不论其速度如何。

**07.077 [精子]快速前向运动** rapidly progressive motility
精子主动呈直线或大圆周移动，从起点到终点，1秒内至少移动25μm或一半精子尾长度的距离。

**07.078 [精子]慢速前向运动** slowly

progressive motility

精子主动呈直线或大圆周移动，从起点到终点，1秒内至少移动5～25μm或一个精子头部至一半精子尾长度间的距离。

**07.079　前向运动精子总数　total number of progressively motile spermatozoa**

精液中的精子总数与前向运动精子百分比相乘得出的精子数量。与妊娠率相关，具有生物学意义。

**07.080　[精子]非前向运动　non-progressive motility，NP**

精子缺乏向前的主动尾部运动，表现为沿小圆周游动，尾部动力驱使头部从起点到终点的移动距离小于5μm（一个精子头部长度）。

**07.081　[精子]不动　immotility，IM**

精子没有主动尾部运动的状态。

**07.082　精子[存]活率　sperm vitality**

精液中存活精子占精液精子总数的百分比。常通过检测精子细胞膜完整性来判断。

**07.083　染料排斥试验　dye exclusion test**

一种基于损伤的细胞膜允许非透过膜性染料进入膜内染色，而活细胞则拒染的原理，来检测活细胞数量的试验。目前常用伊红–苯胺黑染色法。

**07.084　低渗肿胀试验　hypoosmotic swelling test，HOST**

利用精子膜内外的渗透压差异来鉴别精子膜功能及完整性的方法。活精子在低渗溶液中，水分子会通过精子膜进入精子，使精子体积增大、尾部肿胀；而死精子及精子膜功能异常者则不肿胀。

**07.085　精子形态　sperm morphology**

光学显微镜下的精子外形特征。光镜下，人类正常精子形似蝌蚪，可见到精子的头部及尾部的颈段、中段与主段，很难观察到精子尾的末段。

**07.086　精子形态学评估　assessment of sperm morphology，sperm morphology assessment**

对经空气下干燥、固定、染色后的精液涂片，在1000倍油镜下，对每个可评估、具有头部和尾部的完整精子进行的形态分析评估。常用染色方法有巴氏（Papanicolaou）染色法、绍尔（Shorr）染色法或迪夫快速（Diff-Quik）染色法。

**07.087　正常精子形态　normal sperm morphology**

精子在形态学上具有正常头部和尾部的外形特征。

**07.088　异常精子形态　abnormal sperm morphology**

精子在形态上没有正常头部和尾部的外形特征。主要的精子缺陷类型有头部缺陷、颈段和中段缺陷、主段缺陷、过量残留胞质等。

**07.089　畸形精子指数　teratozoospermia index，TZI**

每个异常精子的缺陷平均数，即缺陷总数/缺陷精子数。与体内生育力有关。

**07.090　精子畸形指数　sperm deformity index，SDI**

每个精子的缺陷平均数，即缺陷总数/精子总数（包括正常和异常精子）。与体外受精有关。

**07.091　精液非精子细胞　semen nonsperm cell**

精液中除精子以外的细胞。最常见的有上皮

细胞（来源于泌尿生殖道）、未成熟生精细胞和白细胞，后两者合称为圆细胞。

**07.092　精液圆细胞　semen round cell**
精液中的未成熟生精细胞和白细胞的合称。二者在光镜下外观都呈圆形，单靠显微镜检查很难区别。如估计圆细胞浓度超过$1×10^6$/ml，应进一步检测以评估细胞类型和性质。

**07.093　精液白细胞检测　assessment of leukocytes in semen**
根据白细胞含有过氧化物酶或特异性标志物如CD45、CD4、CD8等特性，采用相应染色剂或单克隆抗体，以识别精液白细胞的检测方法。

**07.094　[精子]顶体反应检测　assay of acrosome reaction**
通过检测精子顶体反应发生率、顶体完整率及顶体酶活性评估精子受精能力的试验。

**07.095　[精子]顶体状态检测　acrosome status assay**
使用钙离子载体或孕激素等诱发精子顶体反应后，用荧光标记的豌豆凝集素或顶体抗原CD46的单克隆抗体标记顶体，在显微镜或流式细胞仪下分析顶体反应状态、计算顶体反应发生率的试验。

**07.096　[精子]顶体完整率检测　acrosome integrity assay**
通过对精子进行涂片和染色，根据顶体的外形和损伤情况，评估精子中有完整性顶体精子所占百分比的试验。

**07.097　[精子]顶体酶活性检测　acrosin activity assay**
检测顶体内含有的多种蛋白水解酶和磷酸酯酶活性，以评估精子受精能力的试验。

**07.098　精子 DNA 碎片　sperm DNA fragmentation，SDF**
精子在生成和运输过程中，因受到各种有害因素的影响，单链或双链DNA完整性被破坏、断裂产生的DNA片段。

**07.099　精子 DNA 碎片检测　sperm DNA fragmentation testing**
从分子层面检测精子单链或双链DNA的断裂碎片，以评估精子DNA完整性的试验。可评估男性生育能力及预测辅助生殖治疗结局。

**07.100　精子染色质结构分析法　sperm chromatin structure assay，SCSA**
精子经过酸处理、细胞核经吖啶橙染色后，通过流式细胞仪或荧光显微镜检测，计算得出精子DNA完整性的方法。正常染色质DNA双链发出绿色或黄绿色荧光，异常染色质DNA单链发出红色荧光。

**07.101　精子染色质扩散法　sperm chromatin dispersion assay，SCD**
精子经过酸处理和去掉核蛋白后，根据其DNA扩散有无形成特征性光晕及其大小判断精子DNA完整性的方法。精子在处理后，没有DNA碎片者扩散形成特征性光晕，而有DNA碎片者则不产生或很少产生光晕。

**07.102　原位末端转移酶标记法　terminal-deoxynucleotidyl transferase-mediated dUTP-biotin nick end labeling assay，TUNEL assay**
又称"TUNEL检测"。根据检测细胞凋亡的原理，在末端脱氧核苷酸转移酶作用下，转移标记核酸至精子DNA断裂链的3′-OH上，通过流式细胞仪或荧光显微镜来检测核酸标记，判断精子DNA完整性的方法。

**07.103　彗星试验　comet assay**

根据DNA断裂后，受损部分的DNA可在凝胶电泳时伸展开来，用荧光染料标记后，在荧光显微镜下呈现具有头尾"彗星"形状的原理，通过测定"彗星"头、尾的相对荧光强度，定量精子DNA损伤程度的方法。

**07.104　精子 DNA 碎片指数　sperm DNA fragmentation index，sperm DFI**

又称"精子DNA碎片率"。描述精子DNA完整性的指标，即DNA碎片精子数占被观察精子总数百分比。

**07.105　精子染色质评估　assessment of sperm chromatin**

通过染色技术评估精子染色质正常与否的实验室检测。如使用与组蛋白结合的苯胺蓝、与核酸结合的吖啶橙等染料，通过组织学或流式细胞术评估精子染色质的正常性。

**07.106　精子非整倍体检测　sperm aneuploidy test**

应用荧光原位杂交技术，检测精子各条常染色体、性染色体中非整倍体等畸变的试验。主要用于评估核型正常男性配偶出现原因不明的反复流产或出生染色体异常婴儿，以及染色体异常男性患者的生育预后。

**07.107　精子染色体畸变率　rate of sperm chromosomal aberration**

描述精子染色体异常的指标。应用双色或三色荧光原位杂交技术，直接对精子间期核的各条染色体计数，计算染色体畸变精子与精子总数的比值。

**07.108　精子线粒体 DNA 检测　assessment of sperm mitochondrial DNA**

应用实时荧光定量PCR技术，检测精子线粒体DNA拷贝数与缺陷率的试验。

**07.109　精子超微结构评估　assessment of sperm ultrastructure**

采用扫描电镜或透射电镜，评估精子结构的技术。可将精子结构放大数千倍，以发现光镜下所不能发现的异常结构。

**07.110　精浆　seminal plasma**

由睾丸、附睾、前列腺、精囊腺、尿道球腺等的分泌液组成的弱碱性液体。是精液的重要组成部分。含有丰富的蛋白质、糖类、脂类、无机盐及代谢产物，具有运送精子、营养精子、激发精子活力的作用。

**07.111　精浆生化分析　biochemical assay of seminal plasma**

通过对精浆中存在的各附属性腺分泌标志物的检测评估相应附属性腺功能的方法。

**07.112　精浆肉碱测定　measurement of seminal carnitine，measurement of carnitine in seminal plasma**

根据附睾中肉碱浓度最高这一特征，采用相应方法检测精浆中肉碱浓度，以评价附睾功能的试验。

**07.113　精浆中性 α-葡糖苷酶测定　measurement of seminal neutral α-glucosidase，measurement of neutral α-glucosidase in seminal plasma**

根据中性α-葡糖苷酶只在附睾产生、是附睾特异性标志酶这一特征，采用相应方法检测精浆中性α-葡糖苷酶含量，以反映附睾分泌功能的试验。有助于鉴别梗阻性无精子症的梗阻部位是否在附睾。

**07.114　精浆锌测定　measurement of seminal zinc，measurement of zinc in seminal plasma**

根据前列腺是人体含锌浓度最高的组织、前列腺液含锌浓度也很高这一特征，采用相应方法检测精浆锌浓度，以判断前列腺分泌功能的试验。

**07.115 精浆果糖测定** measurement of seminal fructose，measurement of fructose in seminal plasma
根据精液中果糖由精囊产生这一特征，采用相应方法检测精浆果糖含量，以反映和评价精囊腺分泌功能的试验。临床常用于判断是否存在输精管道的梗阻及梗阻部位。

**07.116 精浆弹性蛋白酶测定** measurement of seminal elastase，measurement of elastase in seminal plasma
根据精液中弹性蛋白酶由活化的粒细胞分泌，其浓度与白细胞精子症显著相关这一特征，采用相应方法检测精浆中弹性蛋白酶含量，以反映男性生殖道隐性炎症的试验。是一项敏感和定量的生殖道炎症指标。

**07.117 精浆活性氧检测** seminal reactive oxygen species testing，seminal ROS testing
采用相应方法检测精浆中活性氧（ROS）生成量及氧化还原活性的试验。有助于判断精子的氧化应激损伤情况。

**07.118 抗精子抗体** anti-sperm antibody
由精子抗原诱发的特异性抗体。可凝集精子，抑制精子运动和相关功能，从而降低生育力。应用相关筛查试验，可在精子表面或体液中检测出抗精子抗体。

**07.119 混合抗球蛋白反应试验** mixed anti-globulin reaction test
采用包被人IgG或IgA的乳胶颗粒或处理过的红细胞与未经处理的新鲜精液相混合，以检测精子表面抗体的直接试验。若颗粒与活动精子之间形成混合凝集，提示精子表面存在IgG或IgA抗体。

**07.120 免疫珠试验** immunobead test
采用包被共价键结合的抗IgG或IgA的兔抗人免疫球蛋白的微珠（免疫珠）与洗涤过的精子或待测体液相混合，以检测抗精子抗体的试验。分为直接法和间接法。直接法检测精子表面结合抗体，间接法检测精浆、血清或宫颈黏液中各免疫球蛋白类别的抗精子抗体。

## 07.03 影像学检查

**07.121 经直肠超声检查** transrectal ultrasonography，TRUS
将超声探头经肛门插入直肠腔内，对盆腔器官，尤其是男性的前列腺、精囊、射精管、输精管盆腔末段和膀胱进行的超声检查。也可用来引导前列腺穿刺活检。

**07.122 经阴道超声检查** transvaginal ultrasonography
将超声探头经阴道口插入阴道腔内，对女性盆腔脏器进行的超声检查。

**07.123 阴茎超声检查** penile ultrasonography
对阴茎体进行的浅表超声检查。不仅可显示阴茎解剖结构、评估阴茎病变，还可利用彩色多普勒超声检测阴茎勃起功能。

**07.124 阴囊超声检查** scrotal ultrasonography
对阴囊及其内容物如睾丸、附睾、近端输精管、精索及其静脉、鞘膜等进行的浅表超声检查。

变化进行诊断。

**07.125 骨龄 X 射线摄影** bone age radiography
利用X射线摄像中的特定图像来确定骨骼年龄的影像学检查。通常通过拍摄左手腕部的X射线片，观察左手掌指骨、腕骨及桡尺骨下端骨化中心的发育程度，来确定骨龄，有助于青春期发育疾病的判定。

**07.126 生殖器官 CT 检查** CT scan of male genitalia
应用计算机断层扫描（CT）技术对生殖系统进行的影像学检查。主要依据器官与病灶的形态及其相互关系、组织密度和增强前后的

**07.127 生殖器官磁共振成像** magnetic resonance imaging of male genitalia，MRI of male genitalia
应用磁共振技术对生殖系统进行的影像学检查。对生殖器官软组织病变或者发育异常的诊断优于CT。

**07.128 功能性磁共振成像** functional magnetic resonance imaging，fMRI
一种新兴的神经影像学方法，其原理是利用磁共振造影测量神经元活动所引发的血流动力改变。目前主要用于研究人及动物的脑和脊髓在特定神经活动状态下的神经元活动。

# 08. 阴 茎 疾 病

## 08.01 阴 茎 畸 形

**08.001 阴茎畸形** penile malformation，penile deformity
阴茎及其包皮在数目、大小、形态、结构、显露、轴向等方面的异常或缺陷。

**08.002 包皮过长** redundant prepuce
阴茎包皮皮肤覆盖阴茎头及尿道外口，但可外翻显露整个阴茎头的状态。部分包皮过长者的包皮口过紧，外翻后可能形成狭窄环。

**08.003 包茎** phimosis
因阴茎包皮与阴茎头粘连、包皮外口狭窄等，阴茎包皮不能外翻显露阴茎头及尿道外口的状态。

**08.004 原发性包茎** primary phimosis
阴茎包皮与阴茎头在胚胎分化时的生理性

粘连。随着阴茎及阴茎头发育生长，该粘连可逐渐吸收甚至消失。至 3～4 岁时，部分幼儿包皮可外翻；至 16～17 岁时，包茎者仅不足1%。

**08.005 继发性包茎** secondary phimosis
因阴茎包皮炎症或损伤，包皮与阴茎头病理性粘连和（或）包皮口挛缩狭窄、不能外翻的状态。可伴有尿道狭窄。

**08.006 包皮嵌顿** paraphimosis
阴茎包皮内板外翻后，包皮缩窄环卡于阴茎颈等处，致包皮不能回复原位的状态。

**08.007 包皮结石** preputial calculus
因包皮口狭小、尿液潴留，包皮-阴茎头间隙内尿盐晶体沉积而成的结石。

**08.008 包皮系带短缩** shortening of frenulum prepuce
由先天畸形、慢性包皮阴茎头炎、损伤等所致的包皮系带过短。可导致阴茎勃起或性交疼痛，甚至撕裂。

**08.009 阴茎缺如** penile agenesis
又称"无阴茎（aphallia）"。由胚胎时生殖结节发育失败而导致阴茎不发育的先天畸形。染色体核型为46, XY，通常阴囊发育良好，多伴有泌尿生殖系统及以外的先天畸形。

**08.010 双阴茎畸形** diphallia
又称"重复阴茎（penile duplication, duplication of penis）"。位于正常阴茎一侧的多余阴茎畸形。罕见，一般位置并列，重复阴茎可以是结节样附属器至发育完全的阴茎体。

**08.011 小阴茎** micropenis
阴茎拉伸长度低于相同年龄或相同性发育状态人群平均值2.5个标准差以上，且无女性化特征及尿道下裂的先天性疾病。

**08.012 巨阴茎** macropenis, megalopenis
阴茎外观正常，但与同龄人相比明显偏大甚至超过几倍的阴茎畸形。

**08.013 阴茎显露不良** inconspicuous penis
阴茎看似短小，但从耻骨联合到阴茎头顶端测量的阴茎拉伸长度正常、阴茎体直径正常的一类疾病。

**08.014 埋藏阴茎** buried penis
阴茎发育正常，但由先天或后天性耻骨脂肪垫较多或巨大鞘膜积液、腹股沟疝等，导致阴茎显露不良的疾病。国外文献多将隐匿阴茎、束缚阴茎包含其中。

**08.015 隐匿阴茎** concealed penis
阴茎发育正常，但因先天性筋膜发育异常，阴茎皮肤没有正常附着于阴茎体的一种阴茎显露不良疾病。国外文献多认为隐匿阴茎属埋藏阴茎范畴。

**08.016 束缚阴茎** trapped penis
大多由后天性因素如包皮环切术后瘢痕形成，导致正常阴茎无法伸直显露的一种阴茎显露不良疾病。国外文献多认为束缚阴茎属埋藏阴茎范畴。

**08.017 蹼状阴茎** webbed penis
又称"阴茎阴囊融合（penoscrotal fusion）"。阴囊皮肤延伸至阴茎腹侧并与阴茎皮肤融合成蹼状的一种阴茎显露不良疾病。

**08.018 阴茎弯曲** penile curvature
由多种因素导致阴茎不对称，出现勃起时阴茎体明显向某侧弯曲的疾病。

**08.019 无尿道下裂阴茎下弯** chordee without hypospadias
不伴有尿道下裂、尿道口开口于阴茎头端、阴茎勃起时向腹侧下弯的先天性阴茎畸形。实质是位于阴茎腹侧的尿道周围组织结构在胎儿时发育不良，阴茎多短小，腹侧皮肤多有异常，勃起时向腹侧弯曲。

**08.020 先天性阴茎弯曲** congenital penile curvature
由阴茎海绵体发育不对称、弹性不平衡导致勃起时阴茎不对称、向某侧弯曲的先天性阴茎畸形。尿道开口于阴茎头正常位置，没有尿道畸形。实质是阴茎海绵体发育不成比例，但阴茎大小正常，多在青春期后就诊。

**08.021 先天性短尿道** congenital short urethra

阴茎的所有结构都得到了正确融合，但阴茎勃起时尿道及尿道海绵体过短或弹性差，与腹侧弹性正常筋膜及肉膜不平衡，牵拉阴茎，导致阴茎向腹侧弯曲的先天性疾病。极少见。

**08.022 获得性阴茎弯曲 acquired penile curvature**
常见于阴茎海绵体硬结症、阴茎外伤等导致的勃起时阴茎向某侧弯曲的疾病。

**08.023 阴茎扭转 penile torsion**
正常大小阴茎体出现的旋转畸形。常伴有阴茎体中缝偏斜，多数为向左旋转。

**08.024 阴茎阴囊转位 penoscrotal transposition**
阴囊异位于阴茎上方的位置异常性疾病。常伴有尿道下裂或阴茎下弯，下弯的阴茎埋于分裂的阴囊下面，使阴茎阴囊的外观犹如阴蒂和阴唇。分为完全性和部分性两种。

## 08.02 阴 茎 损 伤

**08.025 阴茎损伤 penile injury**
阴茎因受到各种致病因素作用，其组织结构、功能发生破坏性改变及所带来的局部和全身反应。致病因素包括物理、化学、生物、免疫、缺氧、营养等因素。

**08.026 阴茎创伤 penile trauma**
由物理、机械和人为等外力因素作用，导致阴茎组织结构完整性被破坏或功能障碍。临床出现阴茎出血、淤血、疼痛、肿胀甚至缺损等，可伴有尿道滴血、血尿等尿道创伤。可分为闭合伤和开放伤。

**08.027 阴茎闭合伤 penile closed injury**
由外力作用导致的阴茎皮肤保持完整、无开放性伤口的阴茎创伤。

**08.028 包皮血肿 hematoma of foreskin**
包皮皮下血管破裂、出血，在皮下形成充满血液的肿块。由于包皮皮下疏松的浅筋膜，溢出的血液可向阴茎体、下腹部、阴囊、会阴部等蔓延。

**08.029 阴茎挫伤 penile contusion**
由外力作用导致的阴茎皮下损伤及出血。常表现为青紫色的瘀斑，可伴有疼痛等症状。

多发生在阴茎疲软状态时受到撞击、挤压后，或由自慰、性生活不当所致。

**08.030 阴茎折断 penile fracture**
阴茎在勃起状态下，突然受到钝性外力如强力弯曲、粗暴性交或硬物碰撞等作用，造成阴茎海绵体白膜甚至阴茎海绵体的破裂。可伴发尿道海绵体及尿道损伤。

**08.031 阴茎绞窄 penile strangulation**
因各种原因，将环状物套入或捆扎阴茎根部，引起阴茎嵌顿，致使阴茎远端充血、肿胀，最终导致阴茎缺血坏死的临床病理过程。

**08.032 阴茎开放伤 penile opened injury**
由外力作用导致的阴茎皮肤有破损的阴茎创伤。

**08.033 阴茎系带撕裂 penile frenulum tear**
阴茎系带由勃起时张力过大或受暴力作用造成的撕裂或断裂。少数也可以由剧烈自慰引起。

**08.034 阴茎皮肤拉链伤 penile skin zipper injury, zipper injury of penis skin**
阴茎皮肤，尤其是未环切的包皮，被夹在拉链链齿之间所造成的损伤。

**08.035　阴茎皮肤撕脱伤**　traumatic avulsion of penile skin

由机械损伤、异物划伤、暴力性交等外力牵拉、撕扯，导致的阴茎、阴囊皮肤撕脱性损伤。一般不累及阴茎海绵体、尿道和睾丸。

**08.036　阴茎脱套伤**　degloving injury of penis, penile degloving injury

由外力牵拉、撕扯导致的阴茎皮肤及皮下组织如脱手套式的撕脱，仅阴茎颈处皮肤得以保留的损伤。与阴茎皮肤移动性大，阴茎向外突出的特点有关。一般不累及阴茎海绵体、尿道。

**08.037　阴茎脱位**　penile dislocation

疲软阴茎因受到严重外力作用，阴茎、耻骨韧带及支持组织撕裂，使阴茎脱离原来位置，移位至腹壁、阴囊、会阴或腹股沟区皮下等的损伤。常合并骨盆骨折及局部血肿，可有阴囊内容物、尿道损伤等。

**08.038　阴茎离断**　amputation of penis, penile amputation

阴茎被锐器割伤或动物咬伤，导致阴茎海绵体及尿道部分或完全断裂，或仅有少量皮肤、皮下组织相连的一种严重外伤。根据阴茎是否与躯干部有组织相连，分为不完全性阴茎离断和完全性阴茎离断。

**08.039　阴茎咬伤**　bite injury of penis, penile bite injury

阴茎被人类或动物牙齿咬合所致的损伤。阴茎被人类咬伤多发生于口交时，损伤一般较轻且表浅，但也有严重损伤者。阴茎被动物咬伤很少见，最常见的是犬咬伤，多数患者的伤情较轻，严重者可合并阴茎、阴囊及其内容物的损伤甚至缺失。

**08.040　阴茎穿透伤**　penetrating injury of penis, penetrating penile trauma

利器（如细针、刀片、竹片、树枝、玻璃碎片等）或投射物（如子弹、爆炸物碎片等）穿入阴茎体表后，造成阴茎皮肤、阴茎海绵体和（或）尿道的损伤。严重者可使阴茎丧失，可能合并周围组织如阴囊及其内容物的损伤。

**08.041　阴茎火器伤**　firearm wound of penis, penile firearm wound

以火药为动力源的投射物击中阴茎，造成阴茎组织挤压、撕裂、缺损等的损伤。残留的投射物，以及暂时空腔回缩后形成负压将污物吸入伤道内，易引起感染。

**08.042　阴茎烧伤**　burn of penis, penile burn

由热力或间接热力如化学物质、电流、放射线等导致的阴茎损伤。

**08.043　阴茎热烧伤**　thermal burn of penis

由热力导致的阴茎组织损伤。

**08.044　阴茎化学烧伤**　chemical burn of penis

由直接接触化学物质如酸、碱、磷等导致的阴茎皮肤甚至深层组织的损伤。

**08.045　阴茎放射性烧伤**　radiation burn of penis

由放射线如医用X射线、同位素射线及钴和镭等所产生的辐射直接作用于阴茎体表引起的损伤。

**08.046　阴茎复合伤**　combined injury of penis

由两种或两种以上不同损伤因素同时或相继作用于阴茎导致的阴茎损伤。

**08.047　阴茎缺损**　penis defect

由后天性因素导致阴茎部分或全部缺损。多为损伤如创伤、烧伤、手术等所致，偶见于精神失常者自行割除所致。

**08.048　阴茎坏死　penile necrosis**
由阴茎的血供障碍、创伤、手术或治疗损伤、严重感染等，导致阴茎组织缺血缺氧，最终出现阴茎凝固性坏死的病理性损伤。

**08.049　阴茎坏疽　penile gangrene**
阴茎局部组织大块坏死并继发腐败菌感染

时的病理表现。

**08.050　阴茎纤维化　penile fibrosis**
由阴茎的长期缺血缺氧（如缺血性阴茎异常勃起、糖尿病、高血压、前列腺癌根治术等）或反复创伤（如阴茎海绵体内药物注射等）等，导致阴茎白膜及海绵体组织发生弥漫性或局灶性的纤维化改变。临床表现为痛性勃起、阴茎硬结、勃起弯曲畸形及勃起功能障碍等。

## 08.03　阴　茎　炎

**08.051　阴茎炎　penile inflammation**
发生在阴茎及其包皮的炎症性疾病。

**08.052　阴茎结核　penile tuberculosis**
结核杆菌侵犯阴茎引起的特异性炎症性病变。常由结核血行感染或尿道结核直接蔓延所致，临床表现为尿痛或排尿困难等症状。

**08.053　阴茎尿道口结核　penile orificial tuberculosis**
结核杆菌经感染的尿液自动接种到阴茎尿道口的皮肤引起的结核。可出现包有假膜的疼痛性溃疡，并可侵蚀到更深的结构。是一种非常严重的晚期结核，预后较差。在免疫功能低下或严重衰弱的患者中出现。

**08.054　阴茎结核疹　penile tuberculid**
发生在阴茎头或包皮的一种播散性皮肤结核。由结核杆菌侵犯阴茎头及包皮所致，是皮肤结核中丘疹坏死性结核疹的一种变型，表现为坏死性丘疹或结节，可溃烂并形成瘢痕。病程漫长，可迁延数十年。

**08.055　阴茎头包皮炎　balanoposthitis**
俗称"龟头包皮炎"。发生在阴茎头和包皮的炎症性疾病。病因包括包皮过长未能经常清洗，包皮垢、尿液、酸碱性物质的外来刺激，粗暴性交、无防护性交损伤、局部过度热疗等。

**08.056　阴茎头炎　balanitis**
俗称"龟头炎"。由各种病原体感染、理化因子刺激、机体免疫反应等因素引起的阴茎头炎症性疾病。此类患者阴茎头多无包皮覆盖或包皮已切除。

**08.057　细菌性阴茎头炎　bacterial balanitis**
细菌感染所致的阴茎头及包皮的炎症性疾病。临床表现为局部潮红、灼热、瘙痒、脓性分泌物、形成糜烂面等。

**08.058　念珠菌性阴茎头炎　candidal balanitis**
由白念珠菌感染所致的阴茎头及包皮的炎症性疾病。主要表现为阴茎头及包皮内板充血，边界清晰的红斑皮损，局部可有小丘疹、小水疱、小脓疱、小片糜烂面。多见于包皮过长又不注意卫生者，接触患有念珠菌性阴道炎的性伴侣是成人感染的主要途径。

**08.059　阿米巴性阴茎头炎　amoebic balanitis**
阿米巴原虫感染所致的阴茎头及包皮的炎症性疾病。常表现为包皮水肿、局部脓性分泌物，脓液镜检可见阿米巴原虫，常规抗细菌及抗真菌治疗无效。

**08.060　滴虫性阴茎头炎　trichomonal balanitis**
阴道毛滴虫感染所致的阴茎头及包皮的炎症性疾病。常为配偶传染，症状较轻，表现为阴茎头局部红斑、丘疹、小水疱等，常伴瘙痒。分泌物镜检可见滴虫。

## 08.061 浆细胞性阴茎头炎 plasma cell balanitis，balanitis plasmacellularis

又称"佐恩阴茎头炎（Zoon balanitis）"。发生在阴茎头及包皮的以浆细胞增殖为主的局限性红斑性病变。可由包皮、包皮垢与局部物理因素刺激及各种感染等因素所致，最终导致阴茎头出现浆细胞浸润的良性炎症性病变。

## 08.062 干燥闭塞性阴茎头炎 balanitis xerotica obliterans

硬化性苔藓累及阴茎头及包皮，造成局部组织苍白、纤维化、瘢痕形成，最终导致阴茎部尿道狭窄的一种进展性皮肤黏膜疾病。发病原因尚有争论，多认为与免疫有关。

## 08.063 阴茎硬化性淋巴管炎 sclerosing lymphangitis of penis

阴茎淋巴管的堵塞和炎症反应渗出，导致局部淋巴管僵硬突起的炎症性病变。表现为阴茎颈周围单一或多发的皮下条索样结节。好发于 20～40 岁的性活跃男性，可能与微创伤、感染有关，是一种自限性疾病，禁欲后多可自行恢复。

## 08.064 阴茎蒙多病 Mondor disease of penis

一种累及阴茎皮肤的特发性表浅血栓性静脉炎。临床罕见，表现为阴茎背侧和背外侧皮下条索状硬结。一般为自限性的良性疾病，4～8 周可自愈，无须特殊治疗；部分可继发于恶性肿瘤、高凝状态和血管炎等，应予注意。

## 08.065 阴茎蜂窝织炎 penile cellulitis

化脓性细菌（包括厌氧菌）从阴茎头微小的创伤侵入或机体抵抗力低下患者经血液传播至阴茎组织并生长繁殖，引起阴茎皮肤及皮下组织的弥漫性化脓性炎症。

## 08.066 阴茎丹毒 penile erysipelas

溶血性链球菌感染所致的阴茎急性炎症。炎症位于阴茎皮肤及皮下组织内浅层淋巴管及其周围软组织。

## 08.04 阴 茎 肿 瘤

## 08.067 阴茎肿瘤 penile neoplasm，tumor of penis

发生在阴茎、因细胞异常增殖而形成的新生物。

## 08.068 阴茎良性肿瘤 benign tumor of penis

发生在阴茎、表现为良性病理过程的异常新生物。多呈膨胀性生长，生长比较缓慢，一般不会恶变、浸润及转移，也很少复发。

## 08.069 阴茎血管瘤 penile hemangioma，penile angioma

阴茎血管增生而形成的良性肿瘤。临床少见，一般无特殊不适。阴茎头血管瘤以静脉为主，呈海绵状或囊状，瘤体充盈时可呈紫色，压迫时可萎缩。阴茎体部血管瘤以毛细血管瘤为主，呈鲜红色，边界清楚，质地柔软，表面光滑，压之不退色。

## 08.070 阴茎头毛细血管瘤 capillary hemangioma of glans penis

阴茎头血管内皮细胞的异常增生。病因尚不清楚，大多数情况下是先天性血管异常，也可能是由于阴茎错构瘤的血运重建或外伤后发展而来。通常表现为鲜红色丘疹、结节或斑块，压迫时可萎缩；少数会出现勃起疼痛、溃疡，或病灶出血。

**08.071 阴茎乳头状瘤** penile papilloma
阴茎头及包皮处的毛状或乳头状良性新生物。多见于青春期后，尤其是没有包皮环切的男性。与人乳头状瘤病毒（HPV）感染密切相关，病变体积较大时需与尖锐湿疣区别。

**08.072 阴茎恶性肿瘤** malignant tumor of penis
发生在阴茎、表现为恶性病理过程的异常新生物。包括阴茎鳞状细胞癌、基底细胞癌、疣状癌、腺癌及恶性黑素瘤等各种病理类型。

**08.073 阴茎癌** penile cancer
发生于阴茎组织的恶性上皮肿瘤。以阴茎头、包皮及阴茎颈处多见，病理类型以鳞状细胞癌为主，预后与肿瘤分级分期密切相关。

**08.074 阴茎癌前病变** precancerous lesion of penis
发生在阴茎、具有潜在癌变可能的病变。

**08.075 阴茎皮角** cutaneous horn of penis
发生在如疣、痣、创伤性擦伤等阴茎原有皮肤病变上的实性突起。以上皮细胞过度生长和角质化为特征，可发展为癌。

**08.076 云母状角化性假上皮瘤样阴茎头炎** pseudoepitheliomatous keratotic and micaceous balanitis, PKMB
阴茎头表面过度角化，呈鳞片状、云母状，常伴有假上皮瘤样增生的炎症性病变。罕见，多发生在因包茎而在成年行包皮环切术的患者。

**08.077 巨大[型]尖锐湿疣** giant condyloma acuminatum
又称"布施克-勒文施泰因瘤（Buschke-Löwenstein tumor）"。一种生长在肛门、外生殖器的巨大赘生物，与HPV感染密切相关。病理以良性表现为主，但部分病例在大的赘生物中散在有小的恶变病灶，可发生局部浸润，压迫和破坏邻近组织并导致尿瘘。最初由德国的皮肤科医生布施克（A. Buschke）与路德维希·勒文施泰因（Ludwig Löwenstein）于1925年描述。

**08.078 鲍恩样丘疹病** Bowenoid papulosis
一种由HPV感染引起的外生殖器皮肤病。组织学上与鲍恩病相似，但通常为良性病变过程，并可能自行消退，很少进展恶变。多见于性活跃的成年人阴茎，表现为散在褐色、黑褐色丘疹，可引起周期性的痒和灼热感。

**08.079 阴茎上皮内瘤变** penile intraepithelial neoplasia
阴茎上皮从轻度非典型增生到中度、重度乃至原位癌的上皮内连续变化的过程。

**08.080 阴茎原位癌** carcinoma *in situ* of penis
一种阴茎皮肤的全层表皮内癌。未突破固有层。病程缓慢，较少进展为侵袭性疾病。分凯拉增殖性红斑和鲍恩病两种。

**08.081 凯拉增生性红斑** erythroplasia of Queyrat
一种累及阴茎头和包皮的阴茎皮肤原位癌。表现为红色、柔软、边缘清晰的病变。最初由凯拉（Queyrat）于1911年描述。

**08.082 阴茎鲍恩病** Bowen disease of penis
一种累及阴茎体、阴囊、会阴部分皮肤的原位癌。不累及阴茎头及包皮，特征是在阴茎体上有明显的鳞状红斑，可发生结痂或溃疡变型。最初由鲍恩（Bowen）于1912年描述。

**08.083 阴茎鳞状细胞癌** penile squamous cell carcinoma

简称"阴茎鳞癌"。由阴茎鳞状上皮细胞分化而来的恶性上皮性肿瘤。是阴茎癌最常见的病理类型，占全部阴茎恶性肿瘤的90%以上。有疣状癌、基底样鳞状细胞癌、乳头样癌、肉瘤样癌、混合型癌等特殊亚型，无特殊表现者归为经典型鳞状细胞癌。

**08.084　阴茎基底细胞癌　penile basal cell carcinoma**

由阴茎皮肤基底细胞分化而来的恶性上皮性肿瘤。临床罕见。

**08.085　阴茎恶性黑素瘤　malignant melanoma of penis**

发生于阴茎皮肤的黑素细胞源性恶性肿瘤。多数发生于阴茎头，表现为溃疡、丘疹或结节，呈蓝褐色或红色。临床少见，常见于50～70岁白种人。

**08.086　阴茎间叶性肿瘤　mesenchymal tumor of penis**

一种源自阴茎间叶细胞的肿瘤。良性间叶性肿瘤为与血管相关的肿瘤，恶性间叶性肿瘤最常见的是卡波西（Kaposi）肉瘤和平滑肌肉瘤。

**08.087　阴茎淋巴瘤　penile lymphoma**

发生于阴茎皮肤、皮下组织和阴茎海绵体的淋巴瘤。多为原发性、弥漫性大B细胞淋巴瘤。临床罕见，可表现为阴茎或包皮的无痛性肿块，轻微肿胀或溃疡，以及阴囊肿块、阴茎异常勃起、与阴茎淋巴瘤相关的海绵体硬结症等。

**08.088　阴茎继发性肿瘤　secondary tumor of penis**

任何伴有已知原发癌的阴茎转移癌。临床少见，可表现为阴茎异常勃起，因转移癌最初多见于充满血管的海绵体。其他特征如阴茎体积增大、溃疡或可能触及的肿瘤结节。

## 08.05　阴茎其他疾病

**08.089　包皮水肿　preputial edema**

过多的液体积聚在包皮组织间隙，致使包皮组织肿胀的病理状态。可能由创伤、过敏、感染等因素导致。

**08.090　包皮淋巴水肿　preputial lymphedema**

各种原因导致包皮淋巴回流障碍，淋巴液慢性积聚在包皮组织间隙的病理状态。

**08.091　包皮血管神经性水肿　preputial angioneurotic edema**

主要由于包皮深部和皮下组织的组胺等介质释放，导致血管扩张、渗出液自血管进入疏松组织而形成的局限于包皮的暂时性水肿。抗组胺治疗有效，可自行消退。

**08.092　阴茎囊肿　penile cyst**

位于阴茎及其包皮的囊性病变。

**08.093　阴茎中缝囊肿　penile median raphe cyst**

发生在阴茎腹侧及会阴部中线上的小囊肿。最常发生在年轻男性的阴茎头附近，由异常尿道上皮发展而来，但不与尿道相连。

**08.094　尿道口旁囊肿　parameatal urethral cyst**

发生在尿道口附近的水疱样小囊肿。可能是由尿道旁导管闭塞，或者包皮与阴茎头沿阴茎颈错误分离所致。囊壁可由移行上皮、鳞状上皮或柱状上皮组成。

**08.095　阴茎表皮样囊肿　penile epidermoid**

cyst

主要发生在阴茎体上的滤泡样囊性病变。为最常见的阴茎囊性病变。

**08.096　阴茎包涵囊肿　inclusion cyst of penis, penile inclusion cyst**
上皮组织碎屑因阴茎手术等原因进入深部表皮细胞、不断繁殖而形成的表皮包裹性囊肿。常见于包皮环切术、尿道下裂修补术术后。

**08.097　包皮潴留囊肿　preputial retention cyst**
常因包皮垢等致体液潴留而于包皮下形成的囊肿。多见于青少年男性。

**08.098　包皮腺囊肿　preputial gland cyst**
位于包皮内面、冠状沟及阴茎头冠部的高度分化小皮脂腺，由于腺体管道堵塞、内容物分泌不畅所形成的黏液囊肿。

**08.099　阴茎[海绵体]硬结症　induratio plastica of penis**
又称"佩伦涅病（Peyronie disease）"。发生在阴茎海绵体的一种结缔组织疾病。特征是在阴茎白膜上形成纤维病变或斑块，可导致阴茎勃起疼痛、弯曲畸形。

**08.100　阴茎异常勃起　priapism**
在无性刺激的情况下，阴茎持续勃起超过4小时的疾病。分为缺血性和非缺血性两种。可能与镰状细胞贫血、晚期恶性肿瘤、脊髓损伤、某些药物治疗及外伤等有关。

**08.101　缺血性阴茎异常勃起　ischaemic priapism**
又称"低流量型阴茎异常勃起（low-flow priapism）"。阴茎海绵体的静脉血流出减少甚至停滞、动脉血流入很少或没有的阴茎异常勃起。主要表现为阴茎持续坚硬勃起和疼痛，可引起严重勃起功能障碍、阴茎海绵体坏死、纤维化和阴茎畸形等。

**08.102　非缺血性阴茎异常勃起　nonischemic priapism**
又称"高流量型阴茎异常勃起（high-flow priapism）"。由于阴茎海绵体动脉或其分支受损形成动脉-海绵体瘘，不受控制的动脉血流入阴茎海绵体所导致的阴茎异常勃起。主要表现为阴茎呈持续性部分勃起状态，通常无疼痛或疼痛很轻。

**08.103　动脉-海绵体腔内瘘　arteriocaver-nosal fistula**
阴茎动脉与阴茎海绵体腔间的异常通道。病因以外伤多见，常表现为非缺血性阴茎异常勃起。

**08.104　间歇性阴茎异常勃起　stuttering pria-pism, intermittent priapism**
一种反复发作或间断发作的缺血性阴茎异常勃起。特征为反复发作，勃起持续时间通常短于缺血性阴茎异常勃起。镰状细胞贫血是最常见的原因。

**08.105　阴茎象皮病　penile elephantiasis, elephantiasis of penis**
又称"阴茎象皮肿"。淋巴液慢性积聚在阴茎（可合并阴囊）的皮下组织，表现为阴茎肿胀、疼痛、排尿困难和性功能障碍等的疾病。淋巴阻塞仅局限于阴茎和阴囊，而邻近器官如下肢、腹部并不常见。可以是特发性的，亦可继发于丝虫病、炎症、手术、恶性肿瘤、创伤、放射、低蛋白血症等其他疾病。

**08.106　珍珠样阴茎丘疹　pearly penile papule**

又称"阴茎珍珠斑"。阴茎头上的圆顶状或丝状、间隔紧密的小丘疹。常位于阴茎颈处，呈圆周排列。为青春期后成人常见皮损，包皮过长者多见。

**08.107 阴茎异位皮脂腺** penile ectopic sebaceous gland
异位出现在阴茎体的皮脂腺。呈1～2mm丘疹样变，多见于阴茎体腹侧表面。如无症状，无须治疗。

**08.108 阴茎黑素沉着症** penile melanosis
阴茎头上出现的与日光照射无关的棕色色素斑点，为单纯性雀斑或雀斑样痣。

**08.109 阴茎疼痛综合征** penile pain syndrome
在没有感染、炎症及其他明显局部病理改变的情况下，超过3个月的持续性或复发性阴茎内而非尿道的局部疼痛或不适。

**08.110 阴茎短小综合征** small penis syndrome
尽管阴茎大小达到平均水平，但患者仍认为自身阴茎短小，从而产生长期焦虑、自卑和恐惧，甚至出现勃起功能障碍、生活质量下降的一种临床综合征。

# 09. 阴囊及其内容物疾病

## 09.01 阴囊疾病

**09.001 阴囊畸形** scrotum malformation, scrotum deformity
阴囊在大小、形态、结构、部位等方面的异常或缺陷。

**09.002 阴囊对裂** bifid scrotum
阴囊完全分裂成两个独立囊袋的先天性畸形。即两侧阴囊袋被阴囊中缝完全分离，呈两个独立的囊袋状，两个睾丸分居于独立的阴囊内，阴茎根位于阴囊上半部或其位置基本正常。常合并严重的尿道下裂。

**09.003 阴囊裂** scrotoschisis
又称"睾丸外翻（testicular exstrophy）"。一种罕见的先天性阴囊壁缺损病变。缺损通常发生在阴囊前壁靠近中缝的高处。出生时，睾丸通过阴囊壁缺损处被挤出阴囊外。病因不明，可能与胎粪性腹膜炎、胚胎时阴囊发育不全等有关。需及时手术纠正。

**09.004 异位阴囊** ectopic scrotum
胚胎发育过程中，由某种原因引起一侧或双侧生殖隆突下降异常，导致阴囊发育未处于正常位置的先天性异常。阴囊常位于腹股沟上方（最常见）、腹股沟下方或会阴部，与隐睾症、腹股沟疝、膀胱外翻及腘窝翼状胬肉综合征有关。

**09.005 阴囊发育不全** scrotal hypoplasia
一侧或两侧阴囊发育不充分，形态较小或呈分裂状的先天性异常。最常见于隐睾和生殖器模糊者。

**09.006 阴囊不发育** scrotal agenesis
整个阴囊或一半阴囊不发育，合并隐睾及其他多处异常的先天性疾病。染色体核型为46, XY。临床罕见。

**09.007 阴囊损伤** scrotal injury

阴囊因受到各种致病因素作用，其组织结构、功能发生破坏性改变及所带来的局部和全身反应。致病因素包括物理、化学、生物、免疫、缺氧、营养等。

**09.008　阴囊创伤　scrotal trauma**
因物理、机械和人为等外力因素作用，阴囊组织结构完整性被破坏或功能障碍。临床表现为阴囊出血、积血、疼痛、肿胀甚至阴囊缺损等，可伴有阴囊内容物如睾丸的创伤。

**09.009　阴囊闭合伤　closed scrotal injury**
又称"闭合性阴囊损伤"。由外力作用于阴囊导致阴囊皮肤保持完整、无开放性伤口的阴囊创伤。

**09.010　阴囊挫伤　scrotal contusion，contusion of scrotum**
由外力如撞击等作用导致的阴囊皮下损伤及出血。常表现为青紫色的瘀斑，可伴有疼痛、局部肿胀等症状。

**09.011　阴囊血肿　scrotal hematoma**
由外力作用导致阴囊内血管破裂、出血，溢出的血液积聚于阴囊内的损伤。临床表现为阴囊肿胀、疼痛、瘀斑等，血肿可经肉膜扩散至邻近组织。多数是睾丸破裂所致。

**09.012　阴囊出血　scrotal hemorrhage**
由外力作用导致的阴囊血管破裂、血液溢出的损伤。可形成阴囊血肿。

**09.013　阴囊开放伤　opened scrotal injury**
由外力作用导致的阴囊皮肤出现破损的阴囊创伤。

**09.014　阴囊皮肤撕脱伤　avulsion of scrotal skin**
由机械损伤、异物划伤等外力牵拉、撕扯，导致阴囊皮肤与肉膜、阴囊内容物剥离的损伤。特点是创缘不整齐。可伴有阴茎皮肤撕脱伤。

**09.015　阴囊离断　scrotal amputation**
阴囊被锐器割伤或动物咬伤，导致阴囊完全或不完全离体的一种严重外伤。可合并睾丸、输精管、精索的离断。

**09.016　阴囊穿透伤　penetrating injury of scrotum，penetrating scrotal trauma**
利器（如细针、刀片、竹片、树枝、玻璃碎片等）或投射物（如子弹、爆炸物碎片等）穿入阴囊所造成的损伤。可能损失阴囊内容物。常见于战时。

**09.017　阴囊火器伤　firearm wound of scrotum，scrotal firearm wound**
以火药为动力源的投射物击中阴囊，造成阴囊壁及其内容物的挤压、撕裂、缺损等的损伤。

**09.018　阴囊烧伤　burn of scrotum，scrotal burn**
由热力（直接）或间接热力如化学物质、电流、放射线等所致的阴囊损伤。

**09.019　阴囊热烧伤　thermal burn of scrotum**
由热力导致的阴囊组织损伤。

**09.020　阴囊化学烧伤　chemical burn of scrotum**
由直接接触化学物质如酸、碱、磷等导致的阴囊皮肤甚至深层组织的损伤。

**09.021　阴囊放射性烧伤　radiation burn of scrotum**
由放射线如医用X射线、同位素射线及钴和

镭等所产生的辐射直接作用于阴囊体表引起的损伤。

**09.022 阴囊复合伤 combined injury of scrotum**
由两种或两种以上不同损伤因素同时或相继作用于阴囊而导致的损伤。

**09.023 阴囊脂肪坏死 fat necrosis of scrotum**
暴露于寒冷后或轻度创伤后，青春期前超重男孩的阴囊局部脂肪组织发生破坏、液化性坏死的病变。体检发现阴囊底有单侧或双侧肿块，低于睾丸且与睾丸界限清楚，需进行病理学诊断。是轻至中度阴囊疼痛的一种罕见原因。

**09.024 阴囊炎 scrotitis**
发生在阴囊的一组炎症性疾病。

**09.025 阴囊结核性窦道 tuberculous sinus tract of scrotum**
由于阴囊结核病变，形成由体表通向深部组织的病理性盲管。开口位于阴囊表面。

**09.026 阴囊蜂窝织炎 scrotal cellulitis**
由化脓性细菌感染引起的阴囊皮肤及其下方组织的弥漫性急性化脓性炎症。偶尔也由革兰氏阴性菌如假单胞菌致病。

**09.027 富尼埃坏疽 Fournier gangrene**
又称"会阴及外生殖器坏死性筋膜炎（necrotizing fasciitis of perineum and external genitalia）"。一种侵袭性的会阴、肛周和外生殖器软组织多重细菌感染。是坏死性筋膜炎的一个亚类，常可致命。

**09.028 阴囊脓肿 scrotal abscess**
阴囊局限的化脓性炎症，并因组织坏死、溶解而形成充满脓液的囊腔。病因主要为金黄色葡萄球菌感染，少数为链球菌感染。病变多局限于阴囊，不影响睾丸。临床以阴囊局部红、肿、热、痛为主要表现，肿块有波动感为其典型体征。

**09.029 阴囊肿瘤 scrotal neoplasm，scrotum neoplasm，tumor of scrotum**
发生在阴囊、因细胞异常增殖而形成的新生物。

**09.030 阴囊良性肿瘤 benign tumor of scrotum**
发生在阴囊壁、表现为良性病理过程的异常新生物。肿瘤多数来源于上皮、间叶或神经外胚层组织，病理类型多样。临床表现为单发或多发，一般无自觉症状，多数情况下边界较为清楚，与皮肤无粘连。

**09.031 阴囊表皮样囊肿 epidermoid cyst of scrotum，scrotal epidermoid cyst**
因刺激或损伤导致脱落的表皮细胞碎片异位入阴囊皮肤内而形成的单房性皮下囊肿。表皮细胞形成囊肿壁，囊肿壁破裂可引起严重的炎症反应，并伴有剧痛。其营养不良钙化可能是阴囊钙质沉着的原因之一。

**09.032 阴囊皮脂腺囊肿 sebaceous cyst of scrotum**
阴囊皮脂腺导管阻塞、分泌物排泄受阻而形成的浅表性囊肿。与阴囊皮脂腺分泌旺盛、局部不易清洁有关。

**09.033 阴囊纤维瘤 fibroma of scrotum，scrotal fibroma**
由阴囊部的成纤维细胞和胶原组成的良性肿瘤。临床少见，表现为阴囊皮下硬结，生长缓慢，个别可发生肉瘤样变。

**09.034 阴囊神经纤维瘤 neurofibroma of scrotum**
由阴囊部残留神经轴突的神经间充质组织

组成的良性肿瘤。通常为皮肤色、柔软或橡胶状的结节状病变，可带蒂。手指压迫病变会导致内陷或所谓的纽扣打孔。

**09.035　阴囊血管瘤　hemangioma of scrotum**
由先天性或后天性因素造成阴囊壁深部血管的局部增生、扩张畸形。肿瘤表面阴囊皮肤呈蓝红色或暗紫色，压之可退色。

**09.036　阴囊血管角化瘤　angiokeratoma of scrotum**
发生在阴囊、以真皮上部毛细血管扩张和表皮角化过度为特征的皮肤病。表现为多发性小血管性丘疹，大小为0.5～5mm。早期皮损为红色柔软性丘疹，晚期呈淡蓝色、紫色角化性丘疹皮损。

**09.037　阴囊淋巴管瘤　lymphangioma of scrotum, scrotal lymphangioma**
发生在阴囊的一种良性淋巴管畸形。临床少见，多为先天性的，也可能是后天性因素造成的。通常表现为生长缓慢的无痛性肿块，但可能因出血或感染出现急性疼痛或肿大。

**09.038　阴囊恶性肿瘤　malignant tumor of scrotum**
发生在阴囊、表现为恶性病理过程的异常新生物。常见的病理类型为鳞状细胞癌、基底细胞癌、佩吉特病、腺癌、鲍恩病、恶性黑素瘤及恶性血管瘤等，其中鳞状细胞癌最常见，治疗以手术切除为主。

**09.039　阴囊鳞状细胞癌　squamous cell carcinoma of scrotum**
简称"阴囊鳞癌"。由阴囊鳞状上皮细胞分化而来的恶性上皮性肿瘤。好发于中老年人，多位于阴囊前外侧面，以分化较好的鳞状细胞癌多见。为阴囊最常见的恶性肿瘤，也是第一个被证实由环境因素诱发的癌。

**09.040　阴囊基底细胞癌　basal cell carcinoma of scrotum**
由阴囊皮肤基底细胞分化而来的恶性上皮性肿瘤。病理上以真皮内边界清晰的瘤细胞群为特征。较为少见，多见于老年人，一般不发生转移。

**09.041　阴囊佩吉特病　Paget disease of scrotum**
又称"阴囊湿疹样癌"。一种累及阴囊皮肤、以肿瘤细胞在表皮内为主要特征的腺癌。属乳房外佩吉特病。表现为阴囊（甚至阴茎、会阴等）局部皮肤湿疹样改变，局部皮肤瘙痒、红斑、渗出、糜烂，界限清楚，常被误诊为湿疹或皮炎，确诊主要依靠组织活检。

**09.042　阴囊瘙痒[症]　scrotal pruritus, pruritus scroti**
发生在阴囊的以瘙痒为主的皮肤疾病。可累及阴茎、会阴和肛门。可能与局部皮温高、多汗、摩擦、真菌感染等有关，也可能是神经源性的。由于不断搔抓，发生苔藓样变、湿疹样变，或继发感染。

**09.043　阴囊湿疹　scrotal eczema**
局限于阴囊皮肤的湿疹。有时延及肛门周围，少数可延至阴茎。皮疹呈多形性改变，容易复发。常因瘙痒剧烈而反复搔抓，导致阴囊皮肤干燥肥厚，皱纹变深如核桃皮状，常有薄薄的痂皮和鳞屑、皮肤色素加深等表现。

**09.044　阴囊水肿　scrotal edema, edema of scrotum**
过多的液体积聚于阴囊内，致使阴囊组织肿胀的病理状态。可能由急性炎症、创伤或全身性疾病（如肝衰竭、心力衰竭等）引起。

**09.045　特发性阴囊水肿　idiopathic scrotal edema**

青春期前男孩原因不明的单侧或双侧阴囊肿胀。表现为局部红斑或水肿，可扩散到腹股沟或会阴，腹股沟淋巴结肿大，白细胞增多和（或）嗜酸性粒细胞增多。疼痛轻微或不痛。可能与过敏有关，多为自限性。

**09.046 阴囊淋巴水肿** scrotal lymphedema
由各种原因导致阴囊淋巴回流障碍，淋巴液慢性积聚在阴囊组织间隙的病理状态。严重者表现为阴囊乳糜瘘，阴囊表面有乳糜渗出。

**09.047 阴囊乳糜瘘** chylous fistula of scrotum
因各种原因致淋巴回流障碍，淋巴液逆流入阴囊淋巴管，使阴囊淋巴管扩张、穿破阴囊皮肤致乳糜液外溢的疾病。多为丝虫病的一种并发症。

**09.048 阴囊象皮病** scrotal elephantiasis,
elephantiasis of scrotum
又称"阴囊象皮肿"。多由丝虫病反复发作引起阴囊弥漫性淋巴管炎，导致阴茎、阴囊淋巴回流障碍，阴茎、阴囊肿胀、肥厚呈球囊状、类似象皮的病变。是丝虫病后期的临床表现，严重者的肿胀阴囊可下垂到膝关节水平，重达数公斤。

**09.049 阴囊疼痛综合征** scrotal pain syndrome

在没有感染、炎症及其他明显局部病理改变的情况下，超过3个月的持续性或复发性的阴囊内容物而不是阴囊皮肤的局部疼痛或不适。是一个通用术语，在疼痛部位不能明确是睾丸或附睾时使用。

**09.050 输精管结扎术后阴囊疼痛综合征**
post-vasectomy scrotal pain syndrome
在输精管结扎术后立即发生或数年内发生的一种慢性阴囊疼痛或不适。可表现为生殖器区域持续疼痛、劳累时腹股沟区疼痛、勃起和（或）性交时疼痛、射精时疼痛、勃起功能障碍等。

**09.051 腹股沟疝修补术后阴囊疼痛综合征**
post-inguinal hernia repair scrotal pain
syndrome
在腹股沟疝修补术后立即发生或数年内发生的一种慢性阴囊疼痛或不适。是疝修补的并发症，腹腔镜疝修补术的发生率高于开放性疝修补术。

**09.052 阴囊急症** acute scrotum
阴囊内容物新发的疼痛、肿胀和（或）压痛的一组急性疾病。常见的疾病包括急性睾丸和（或）附睾炎、精索扭转、睾丸/附睾附件扭转、过敏性紫癜及其他不明原因疾病。

## 09.02 鞘 膜 疾 病

**09.053 鞘膜积液** hydrocele
由先天性或后天性因素导致鞘膜腔内浆液性液体的病理性积聚。

**09.054 交通性鞘膜积液** communicating
hydrocele
因鞘突未闭合，形成与腹腔相通的睾丸鞘膜囊内液体积聚。可伴有腹股沟斜疝。

**09.055 精索鞘膜积液** funicular hydrocele
又称"精索水囊肿（hydrocele of spermatic cord）"。因鞘突的两端闭合、中间的精索鞘膜囊未闭合，液体积聚其内而造成的积液。

**09.056 睾丸鞘膜积液** testicular hydrocele
鞘突闭合正常，而围绕睾丸的鞘膜腔内液体积聚量超过正常而形成的积液。是最常见的鞘膜积液。

**09.057 腹阴囊鞘膜积液** abdominoscrotal
hydrocele
一种巨大的阴囊鞘膜腔内液体的病理性积聚。其近端延伸越过腹股沟内环进入腹膜前或腹膜后，但与腹腔不相通。

**09.058 鞘膜乳糜积液** chylocele of tunica
vaginalis
乳糜在鞘膜腔渗出而形成的病理性积聚。可分丝虫性与非丝虫性两种。

**09.059 鞘膜结石** stone of tunica vaginalis
位于睾丸鞘膜腔内的结石。多由感染等原因所致。

**09.060 鞘膜间皮瘤** mesothelioma of tunica

vaginalis
来源于睾丸鞘膜间皮的肿瘤。有良、恶性之分。临床罕见。

**09.061 鞘膜良性间皮瘤** benign mesothelioma
of tunica vaginalis
来源于睾丸鞘膜间皮的良性肿瘤。其中的囊性间皮瘤由多个囊性结构组成，高分化乳头状间皮瘤则在鞘膜积液囊腔表面形成一个或多个结节或呈细颗粒状改变。

**09.062 鞘膜恶性间皮瘤** malignant mesothe-
lioma of tunica vaginalis
来源于睾丸鞘膜或白膜间皮的恶性肿瘤。临床罕见。41%～50%的患者有石棉接触史。大部分肿瘤为单纯的上皮细胞型，部分病例有多少不等的肉瘤样成分。

# 09.03 睾 丸 疾 病

**09.063 睾丸畸形** testicular malformation,
testicular deformity
睾丸在数目、大小、形态、结构、位置等方面的异常或缺陷。

**09.064 睾丸发育不全** testicular dysgenesis
在胚胎性腺分化过程中，由各种先天性因素导致睾丸未能正常发育，造成男性化不全的先天畸形。可因先天性因素如*SRY*等性别决定基因缺乏或突变而性腺未向睾丸分化或睾丸发育不全，或因胎儿时期暴露于内分泌干扰物等发生睾丸发育不全，使46, XY个体的生殖管道、外生殖器表型多样，从女性表型到男性表型不等。

**09.065 睾丸不发育** testicular agenesis
在胚胎发育过程中，一侧或双侧从未出现过睾丸发育的先天畸形。同侧米勒管常持续存在。

**09.066 [胚胎]睾丸退化** embryonic testicular
regression
在胚胎性腺分化过程中，胚胎性腺完成向睾丸及男性性别分化后，双侧睾丸因某种原因出现萎缩退化，造成男性化中断的先天畸形。由于胚胎睾丸退化时期不同，生殖管道及外生殖器表型多样，从女性表型过渡到无睾丸的男性表型（无睾症）。

**09.067 无睾症** anorchia，anorchidism
又称"无睾畸形""先天性睾丸缺如"。胚胎性腺完成向男性性别分化后，双侧睾丸因某种原因萎缩退化的先天畸形。染色体核型为46, XY，表现为外生殖器呈男性型，阴囊发育不全，双侧睾丸缺如，手术探查可发现输精管、附睾存在，睾丸组织完全消失。

**09.068　睾丸发育不良　testicular hypoplasia**
一个或两个睾丸在性成熟时无法达到正常大小的发育障碍。由于生精组织等发育不良，病变睾丸偏小、偏软。

**09.069　睾丸融合　synorchidism**
由于胚胎发育异常，两个睾丸在腹腔内或阴囊内部分或完全融合为一体的先天畸形。

**09.070　脾性腺融合　splenogonadal fusion**
脾脏和性腺之间以纤维连接在一起的先天畸形。在男性中更为常见，表现为睾丸与脾脏相连，或者睾丸附着在脾脏上，但与脾脏主体不连续。

**09.071　单睾症　monorchidism**
一侧睾丸存在，另一侧睾丸缺如的状态。

**09.072　多睾症　polyorchidism**
阴囊、腹股沟或腹腔内除正常的两个睾丸外，还存在一个或一个以上额外睾丸的先天畸形。多余的睾丸常位于阴囊内，较少位于腹股沟或腹腔内。

**09.073　隐睾　cryptorchidism**
又称"睾丸下降不全""睾丸未降（undescended testis）"。在睾丸生理性下降过程中，未沿正常通道下降到阴囊底的位置异常的睾丸。隐睾约80%可触及，约20%不可触及，是男性新生儿常见的先天畸形之一。

**09.074　腹股沟管隐睾　inguinal testis**
未能完成正常生理性下降过程，停留在腹股沟内环口与外环口之间的睾丸。

**09.075　腹腔内隐睾　intra-abdominal testis**
未能完成正常生理性下降过程，停留在腹腔

内肾下极至腹股沟内环口上方之间的睾丸。

**09.076　高位腹腔内隐睾　high intra-abdominal testis**
未能完成正常生理性下降过程，停留在腹腔内髂外血管上方的睾丸。

**09.077　阴囊高位睾丸　high scrotal testis**
未能完成正常生理性下降过程，停留在腹股沟管外环口下，但未降至阴囊底部的睾丸。

**09.078　可回缩睾丸　retractile testis**
常位于阴囊与腹股沟管之间、能被推入阴囊内并停留的睾丸。可能因肉膜反射，睾丸从阴囊进入表浅的腹股沟区。临床上易与隐睾混淆。

**09.079　滑动睾丸　gliding testis**
常位于腹股沟管外环下方，并能被推入或自动进入阴囊内，但很快回至腹股沟区的睾丸。

**09.080　异位睾丸　ectopic testis**
又称"睾丸异位（testicular ectopia）"。未经腹腔、腹股沟正常生理性途径下降至相应阴囊底部，而是位于正常下降途径以外的睾丸。

**09.081　腹内型异位睾丸　intra-abdominal ectopic testis**
下降过程中未出腹腔、位于腹腔内正常生理性下降途径以外的睾丸。

**09.082　腹外型异位睾丸　extra-abdominal ectopic testis**
下降过程中出腹腔后、未经正常生理性途径下降至阴囊底部，而是异位于腹膜外的睾丸。如异位于腹外斜肌腱膜浅层、会阴部、阴茎根部、耻骨上、大腿内侧、阴囊外侧、对侧腹股沟或阴囊等部位。

**09.083　横过异位睾丸　transversal ectopic**

testis

下降过程中偏离正常生理性下降路径，横过腹部异位进入对侧腹股沟管或阴囊内的睾丸。较罕见，可能是睾丸引带异位附着所致。

**09.084　获得性隐睾　acquired cryptorchidism**
又称"继发性隐睾（secondary cryptorchidism）"。因外伤、腹股沟手术等原因，完成正常生理性下降过程的睾丸移位到阴囊上方任一位置的疾病。

**09.085　睾丸损伤　testicular injury**
睾丸因受到各种致病因素作用，其组织结构、功能等发生破坏性改变及所带来的局部和全身反应。致病因素包括物理、化学、生物、免疫、缺氧、营养、先天性因素等。

**09.086　睾丸创伤　testicular trauma**
因物理、机械和人为等外力作用，睾丸组织结构完整性被破坏或功能障碍。可造成睾丸挫伤、裂伤等，出现阴囊疼痛、肿胀、淤血、破裂等临床表现。

**09.087　睾丸挫伤　testicular contusion**
由外力作用导致睾丸白膜或白膜下组织的损伤。表现为睾丸肿大、疼痛、血肿形成等。

**09.088　睾丸血肿　testicular hematoma**
由外力作用导致睾丸内部或其白膜血管破裂，溢出的血液积聚在睾丸内的损伤。一般局限在睾丸内，临床表现为睾丸疼痛、肿胀等，合并感染者可形成睾丸脓肿。

**09.089　睾丸脱位　testicular dislocation,**
　　　　　**dislocation of testicle**
主要由于阴囊受到暴力创伤，睾丸脱出阴囊、移位到阴囊以外部位的损伤。如移位到腹股沟管、股管、腹腔或会阴部皮下组织等。

**09.090　睾丸破裂　testicular rupture，testicular**
　　　　　**fracture**
由于钝性或穿透性创伤等暴力作用，睾丸白膜撕裂、睾丸组织被挤压出白膜外的损伤。伴出血、血肿形成。临床表现为阴囊剧烈疼痛、肿胀，甚至呕吐及痛性休克等，阴囊壁可无血肿、瘀斑。

**09.091　睾丸穿透伤　penetrating injury of**
　　　　　**testis，penetrating testicular trauma**
利器（如细针、刀片、竹片、树枝、玻璃碎片等）或投射物（如子弹、爆炸物碎片等）穿入阴囊及睾丸，造成睾丸破裂、出血甚至睾丸丧失等损伤。

**09.092　睾丸坏死　testicular necrosis**
由各种因素导致睾丸血供障碍，继而出现睾丸组织细胞代谢停止、死亡，最终发生睾丸萎缩的疾病。

**09.093　睾丸萎缩　testicular atrophy**
由先天发育异常、血供障碍、感染、创伤等原因，导致睾丸生殖细胞减少甚至消失，间质不同程度纤维化、间质细胞增生的疾病。

**09.094　睾丸纤维化　testicular fibrosis**
由各种因素导致坏死或炎症后的睾丸实质被成纤维细胞和胶原替代的疾病。可以是局部、多灶或广泛的，甚至延伸到白膜。

**09.095　睾丸炎　orchitis**
由各种感染性或非感染因素引起的睾丸炎症性疾病。

**09.096　急性睾丸炎　acute orchitis**
以突发睾丸疼痛及肿胀为主要临床表现的睾丸急性炎症性疾病。通常由附睾的炎症扩散而来，常与附睾炎一并存在，可伴有全身不适或高热。孤立性睾丸炎临床很少见，其主要传播途径是血液播散。致病病原体主要是病毒和细菌。

**09.097　慢性睾丸炎　chronic orchitis**
以睾丸疼痛但无肿胀为主要表现的睾丸炎症性疾病。病程一般超过 6 周。多由非特异性急性睾丸炎治疗不彻底所致，也可由结核、真菌、螺旋体、寄生虫感染造成。

**09.098　感染性睾丸炎　infectious orchitis**
由病原微生物如病毒、细菌、真菌、螺旋体、寄生虫等导致的睾丸感染性炎症。

**09.099　病毒性睾丸炎　viral orchitis**
由病毒通过血液播散所引起的睾丸急性炎症性疾病。最常见的病毒是流行性腮腺炎病毒，其他少见的病毒如人类免疫缺陷病毒 1 型、EB 病毒、单纯疱疹病毒-2 型、寨卡病毒等。

**09.100　腮腺炎性睾丸炎　mumps orchitis**
由腮腺炎病毒经血行播散引起的睾丸炎症性疾病。常合并附睾炎。主要表现为睾丸、附睾疼痛和肿胀及发热等。如在青少年和成年男性中发病，可能引起睾丸萎缩，导致不育。

**09.101　细菌性睾丸炎　bacterial orchitis**
发生于睾丸的细菌感染性炎症。通常由附睾的炎症扩散而来，形成急性附睾-睾丸炎。单纯的细菌性睾丸炎临床罕见，以血行感染为主，病原菌多为葡萄球菌或链球菌属。

**09.102　睾丸脓肿　testicular abscess**
由化脓性细菌感染，或睾丸外伤血肿、梗死区域继发感染引起的睾丸局部脓肿。如果脓肿通过白膜破裂，可进展为阴囊脓肿。

**09.103　睾丸结核　testicular tuberculosis, tuberculosis of testis**

累及睾丸的结核性肉芽肿性炎症。多为附睾结核蔓延至睾丸所致。临床罕见。

**09.104　布鲁氏菌性睾丸炎　brucella orchitis**
布鲁氏菌病累及睾丸的一种人畜共患传染病。表现为单侧睾丸的急性或慢性肿胀，是布鲁氏菌病的特征性症状之一。

**09.105　黄色肉芽肿性睾丸炎　xanthogranu-lomatous orchitis**
发生于睾丸、由泡沫细胞构成的炎症性肉芽肿病变。通常与变形杆菌和大肠埃希菌有关。临床罕见，为破坏性病变，多需行睾丸切除术。

**09.106　睾丸软斑　testicular malakoplakia, malakoplakia of testis**
一种累及睾丸的慢性炎症性肉芽肿病变。通常与大肠埃希菌感染有关。好发于中年男性，表现为无痛性睾丸肿胀，或发热、寒战和睾丸疼痛。

**09.107　真菌性睾丸炎　fungal orchitis**
真菌感染累及睾丸所致的炎症性病变。临床少见，致病的真菌有念珠菌、曲霉菌、组织胞浆菌、球孢子菌、芽孢菌和放线菌等。

**09.108　寄生虫性睾丸炎　parasitic orchitis**
寄生虫感染导致的睾丸炎症性病变。临床少见，多见于非洲、亚洲和南美洲的丝虫病和锥虫病流行地区。

**09.109　非感染性睾丸炎　noninfectious orchitis**
非感染性因素导致的睾丸炎症性病变。病因可能是特发性的，也可能与创伤或自身免疫性因素有关。

**09.110　特发性肉芽肿性睾丸炎　idiopathic**

granulomatous orchitis

一种以非特异性肉芽肿性炎症和混合多核巨细胞为特征的睾丸炎症性病变。病因不明，临床罕见，通常表现为睾丸肿块，被高度怀疑为恶性肿瘤。创伤和抗精子抗体被认为是潜在的机制。睾丸切除术是目前最合适的治疗方法。

**09.111　自身免疫性睾丸炎　autoimmune orchitis**

一种以抗精子抗体存在为特征的睾丸自身免疫性疾病。

**09.112　原发性自身免疫性睾丸炎　primary autoimmune orchitis**

仅存在抗精子抗体而无其他相关疾病和临床表现的自身免疫性睾丸炎。

**09.113　继发性自身免疫性睾丸炎　secondary autoimmune orchitis**

继发于自身免疫性疾病、同时存在抗精子抗体的睾丸内血管炎。常见自身免疫性疾病如原发性血管炎，特别是白塞综合征、结节性多动脉炎和过敏性紫癜等。

**09.114　睾丸肿瘤　testicular tumor，tumor of testis**

发生于睾丸、因细胞异常增殖而形成的新生物。多为恶性，临床相对少见，好发于青壮年男性，主要表现为睾丸无痛性肿大或体检发现睾丸内肿物等。病理类型多样，95%以上是生殖细胞来源肿瘤，非生殖细胞来源肿瘤很少见。

**09.115　睾丸生殖细胞肿瘤　testicular germ cell tumor，germ cell tumor of testis**

发生于睾丸生殖细胞的一组良恶性肿瘤的总称。多为恶性，占睾丸恶性肿瘤的95%。按病理主要分为起源于生殖细胞原位瘤和与生殖细胞原位瘤无关两组。

**09.116　生殖细胞原位瘤　germ cell neoplasia in situ**

睾丸生精小管内生殖细胞的瘤变。是许多睾丸生殖细胞肿瘤的前体病变。常缺乏临床症状，最常见于侵袭性生殖细胞瘤附近的生精小管，约5%的睾丸癌对侧睾丸也可能存在此病变。

**09.117　精原细胞瘤　seminoma**

一种起源于睾丸生殖细胞原位瘤、由形态一致的肿瘤细胞构成的恶性肿瘤。是睾丸最常见的肿瘤，临床属低度恶性，对放射线敏感，预后较好。

**09.118　睾丸胚胎[性]癌　embryonal carcinoma of testis，testicular embryonal carcinoma**

一种起源于睾丸生殖细胞原位瘤的非精原细胞瘤。组织形态多样，单纯型占2%，通常作为混合性生殖细胞肿瘤的一种成分。

**09.119　睾丸卵黄囊瘤　yolk sac tumor of testis**

由类似于胚胎卵黄囊、尿囊膜和胚外间充质细胞/结构组成的非精原细胞瘤。临床罕见，分为青春期前型与青春期后型两种。

**09.120　青春期前型睾丸卵黄囊瘤　pre-pubertal type yolk sac tumor of testis**

发生于青春期前、与生殖细胞原位瘤无关的卵黄囊瘤。通常为纯生殖细胞瘤，侵袭性相对较弱，但更容易血行转移。

**09.121　青春期后型睾丸卵黄囊瘤　post-pubertal type yolk sac tumor of testis**

发生于青春期后、与生殖细胞原位瘤有关的卵黄囊瘤。通常是混合性生殖细胞肿瘤的一部分，侵袭性强。绝大多数患者血清甲胎蛋白（AFP）水平升高，治疗主要采用手术加化疗。

**09.122　睾丸滋养细胞肿瘤　trophoblastic tumor of testis**
起源于睾丸滋养细胞、具有与女性生殖道滋养细胞肿瘤相似形态学特征的非精原细胞瘤。包括绒毛膜癌、上皮样滋养细胞肿瘤和胎盘部位滋养细胞肿瘤等。血清人绒毛膜促性腺激素（hCG）水平多升高。

**09.123　睾丸绒毛膜癌　testicular choriocarcinoma**
由合胞滋养细胞、细胞滋养细胞和中间滋养层细胞组成的睾丸恶性生殖细胞肿瘤。好发于25～35岁年轻男性，血清人绒毛膜促性腺激素水平异常升高，早期即有血行转移。

**09.124　睾丸畸胎瘤　testicular teratoma**
由一种或多种胚层的不同组织构成的睾丸生殖细胞肿瘤。临床罕见，仅5%为单纯畸胎瘤，有50%的病例作为混合性生殖细胞肿瘤的一部分。分为青春期前型与青春期后型两种。

**09.125　青春期前型睾丸畸胎瘤　pre-pubertal type teratoma of testis**
发生于青春期前、与生殖细胞原位瘤或染色体12p扩增无关的畸胎瘤。好发于儿童，预后较好。

**09.126　青春期后型睾丸畸胎瘤　post-pubertal type teratoma of testis**
发生于青春期后、与生殖细胞原位瘤和染色体12p扩增相关的畸胎瘤。较青春期前型者多见，好发于25～35岁的青年人，侵袭性强。

**09.127　睾丸畸胎瘤伴体细胞型恶性肿瘤　testicular teratoma with somatic-type malignancy**
起源于睾丸生殖细胞原位瘤、伴有体细胞型恶性肿瘤成分的畸胎瘤。体细胞肿瘤成分可能是癌、肉瘤或者二者兼有，临床罕见，大多数发生于20～40岁人群，诊断时常有转移，局限于睾丸的病例通常预后良好，含肉瘤成分者预后较差。

**09.128　睾丸精母细胞型生殖细胞肿瘤　spermatocytic germ cell tumor of testis**
由细胞形态与不同成熟度精母细胞相似的小、中、大三种瘤细胞构成，与生殖细胞原位瘤无关的睾丸生殖细胞恶性肿瘤。临床罕见，常见于45岁以上人群正常下降的睾丸中，尚未发现与其他生殖细胞肿瘤混合发生。

**09.129　睾丸混合性生殖细胞瘤　mixed germ cell tumor of testis**
含有2种或以上生殖细胞成分的睾丸肿瘤。恶性混合性生殖细胞肿瘤的所有成分都可发生广泛转移，形成的转移瘤可有一种或多种生殖细胞肿瘤成分。最常见的是畸胎瘤与胚胎癌的组合，曾称畸胎癌。青春期前型的混合性生殖细胞瘤与生殖细胞原位瘤无关，预后亦较差。

**09.130　睾丸性索间质瘤　sex cord stromal tumor of testis**
一组来源于原始性索和（或）性腺间质的睾丸非生殖细胞肿瘤。包括间质细胞瘤、支持细胞瘤、颗粒细胞瘤、卵泡膜细胞瘤和未分类性索间质肿瘤。约占婴儿和儿童睾丸肿瘤的30%。约10%发生在成人的肿瘤可发生转移，组织学形态不能预测生物学行为。可能会释放性激素，引起相关临床表现。

**09.131　睾丸间质细胞瘤　Leydig cell tumor of testis**
来源于睾丸性索间质细胞的一种罕见肿瘤。

可发生于任何年龄人群，以儿童和青壮年居多。肿瘤细胞可合成、分泌性激素，男童可出现性早熟，成年男性出现乳房发育、性欲丧失、勃起功能障碍及不育。多为良性，少数可发生恶变，且多为成人型。

**09.132　睾丸恶性间质细胞瘤　malignant Leydig cell tumor of testis**
来源于睾丸间质细胞的恶性肿瘤。肿瘤直径超过 5cm，细胞异型且核分裂象增多，有坏死和血管浸润。患者年龄多大于 60 岁，常无内分泌症状，临床表现类似肾上腺皮质癌。

**09.133　睾丸支持细胞瘤　Sertoli cell tumor of testis**
由胎儿期、青春期和成年期不同时期的睾丸支持细胞构成的一种罕见肿瘤。可发生于任何年龄，成年人多见，好发于隐睾与46, XY 性发育异常患者。

**09.134　睾丸恶性支持细胞瘤　malignant Sertoli cell tumor of testis**
来源于睾丸支持细胞的恶性肿瘤。肿瘤直径超过 4cm，细胞异型且核分裂象增多，有坏死和血管浸润。好发于成年人，多数伴有乳腺增生。

**09.135　睾丸颗粒细胞瘤　granulosa cell tumor of testis**
来源于睾丸性索间质、类似于卵巢颗粒细胞瘤的一种罕见肿瘤。分为幼年型和成人型。幼年型多发生在 1 岁以内婴儿，可出现男性女性化表现；成人型更罕见。目前大多认为颗粒细胞瘤为良性病变，但也有局部复发和远处转移的可能性。

**09.136　睾丸卵泡膜纤维瘤　testicular fibrothecoma, fibrothecoma of testis**
发生于睾丸性索间质、类似于卵巢卵泡膜纤维瘤的一种罕见良性肿瘤。由梭形的卵泡膜细胞和纤维细胞及不同程度的胶原纤维组成。发病年龄跨度较大，一般不伴有激素改变。

**09.137　睾丸性腺母细胞瘤　testicular gonadoblastoma, gonadoblastoma of testis**
发生于含有生殖细胞的睾丸性索间质的恶性潜能未定肿瘤。主要由两种类型细胞组成：大的生殖细胞，类似于精原细胞；小的细胞，类似于不成熟的支持细胞和颗粒细胞。临床罕见。

**09.138　睾丸卵巢上皮型肿瘤　testicular tumor of ovarian epithelial type**
原发于睾丸和邻近组织、形态类似于卵巢表面上皮肿瘤的肿瘤。罕见，多发于老年男性，单侧多见，表现为大小不一的睾丸囊性肿物，囊内充满黏液或浆液。临床易误诊为鞘膜积液。

**09.139　睾丸网肿瘤　tumor of rete testis**
发生于睾丸网上皮的肿瘤。病理类型包括腺瘤和癌，临床罕见，多见于成人。

**09.140　睾丸网腺瘤　rete testis adenoma**
发生于扩张睾丸网的上皮性良性肿瘤。病理组织学形态类似于支持细胞瘤的小管状结构。

**09.141　睾丸网腺癌　rete testis adenocarcinoma**
原发于睾丸网的腺癌。由细胞性、大的瘤结节和散布于其中的小分支状裂隙样结构构成，易发生转移，预后差。

**09.142　睾丸表皮样囊肿　epidermoid cyst of testis**
一种来源于单胚层的睾丸良性肿瘤。临床较少见，通常表现为类圆形肿块。好发于靠近睾丸白膜的睾丸周边区，单发或多发，无痛、质硬、表面光滑，囊壁被覆角化的鳞状上皮，与睾丸白膜界限明确；囊内充满角化物质，可灶性钙化。

**09.143　睾丸类癌　testicular carcinoid**
发生于睾丸、由单一形态的神经内分泌细胞构成的低度恶性上皮性肿瘤。临床罕见，肿瘤细胞无异型性或仅轻度异型，少数出现类癌综合征。

**09.144　睾丸淋巴瘤　testicular lymphoma**
发生于睾丸的恶性淋巴组织肿瘤。分为原发性和继发性淋两种。病理表现为肿瘤结构排列均匀，睾丸被弥漫侵犯，常呈结节状。可以是多发性，亦可为单发。

**09.145　睾丸继发性肿瘤　secondary tumor of testis**
不是原发于睾丸的肿瘤，或由邻近的阴囊区肿瘤直接扩展到睾丸的肿瘤。原发肿瘤多见于前列腺、肺、结肠、肾等。

**09.146　睾丸微石症　testicular microlithiasis**
弥散分布于睾丸生精小管内、由直径<3mm的众多钙化灶形成的病变。临床可无症状，只是在超声检查时发现。可见于正常男性及不育症患者。

**09.147　睾丸内梗阻　intratesticular obstruction**
由先天或后天性因素导致的睾丸网梗阻。后

天性因素多于先天性因素，临床表现为无精子症与不育，诊断困难。

**09.148　睾丸网囊性扩张　cystic dilatation of rete testis**
由输出小管、附睾管阻塞，导致睾丸网囊性扩张并压迫实质组织的疾病。囊内充满精子和组织细胞。也见于没有阻塞性病变但接受血液透析治疗的肾衰竭患者，有时与草酸钙结晶沉积相关。

**09.149　睾丸网囊性发育不良　cystic dysplasia of rete testis**
睾丸纵隔或睾丸网不规则的先天性囊样扩张。是男童无痛性阴囊增大的常见原因，也可能表现为急性阴囊肿胀和疼痛。大多数病例有同侧肾发育不良或输尿管异常。

**09.150　睾丸附件扭转　torsion of appendix testis**
位于睾丸上端、附睾头下方的睾丸附件围绕其蒂部发生扭转，造成该附件急性缺血、坏死的疾病。好发于青少年，可表现为一侧阴囊内睾丸的突发疼痛或隐痛，于睾丸的上方或侧方可触及细小的痛性肿块，睾丸本身无变化。

**09.151　睾丸疼痛综合征　testicular pain syndrome**
在没有感染、炎症及其他明显局部病理改变的情况下，超过3个月的持续性或复发性睾丸局部疼痛或不适。

## 09.04　附睾疾病

**09.152　附睾畸形　epididymal malformation, epididymal deformity**
附睾在数目、大小、形态、结构等方面的异常或缺陷。

**09.153　附睾缺如　absence of epididymis**
在胚胎发育过程中，因睾酮水平低下，中肾管不发育或发育不全，导致附睾完全或部分缺失的先天畸形。常合并输精管缺如，精子排出受阻，临床表现主要为无精子症。

**09.154　附睾睾丸不连接　nonunion of epididymis and testis**
在胚胎发育过程中，因生殖结节与中肾管融合发生障碍，导致附睾头部和（或）尾部与睾丸部分或完全不连接，或附睾与睾丸完全分离的先天畸形。多见于隐睾。

**09.155　附睾闭锁　epididymal atresia**
在胚胎发育过程中，由中肾管发育停滞导致附睾连续性中断的先天畸形。

**09.156　附睾囊肿　epididymal cyst**
起源于睾丸网输出小管的上皮性囊性病变。属先天性囊肿，可能与激素环境改变有关。常见于附睾头部，可为单发或分隔多腔，单发多见，囊液透亮无精子。

**09.157　精子囊肿　spermatocele**
由附睾和（或）输精管炎症或输精管结扎，继发导致的附睾管囊性扩张。属获得性囊肿，通常在附睾头部，多为单发，囊液中含有死精子。

**09.158　附睾创伤　epididymal trauma**
由外力或医源性因素等作用导致的附睾组织结构完整性被破坏或功能障碍。单纯附睾损伤少见，多合并阴囊及其他内容物的损伤。

**09.159　附睾血肿　epididymal hematoma, hematoma of epididymis**
由外力作用或医源性因素导致附睾血管破裂，溢出的血液在局部形成充满血液的肿块。单纯附睾血肿罕见，常并发阴囊及睾丸血肿。

**09.160　附睾破裂　epididymal rupture**
由钝性或穿透伤等暴力作用导致附睾白膜撕裂、附睾组织被挤压出白膜外的损伤。常

伴出血、血肿形成。单纯附睾破裂罕见，常并发睾丸破裂。

**09.161　附睾炎　epididymitis**
发生在附睾的炎症性疾病。常与感染有关，多为细菌感染。

**09.162　急性附睾炎　acute epididymitis**
以突发附睾疼痛和肿胀为特征的急性炎症性疾病。常由邻近泌尿生殖道感染逆行蔓延所致，可从附睾尾部向头部蔓延至整个附睾。

**09.163　急性附睾睾丸炎　acute epididymo-orchitis**
急性附睾炎与被其局部扩散累及的同侧睾丸炎的合称。

**09.164　慢性附睾炎　chronic epididymitis**
以附睾疼痛为特征的慢性炎症性疾病。附睾一般无肿胀，症状持续 3 个月以上，多与急性附睾炎治疗不彻底、反复发作有关。

**09.165　感染性附睾炎　infectious epididymitis**
由病原微生物如细菌、沙眼衣原体、生殖支原体等导致的附睾感染性炎症。主要表现为附睾疼痛和肿胀。

**09.166　细菌性附睾炎　bacterial epididymitis**
发生于附睾的细菌性感染。主要表现为附睾疼痛和肿胀。一般为单侧，多由邻近泌尿生殖道感染逆行蔓延所致，可从附睾尾部向头部蔓延至整个附睾。常见致病菌为大肠埃希菌。

**09.167　附睾脓肿　abscess of epididymis**
附睾因化脓性细菌感染所形成的局部脓肿。

**09.168　附睾结核　tuberculosis of epididymis,**

epididymal tuberculosis

又称"结核性附睾炎（tuberculous epididymitis）"。结核杆菌侵犯附睾引起的特异性炎症。多为血行感染。临床表现为附睾肿胀、疼痛，可与阴囊粘连或形成寒性脓肿，破溃形成皮肤窦道。常伴有输精管结核。

**09.169 淋球菌性附睾炎 gonococcal epididymitis**
淋球菌感染累及附睾所引起的炎症性病变。一般为单侧，发生于5%～10%未经治疗的男性淋病患者。

**09.170 布鲁氏菌性附睾炎 brucella epididymitis**
布鲁氏菌病累及附睾的一种人畜共患传染病。临床表现主要为单侧附睾的急性或慢性肿胀。常与布鲁氏菌性睾丸炎一同存在。

**09.171 病毒性附睾炎 viral epididymitis**
由病毒通过血液感染附睾所引起的炎症性病变。多见于儿童，最常见的病毒是流行性腮腺炎病毒，其他少见的病毒如肠病毒、腺病毒等。

**09.172 腮腺炎性附睾炎 mumps epididymitis**
由腮腺炎病毒经血行感染附睾所引起的急性炎症性疾病。常合并睾丸炎。临床表现主要为发热，睾丸、附睾疼痛和肿胀等。

**09.173 衣原体性附睾炎 chlamydial epididymitis**
由衣原体感染附睾所引起的炎症性病变。多由沙眼衣原体性尿道炎逆行蔓延所致。一般为单侧，可与沙眼衣原体性尿道炎同时存在。

**09.174 支原体性附睾炎 mycoplasmal epididymitis**
由生殖支原体感染附睾所引起的炎症性病变。多为生殖支原体性尿道炎逆行蔓延所致。一般为单侧，可与生殖支原体性尿道炎同时存在。

**09.175 丝虫性附睾炎 filarial epididymitis**
丝虫感染累及附睾所致的附睾炎症性病变。可累及精索，导致精索附睾丝虫病。临床少见，多见于非洲、亚洲和南美洲的丝虫病流行地区。

**09.176 非感染性附睾炎 noninfectious epididymitis**
非感染性因素导致的附睾炎症性病变。病因可能是特发性的，也可能与创伤、自身免疫性因素（如白塞综合征、过敏性紫癜）、药物使用等有关。

**09.177 胺碘酮诱导性附睾炎 amiodarone-induced epididymitis**
长期应用胺碘酮后出现的附睾炎症性病变。临床表现为附睾肿大、疼痛，抗生素治疗无效，停用胺碘酮后症状消失。胺碘酮在附睾浓度高，积聚在附睾中，可能导致精液呈褐色。

**09.178 附睾梗阻 epididymal obstruction**
由各种因素导致精子潴留在附睾管内、无法向输精管输送的疾病。常伴梗阻以上附睾管扩张。是梗阻性无精子症的最常见原因。常见病因包括先天性因素与后天性因素，部分病因不明。

**09.179 扬氏综合征 Young syndrome**
以慢性鼻窦炎、支气管扩张和梗阻性无精子症三联征为主要表现的临床综合征。患者睾丸生精功能正常，但由于动力性原因导致附睾管阻塞，精子无法排出。

**09.180 附睾肿瘤 epididymal tumor, tumor**

of epididymis

发生于附睾、因细胞异常增殖而形成的新生物。临床少见，主要表现为附睾无痛性肿大或体检发现肿物，有时伴坠胀感等。

**09.181　附睾良性肿瘤　benign tumor of epididymis**

发生于附睾、表现为良性病理过程的异常新生物。临床少见，以中青年居多，好发于附睾尾部，多为单侧，表现为阴囊内无痛性肿块，少数患者有附睾隐痛或轻微胀痛。

**09.182　附睾腺瘤样瘤　adenomatoid tumor of epididymis**

由附睾内具有间皮特点的细胞构成的良性肿瘤。是附睾最常见的良性肿瘤。

**09.183　附睾平滑肌瘤　epididymal leiomyoma**

发生于附睾平滑肌组织的良性肿瘤。

**09.184　附睾乳头状囊腺瘤　papillary cystadenoma of epididymis**

发生于附睾管内的良性乳头状上皮性肿瘤。镜下以乳头表面衬以胞质透明的柱状细胞为特点。临床罕见。

**09.185　附睾浆液性囊腺瘤　serous cystade-noma of epididymis**

起源于附睾米勒管残余的上皮性良性肿瘤。镜下见立方或柱状的囊肿上皮，具有分泌功能，常有纤毛。临床罕见，多见于年轻男性。

**09.186　附睾恶性肿瘤　malignant tumor of epididymis**

发生于附睾、表现为恶性病理过程的异常新生物。临床罕见，好发于附睾尾部，多为单侧，表现为阴囊内肿瘤体积较大，直径多大于3cm，进行性生长，可有局部疼痛、患侧精索增粗、周围界限不清等，甚至出现转移灶。少数患者无症状。

**09.187　附睾腺癌　adenocarcinoma of epididymis**

来源于附睾上皮的恶性肿瘤。瘤细胞呈柱状或立方状、小管状、管状乳头状、囊性或几种形态的混合形式。临床罕见。

**09.188　附睾肉瘤　epididymal sarcoma**

来源于附睾间叶组织及其衍生物的一类恶性肿瘤。包括平滑肌肉瘤、横纹肌肉瘤等。临床罕见。

**09.189　附睾淤积症　epididymal stasis syndrome**

由输精管阻断导致附睾内压升高、精子外溢而引发的无菌性炎症反应。为输精管绝育术后远期并发症之一，常见于术后6个月以上，表现为附睾肿胀、疼痛，并向腹股沟、下腹及腰骶部放射，较长时间站立、行走及性生活后加重。

**09.190　附睾附件扭转　torsion of appendix epididymis**

位于附睾头部表面的附睾附件围绕其蒂部扭转，造成该附件急性缺血、坏死的疾病。好发于青少年，可表现为一侧阴囊内睾丸的突发疼痛或隐痛，于附睾头部上方可触及细小的痛性肿块，附睾本身无变化。

**09.191　附睾疼痛综合征　epididymal pain syndrome**

在没有感染、炎症及其他明显局部病理改变的情况下，超过3个月的持续性或复发性的附睾局部疼痛或不适。

**09.192** **输精管畸形** deformity of vas deferens，malformation of vas deferens
输精管在数量、结构等方面的异常或缺陷。

**09.193** **输精管闭锁** atresia of vas deferens
双侧、单侧或部分输精管缺如的先天性发育畸形。双侧输精管闭锁可导致无精子症。

**09.194** **先天性输精管缺如** congenital absence of vas deferens，CAVD
由先天性因素导致输精管不发育、缺如的先天畸形。可伴有附睾和精囊缺如或发育不全。可单独发生或表现为囊性纤维化。

**09.195** **先天性双侧输精管缺如** congenital bilateral absence of vas deferens，CBAVD
由双侧输精管不发育导致双侧输精管缺失的先天畸形。常伴有附睾体尾部、精囊缺如，但附睾头部完整。可单独发生或表现为囊性纤维化，后者与*CFTR*等基因突变有关。

**09.196** **囊性纤维化跨膜转导调节因子** cystic fibrosis transmembrane transduction regulator，CFTR
由*CFTR*基因编码的一种ATP结合盒转运蛋白类离子通道蛋白。负责将氯离子转运到上皮细胞膜上。*CFTR*基因突变可导致囊性纤维化、男性输精管先天缺失如。

**09.197** **先天性单侧输精管缺如** congenital unilateral absence of vas deferens，CUAVD
由先天性单侧输精管不发育导致同侧输精管缺失的先天畸形。可能合并单侧肾缺如。

**09.198** **输精管发育不全** hypoplasia of vas deferens，vas deferens hypoplasia
在胚胎发育过程中，因中肾管发育成输精管的过程停滞，输精管部分存在，或输精管部分或全段纤细甚至管腔闭锁的先天畸形。可伴有同侧肾脏、附睾、精囊或前列腺发育不良，但双侧睾丸发育正常。

**09.199** **重复输精管** duplication of vas deferens，duplicated vas deferens
在胚胎发育过程中，由中肾管发育异常导致单侧存在两支输精管的先天畸形。分为部分重复和完全重复两种，可伴有同侧肾发育异常和囊性纤维化。

**09.200** **异位输精管** vas deferens ectopic
在胚胎发育过程中，由中肾管发育异常导致输精管异常开口于膀胱、输尿管或米勒管囊肿等位置的先天畸形。常伴有泌尿道、胃肠道畸形。

**09.201** **长襻输精管** long loop vas deferens
因高位隐睾致输精管明显延长，在腹股沟管甚至阴囊内成襻后折返入盆腔的先天畸形。输精管可延长至正常的2倍以上。部分患者的附睾体尾部也明显延长，与输精管共同构成长襻状的附睾与输精管。

**09.202** **输精管创伤** vas deferens trauma
由医源性损伤或外伤导致输精管组织结构完整性被破坏或功能障碍。医源性输精管损伤主要是由腹股沟区手术引起，阴囊火器伤亦可损伤输精管。

**09.203** **精子肉芽肿** sperm granuloma
因精子漏到输精管外或附睾间质，形成由精子、吞噬了精子的吞噬细胞和增生的纤维细胞所组成的肉芽肿。常见原因主要有输精管绝育术后断端未完全闭合或输精管穿刺孔未完全闭合，或附睾炎症或外伤导致附睾管管腔扩张破裂。

**09.204　输精管炎**　deferentitis，vasitis

发生于输精管的炎症性病变。单纯的输精管炎非常少见，常与附睾炎等同时存在，炎症通过直接蔓延所致，双侧病变可导致梗阻性无精子症。有时也可通过血行或淋巴途径引起。

**09.205　结节性输精管炎**　vasitis nodosa

因输精管内精子穿透或外渗到周围组织，引发自身免疫反应而出现的输精管炎性结节性病变。多发生在输精管切除术或疝修补术后。病理表现为良性反应性增生，以腺管状增生为特征，可致输精管弥漫性或局灶性结节性或筛状膨大。

**09.206　输精管结核**　tuberculosis of vas deferens，tuberculosis of ductus deferens

结核杆菌侵犯输精管引起的特异性炎症性病变。多见于青壮年，临床表现为输精管串珠样结节，多伴附睾结核。

**09.207　输精管梗阻**　vas deferens obstruction，obstruction of vas deferens

由先天性或后天性因素等导致输精管闭锁，精子不能通过输精管排出体外的疾病。双侧病变可导致无精子症与不育。

**09.208　输精管插管术**　catheterization of vas deferens

采用输精管穿刺技术，引入导丝或导管，配合注水或造影，以判断输精管是否梗阻及梗阻部位的技术。亦可自导管注入药物治疗精囊炎症。

**09.209　输精管造影**　vasography

判断输精管情况及输精管梗阻部位、范围的放射显影技术。局部麻醉下，经皮或切开固定输精管阴囊部，用细针穿刺入输精管腔，将造影剂注入并摄X射线片。

**09.210　输精管精囊造影**　vaso-seminal vesiculography

判断输精管梗阻部位和范围、精囊是否存在及异常、射精管是否梗阻的放射显影技术。局部麻醉下，经皮或切开固定输精管阴囊部，用细针穿刺入管腔，向输精管远端及精囊方向注入造影剂并摄X射线片。

**09.211　输精管肿瘤**　tumor of vas deferens

发生于输精管、因细胞异常增殖而形成的新生物。原发性输精管良性肿瘤有神经纤维瘤、平滑肌瘤等；输精管恶性肿瘤多为邻近的附睾、前列腺等恶性肿瘤直接侵犯所致。临床罕见。

## 09.06　精索疾病

**09.212　精索静脉曲张**　varicocele

精索内蔓状静脉丛的异常迂曲、扩张。多见于青壮年，常发生在左侧，可导致睾丸功能减退及疼痛不适，为男性不育常见原因之一。

**09.213　原发性精索静脉曲张**　primary varicocele

由解剖学因素导致的精索内蔓状静脉丛异常迂曲、扩张。多见于左肾静脉压力高、侧支循环和精索内的静脉瓣功能和（或）发育不良。

**09.214　继发性精索静脉曲张**　secondary varicocele

由腹腔或腹膜后疾病压迫或堵塞精索静脉，导致的精索内蔓状静脉丛异常迂曲、扩张。常由腹腔或腹膜后巨大肿瘤、肾积水、异位血管压迫，或肾静脉、腔静脉癌栓阻塞等所致。

**09.215 胡桃夹现象** nutcracker phenomenon
因腹主动脉和肠系膜上动脉形成的夹角偏小，左肾静脉在此处受压、回流入下腔静脉受阻的解剖异常。常伴有静脉受阻远端扩张，但无临床症状。

**09.216 左肾静脉压迫综合征** left renal vein entrapment syndrome
又称"胡桃夹综合征（nutcracker syndrome）"。左肾静脉在腹主动脉和肠系膜上动脉形成的夹角之间走行时受压，出现血尿和（或）蛋白尿、腹痛、盆腔静脉曲张、精索静脉曲张等表现的临床综合征。

**09.217 亚临床型精索静脉曲张** subclinical varicocele
体检时不能发现，临床触诊及瓦尔萨尔瓦动作阴性，但经彩色多普勒超声等检查可发现的轻微精索静脉曲张。

**09.218 临床型精索静脉曲张** clinical vari-cocele
体检时即可发现的精索静脉曲张。可伴有患侧阴囊坠胀等临床症状。临床分为轻（Ⅰ）、中（Ⅱ）、重（Ⅲ）三度。

**09.219 复发性精索静脉曲张** recurrent varicocele
精索静脉曲张手术或栓塞治疗后6个月再发的临床型精索静脉曲张。

**09.220 精索静脉超声检查** ultrasonography of spermatic vein
判断精索内蔓状静脉有无曲张及其曲张程度的彩色多普勒超声检查。

**09.221 精索静脉造影** spermatic venography
判断精索内蔓状静脉有无曲张、有无瓣膜及其功能的放射显影技术。经股静脉插管至睾丸静脉，注入造影剂，根据造影剂逆流情况判定程度。

**09.222 精索损伤** injury of spermatic cord
因各种致病因素作用导致的精索组织结构、功能等发生破坏性改变及其所带来的局部和全身反应。致病因素包括物理、化学、生物、免疫、缺氧、营养、先天性因素等。

**09.223 精索创伤** trauma of spermatic cord
因外力等作用或医源性因素导致的精索组织结构完整性被破坏或功能障碍。临床表现为精索局部疼痛、肿胀、淤血、出血等。

**09.224 精索血肿** hematoma of spermatic cord
因各种原因致血液积于精索内，形成充满血液的肿块。致病因素包括外力作用或医源性因素，也可能是特发性、继发于抗凝治疗、腹膜后出血的延伸等。

**09.225 精索离断** amputation of spermatic cord
阴囊被割伤、咬伤或医源性原因，导致精索完全或不完全离体的一种严重外伤。可能导致睾丸缺血坏死或萎缩。

**09.226 精索扭转** spermatic cord torsion, torsion of spermatic cord
曾称"睾丸扭转（testicular torsion, torsion of testis）"。各种原因导致精索沿纵轴旋转，睾丸附睾血液循环发生障碍，继而引起睾丸附睾缺血、坏死的急症。多由睾丸和精索本身的解剖异常或睾提肌活动度异常增大所致。

**09.227 鞘膜内精索扭转 intravaginal spermatic cord torsion**

精索在鞘膜内沿纵轴旋转，继而出现睾丸附睾缺血、坏死的急症。常因鞘膜内精索过长、与睾丸形成"钟摆"样畸形，或因青春期睾丸快速生长。多见于青少年，常在休息或睡眠时发生。

**09.228 鞘膜外精索扭转 extravaginal spermatic cord torsion**

又称"围生期精索扭转（perinatal spermatic cord torsion）"。睾丸还没有下降固定到阴囊前所发生的整个精索的扭转，导致睾丸附睾缺血、坏死、萎缩甚至消失的疾病。扭转最常发生在分娩前，也可能发生在分娩期间或分娩后。出生后阴囊内无睾丸，或阴囊内仅见含铁血黄素的小块状物，较少见于腹股沟管内。

**09.229 精索炎 funiculitis**

发生在精索内组织（包括输精管、血管、淋巴管、结缔组织）的炎症性疾病。常继发于炎症与外伤。可由感染沿输精管、淋巴管逆行蔓延或直接侵及精索引起，严重时可形成脓肿。

**09.230 精索附睾丝虫病 filariasis of funiculo-epididymis**

由丝虫侵入精索淋巴系统引起的附睾及精索下部的局限性淋巴管炎。可出现精索条索状肿块、鞘膜积液和淋巴水肿，甚至乳糜尿。

**09.231 增生性精索炎 proliferative funiculitis**

发生于精索、类似于软组织结节性筋膜炎的炎症性疾病。可能与缺血、精索扭转有关。

**09.232 精索肿瘤 tumor of spermatic cord**

发生于精索、因细胞异常增殖而形成的新生物。临床少见，主要表现为阴囊、腹股沟区包块等。

**09.233 精索良性肿瘤 benign tumor of spermatic cord**

发生在精索、表现为良性病理过程的异常新生物。约占精索肿瘤的70%。常见病理类型主要有脂肪瘤、纤维瘤、平滑肌瘤，血管瘤少见。

**09.234 精索脂肪瘤 lipoma of spermatic cord**

起源于精索鞘膜内脂肪组织的良性肿瘤。为精索最常见的良性肿瘤，多为单侧。

**09.235 精索血管黏液脂肪瘤 angiomyxolipoma of spermatic cord**

精索脂肪瘤的一种罕见亚型。肿瘤界限清楚但没有包膜，脂肪组织与较大而扩张的血管混合存在，部分区域为疏松的黏液组织，黏液区域含成纤维细胞样细胞。

**09.236 精索纤维瘤 fibroma of spermatic cord**

起源于精索内结缔组织的良性肿瘤。为精索常见的良性肿瘤，可分为纯纤维瘤和混合性纤维瘤。

**09.237 精索平滑肌瘤 leiomyoma of spermatic cord**

起源于精索睾提肌内平滑肌纤维或附睾输精管连接处肌纤维的平滑肌瘤。有别于附睾输精管的平滑肌瘤。临床少见。

**09.238 精索恶性肿瘤 malignant tumor of spermatic cord**

发生于精索、表现为恶性病理过程的异常新生物。约占精索肿瘤的30%。常见病理类型主要有精索肉瘤及恶性纤维组织细胞瘤等。

**09.239 精索肉瘤 sarcoma of spermatic cord**

来源于精索间叶组织及其衍生物的一类恶性肿瘤。临床罕见，主要包括横纹肌肉瘤、脂肪肉瘤、纤维肉瘤、平滑肌肉瘤等，黏液肉瘤、组织细胞肉瘤罕见。

**09.240 精索恶性纤维组织细胞瘤** malignant fibrous histiocytoma of spermatic cord
由精索原始组织细胞和原始间叶细胞恶性分化形成的多形性肿瘤。临床罕见，恶性度高。

**09.241 精索继发性肿瘤** secondary tumor of spermatic cord
一组来源于精索外的恶性肿瘤。前列腺、肾、胃、肺等部位恶性肿瘤经输精管、淋巴管或血行转移而来，通常伴有睾丸、附睾等处的转移病灶。

**09.242 睾丸旁肿瘤** paradidymal tumor
发生于阴囊内睾丸外的肿瘤统称。包括附睾、输精管、精索等肿瘤，其中70%～90%的睾丸旁肿瘤发生于精索。

# 10. 前列腺疾病

## 10.01 前列腺畸形

**10.001 前列腺畸形** prostatic malformation，prostatic deformity
前列腺在数目、形态、结构、位置等方面的异常或缺陷。

**10.002 前列腺缺如** prostatic absence
在胚胎发育过程中，由附属性腺分化异常导致的前列腺组织缺失。常伴有精囊缺如。

**10.003 异位前列腺** ectopic prostate
在前列腺正常部位以外的前列腺组织。可出现在如膀胱三角区、膀胱颈、膀胱壁肌层、阴茎根部、残留脐尿管末端、前列腺部尿道内等不同部位。

**10.004 前列腺囊肿** cyst of prostate，prostatic cyst，prostate cyst
先天性米勒管发育异常或后天性前列腺腺泡梗阻引起前列腺组织的囊样改变。

**10.005 前列腺小囊囊肿** prostatic utricle cyst，cyst of prostatic utricle
来源于米勒管尾端退化遗迹即前列腺小囊的病理性增大。系由各种原因致其与前列腺部尿道相通的开口出现不全梗阻或完全梗阻所致。位于前列腺中线区域，较米勒管囊肿小，通常延伸不会超过前列腺基底部。

**10.006 米勒管囊肿** Müllerian duct cyst
又称"中肾旁管囊肿（paramesonephric duct cyst）"。局灶未退化的米勒管的囊性扩张。位于前列腺中线区域，可超越前列腺基底部，向后上方延伸形成泪滴状中线囊肿，通常不与射精管、尿道或精囊相交通，囊肿液中常无精子或果糖。

**10.007 前列腺潴留囊肿** prostatic retention cyst，retention cyst of prostate
后天性前列腺腺管梗阻导致的前列腺腺泡囊

样扩张。囊肿直径多为1～2cm，位于前列腺 组织内侧方，多见于前列腺增生患者。

## 10.02　前列腺损伤

**10.008　前列腺损伤**　prostatic injury
因各种致病因素作用导致的前列腺组织结构、功能发生破坏性改变及其所带来的局部和全身反应。致病因素包括物理、化学、生物、免疫、缺氧等因素。

**10.009　前列腺创伤**　prostatic trauma
因外伤或医源性损伤导致的前列腺组织结构完整性被破坏或功能障碍。常见外伤包括

会阴或直肠的刺伤、火器伤、工伤、交通事故等，成为多发伤的一部分。经尿道操作可造成医源性损伤。

**10.010　前列腺梗死**　infarction of prostate，infarct of prostate，prostatic infarct
由前列腺局部相对或绝对血供不足导致的前列腺局部组织缺血性坏死。

## 10.03　前　列　腺　炎

**10.011　前列腺炎**　prostatitis
因病因不同而表现出不同的症状、体征及预后的一类前列腺炎症与疼痛性疾病。

**10.012　Ⅰ型前列腺炎**　category Ⅰ prostatitis
又称"急性细菌性前列腺炎（acute bacterial prostatitis）"。致病菌感染前列腺所致的急性炎症性疾病。临床表现为明显的下尿路症状与全身症状。

**10.013　前列腺脓肿**　abscess of prostate，prostatic abscess
前列腺内化脓性细菌感染灶，因组织坏死、溶解而形成充满脓液的局限性病灶。多由急性细菌性前列腺炎未能及时控制发展而来。

**10.014　Ⅱ型前列腺炎**　category Ⅱ prostatitis
又称"慢性细菌性前列腺炎（chronic bacterial prostatitis）"。致病菌感染前列腺所致的慢性炎症性病变。临床表现主要为持续3个月以上、反复发作的下尿路感染症状，可伴有焦虑、性功能减退等症状，前列腺按摩液/精液/前列腺按摩后尿液标本中白细胞数量

较初始尿液及中段尿液高出10倍，前列腺液细菌培养阳性。

**10.015　Ⅲ型前列腺炎**　category Ⅲ prostatitis
又称"慢性前列腺炎/慢性盆腔疼痛综合征（chronic prostatitis/chronic pelvic pain syndrome，CP/CPPS）"。在某些非感染因素作用下，患者出现持续3个月以上的，以耻骨上区域疼痛或不适、尿频、尿后痛等症状为特征的一组疾病。又分为炎症性和非炎症性两种亚型。

**10.016　ⅢA型前列腺炎**　category ⅢA prostatitis
炎症型慢性前列腺炎/慢性盆腔疼痛综合征，其精液、前列腺液或前列腺按摩后尿液中出现白细胞。

**10.017　ⅢB型前列腺炎**　category ⅢB prostatitis
非炎症型慢性前列腺炎/慢性盆腔疼痛综合征，其精液、前列腺液或前列腺按摩后尿液中未发现白细胞。

**10.018　Ⅳ型前列腺炎　category Ⅳ prostatitis**
又称"无症状前列腺炎（asymptomatic inflammatory prostatitis）"。患者临床无自觉症状，仅在进行有关前列腺方面的检查（前列腺按摩液、精液、前列腺组织活检及前列腺切除标本的病理检查）时发现炎症证据的一种前列腺炎。

**10.019　结核性前列腺炎　tuberculous prostatitis**
又称"前列腺结核（prostate tuberculosis）"。由结核杆菌感染前列腺所引起的特异性炎症。可累及精囊。早期症状不明显。

**10.020　淋球菌性前列腺炎　gonococcal prostatitis**
由淋球菌感染前列腺所引起的炎症性病变。可表现为急性细菌性前列腺炎症状。

**10.021　衣原体性前列腺炎　chlamydial prostatitis**
由衣原体感染前列腺所引起的炎症性病变。多由沙眼衣原体性尿道炎逆行蔓延所致。

**10.022　滴虫性前列腺炎　trichomonal prostatitis**
由阴道毛滴虫感染前列腺所引起的炎症性病变。通过性传播途径逆行感染，临床症状与细菌性前列腺炎大致相同，可急性发作。

**10.023　肉芽肿性前列腺炎　granulomatous prostatitis**
感染或非感染因素导致前列腺组织内形成上皮样肉芽肿的一种特殊类型前列腺炎。伴或不伴其他炎症细胞。感染因素包括细菌、寄生虫、真菌和病毒等。常见于经尿道切除的前列腺组织或者前列腺活检组织。

**10.024　前列腺软斑　malakoplakia of prostate**
由革兰氏阴性杆菌感染前列腺引起的一种慢性炎症性肉芽肿性。前列腺组织细胞增生形成的小结节病灶，组织细胞胞质有软斑病小体。

**10.025　前列腺炎性假瘤　inflammatory pseudotumor of prostate**
一种发生于前列腺的非特异性慢性增殖性炎症。在慢性炎症的作用下，由局部组织肌成纤维细胞增生形成肿块，富含血管和炎症细胞。

**10.026　免疫球蛋白 G4 相关前列腺炎　IgG4 prostatitis**
又称"IgG4相关前列腺炎"。免疫球蛋白G4（IgG4）相关多器官纤维炎症性疾病累及前列腺所致的免疫性炎症。组织学活检表现为前列腺炎，临床表现为下尿路症状，对皮质类固醇反应良好。

**10.027　慢性前列腺炎症状指数　chronic prostatitis symptom index，CPSI**
一种常用的评估慢性前列腺炎症状和生活质量的问卷。也常用于对患者进行疗效评估和随访。包含9个问题，涉及慢性前列腺炎的疼痛、排尿功能、对生活质量影响三个方面。由美国国立卫生研究院（NIH）制定并推广，通常表述为NIH-CPSI。

**10.028　盆腔疼痛表型　phenotyping of pelvic pain**
一种描述慢性盆腔疼痛症状的表型分类系统。分为六大表型，包括排尿症状（urinary symptom）、社会心理症状（psychosocial symptom）、器官特异性症状（organ-specific symptom）、感染症状（infection symptom）、神经性/全身性症状（neurologic/systemic symptom）、骨骼肌触痛症状（tenderness of skeletal muscle symptom）。常表述为UPOINT表型，每个患者的症状表型可以为其中的一个或多个。

**10.029　良性前列腺增生　benign prostatic hyperplasia，BPH**
简称"前列腺增生"。由前列腺间质与腺体增生致其体积肥大、压迫尿道，引起膀胱出口梗阻和以下尿路症状为主要临床表现的排尿障碍性疾病。多见于中老年男性。

**10.030　前列腺结节状增生　nodular hyper-plasia of prostate**
前列腺间质和腺体成分非肿瘤性的结节状增生。为前列腺增生组织的常见病理学表现。

**10.031　前列腺透明细胞筛状增生　clear cell cribriform hyperplasia of prostate**
一种少见的前列腺呈结节性增生的良性病变。特征是增生的腺上皮细胞胞质丰富、透明，排列成乳头状-筛状结构，细胞核小而均匀。

**10.032　前列腺基底细胞增生　basal cell hyperplasia of prostate**
前列腺基底细胞呈结节状增生的良性病变。腺腔内增生的基底细胞可呈筛状结构。

**10.033　前列腺不典型腺瘤样增生　atypical adenomatous hyperplasia of prostate**
发生于前列腺移行带、由增生拥挤的腺体形成的假瘤性病变。不具有明显细胞异型性，无浸润性生长，腺体周围至少部分存在基底细胞。与分化好的前列腺腺癌很难区分。

**10.034　良性前列腺梗阻　benign prostatic obstruction，BPO**
由良性前列腺增生而引起的膀胱出口梗阻和尿液排空障碍。通常与前列腺体积增大有关，偶与前列腺纤维硬化和平滑肌张力增强

有关。临床表现主要为下尿路症状，长期病变可以导致上尿路梗阻。

**10.035　国际前列腺症状评分　international prostate symptom score，IPSS**
通过问卷方式记录 7 类前列腺相关症状发生频率和生活质量的定量评分系统。用于定量评估良性前列腺增生/下尿路症状患者症状严重程度，也可用于比较各种治疗的疗效。

**10.036　膀胱过度活动症状评分　overactive bladder symptom score，OABSS**
记录膀胱过度活动症 4 个相关症状，即白天排尿次数、夜间排尿次数、尿急、急迫性尿失禁发生频次的一种问卷表。根据总评分可评估膀胱过度活动症的严重程度。

**10.037　膀胱过度活动症　overactive bladder，OAB**
一类排除感染及其他明显病理学改变等原因，以尿急症状为特征的综合征。常伴有尿频和夜尿，可伴或不伴急迫性尿失禁。

**10.038　排尿日记　voiding diary**
按时间记录排尿次数、排尿量、尿失禁事件、尿垫使用情况、饮水量及其类型、其他相关信息的日记。

**10.039　排尿频率-容量表　voiding frequency volume charts**
一种按时间记录排尿次数、排尿量的排尿日记。

**10.040　尿[流]动力学检查　urodynamics study**
利用流体力学和电生理学原理，研究尿液输送、储存和排出等过程的检查。用于诊断尿

路功能障碍性疾病，并可同时了解储尿期与排尿期膀胱和尿道的功能变化。

**10.041 尿流率测定 uroflowmetry**
一项以排尿时间和排尿量为变量，用尿流率仪记录整个排尿过程尿流曲线的检查。检测的项目包括最大尿流率、平均尿流率、排尿量、到达最大尿流率时间、尿流时间等。

**10.042 压力–流率测定 pressure-flow study**
通过测定膀胱内压力与尿流率的关系，来判断膀胱的顺应性、逼尿肌收缩情况、膀胱感觉等功能的检查。可反映下尿路梗阻程度和逼尿肌功能。

**10.043 膀胱出口梗阻 bladder outlet obstruction，BOO**
由各种原因导致膀胱颈和（或）尿道异常，继发尿液流出道阻力升高、尿液排出困难的现象。特征是逼尿肌压力升高和尿流率降低。通常通过逼尿肌压力–流率同步测定来诊断。

**10.044 逼尿肌过度活动 detrusor overactivity**
在膀胱充盈期出现的逼尿肌不自主收缩。可自发或受刺激诱发。

**10.045 逼尿肌活动低下 detrusor underactivity**
排尿期出现的膀胱逼尿肌收缩力量减弱和（或）收缩时相缩短，不能排空膀胱的现象。

**10.046 膀胱内前列腺突出 intravesical prostatic protrusion，IPP**
增生的前列腺向膀胱内突起部分而形成的异常解剖形态。可导致膀胱出口"球瓣"样梗阻，继发一系列排尿障碍和膀胱功能失代偿等临床表现。可作为判断膀胱出口梗阻的指标之一。

**10.047 膀胱重量超声评估 ultrasound-estimated bladder weight**
通过腹部超声检查来计算膀胱重量的技术。可反映膀胱出口梗阻程度。

**10.048 前列腺增生临床进展 clinical progression of benign prostatic hyperplasia**
前列腺增生患者的主观症状与客观指标随着病程的延长进行性加重的趋势。主要表现为下尿路症状加重，导致患者生活质量下降、最大尿流率进行性下降、反复血尿、反复尿路感染、膀胱结石、急性尿潴留及肾功能损害等。

**10.049 前列腺增生观察等待 watchful waiting of benign prostatic hyperplasia**
对生活质量尚未受到下尿路症状/前列腺增生明显影响的患者所采取的一种非药物、非手术治疗措施。包括患者教育、生活方式指导、随访等。

**10.050 前列腺增生药物治疗 drug therapy for benign prostatic hyperplasia**
对生活质量受到下尿路症状/前列腺增生影响的患者所采取的一类药物疗法。主要包括 $\alpha_1$ 肾上腺素能受体阻滞剂与 $5\alpha$-还原酶抑制剂治疗等。

**10.051 $\alpha_1$ 肾上腺素能受体阻滞剂 $\alpha_1$ adrenergic receptor blocker**
简称"$\alpha_1$ 受体阻滞剂（$\alpha_1$ receptor blocker）"。竞争性与 $\alpha_1$ 受体结合，阻抑肾上腺素递质对 $\alpha_1$ 受体激动作用的药物。分为 $\alpha_{1A}$、$\alpha_{1B}$ 和 $\alpha_{1D}$ 3 种亚型，均可缓解由前列腺增生导致的膀胱出口功能性梗阻。

**10.052 $5\alpha$-还原酶抑制剂 $5\alpha$-reductase inhibitor**
抑制 $5\alpha$-还原酶的化合物。使睾酮无法在 $5\alpha$-

还原酶的作用下转变为双氢睾酮。分为 I 型和 II 型两种。长期使用可使增生的前列 腺体积缩小。

## 10.05 前列腺肿瘤

**10.053 前列腺肿瘤** prostate neoplasm
发生在前列腺腺上皮或间质的细胞异常增殖而形成的新生物。

**10.054 前列腺良性肿瘤** benign tumor of prostate
发生于前列腺腺上皮或间质，表现为良性病理过程的异常新生物。主要病理类型包括上皮性肿瘤、间叶性肿瘤。

**10.055 前列腺囊腺瘤** prostate cystadenoma
由前列腺上皮被覆的腺体及其多房性囊腔、间质组成的良性肿瘤。临床少见，巨大的多房性前列腺囊腺瘤可有尿路梗阻症状和可触及的包块。

**10.056 前列腺副神经节瘤** prostate paraganglioma，paraganglioma of prostate
发生于前列腺的肾上腺外副神经节肿瘤。临床症状与肾上腺副神经节瘤相似，一般为良性。

**10.057 前列腺良性间叶性肿瘤** benign mesenchymal tumor of prostate
一类原发于前列腺的间叶组织起源的良性肿瘤。包括平滑肌瘤及其他良性间叶性肿瘤，如颗粒细胞瘤、孤立性纤维瘤、血管瘤、软骨瘤及良性神经源性肿瘤等。临床罕见。

**10.058 前列腺平滑肌瘤** prostate leiomyoma
起源于前列腺平滑肌组织的良性肿瘤。界限清晰，直径一般≥1cm。

**10.059 前列腺硬化性腺病** sclerosing adenosis of prostate
一种在反应性增生的前列腺间质中存在的单灶性或多灶性前列腺腺体增生性病变。类似乳腺硬化性腺病。多位于前列腺移行带，常见于经尿道前列腺切除术标本中。

**10.060 前列腺术后梭形细胞结节** post-operation spindle nodule in prostate
经尿道手术后数周至数月内出现在前列腺手术部位的一种肌成纤维细胞增生性病变。确诊依赖于病理活检，多为良性经过，局部切除后偶可复发。

**10.061 前列腺交界性肿瘤** borderline tumor of prostate
起源于前列腺、组织学形态和生物学行为介于良恶性肿瘤之间的肿瘤。前列腺叶状肿瘤是临床报道较多的交界性肿瘤。

**10.062 前列腺叶状[肿]瘤** prostate phyllodes tumor
一种起源于前列腺、具有双向潜能的异质性肿瘤。临床罕见，常形成叶状结构，病理特征是存在腺上皮成分和增殖的间质。

**10.063 前列腺恶性肿瘤** malignant tumor of prostate
发生于前列腺腺上皮或间质，表现为恶性病理过程的异常新生物。主要病理类型包括上皮性肿瘤、间叶性肿瘤等。起病隐匿，早期可无任何症状，可在筛查时发现血清前列腺特异性抗原水平升高和（或）直肠指检发现前列腺异常改变。

**10.064 前列腺上皮内瘤** prostate intraepithe-lial neoplasia，prostatic intraepithelial neoplasia
前列腺腺泡和导管上皮细胞的肿瘤性增生。肿瘤上皮细胞局限于腺泡和导管内，不侵入周围的前列腺基质。根据组织学上的异化程度分为低级别与高级别两种。

**10.065 低级别前列腺上皮内瘤** low-grade prostatic intraepithelial neoplasia
前列腺腺泡和导管的上皮发生肿瘤性增生，使腺体不规则，但基底细胞层保持完整的增生性病变。为良性病变。

**10.066 高级别前列腺上皮内瘤** high-grade prostatic intraepithelial neoplasia
前列腺腺泡及导管的上皮发生恶变，出现严重的结构和细胞学异常的增生性病变。组织结构和类型多样，组织学变异型包括印戒细胞型、黏液型、泡沫状腺体型、内翻型、神经内分泌小细胞型、导管内癌。

**10.067 前列腺导管内癌** intraductal carci-noma of prostate，prostate intraductal carcinoma
起源于前列腺导管或腺泡内的肿瘤性上皮增生。组织学特点是癌细胞在前列腺固有腺体内膨胀性增生，并至少局灶保存有基底细胞。

**10.068 前列腺癌** prostate carcinoma
起源于前列腺上皮的恶性肿瘤。病理学分为前列腺腺癌和特殊类型前列腺癌两大类，90%以上为前列腺腺癌，大多数发生在前列腺外周带，少数发生在中央区或移行带。

**10.069 前列腺腺癌** adenocarcinoma of prostate，prostate adenocarcinoma

因前列腺分泌性上皮细胞异常、无序生长而形成的侵袭性恶性上皮性肿瘤。可有多种变异型，包括萎缩型、假增生型、泡沫状腺体型、胶样型、印戒型、嗜酸细胞型、淋巴上皮瘤型、肉瘤样型等。

**10.070 前列腺导管腺癌** prostate ductal adenocarcinoma，ductal adenocarcinoma of prostate
由被覆假复层高柱状异型上皮细胞的大腺体构成的一种前列腺癌。主要起源于前列腺的尿道周围导管，可呈乳头状或息肉状突入尿道，大多数与前列腺腺癌共存。

**10.071 前列腺尿路上皮癌** prostate urothelial carcinoma，urothelial carcinoma of prostate
位于前列腺部的原发性尿路上皮恶性肿瘤。起源于前列腺导管的尿路上皮内衬，或起源于前列腺部尿道的尿路上皮。

**10.072 前列腺鳞状细胞肿瘤** squamous cell neoplasm of prostate，prostate squa-mous cell neoplasm
具有鳞状细胞分化的前列腺恶性肿瘤。包括前列腺鳞状细胞癌和前列腺腺鳞癌。

**10.073 前列腺鳞状细胞癌** prostate squa-mous cell carcinoma，squamous cell carcinoma of prostate
简称"前列腺鳞癌"。以鳞状分化恶性细胞为特征的侵袭性前列腺癌。没有腺体分化的证据，与其他部位的鳞状细胞癌特征相同，一般不表达前列腺特异性抗原，临床少见。

**10.074 前列腺腺鳞癌** adenosquamous pros-tate carcinoma，adenosquamous carcinoma of prostate
前列腺内既有腺癌成分，又有鳞状细胞癌成

分的恶性上皮性肿瘤。临床罕见，多位于前列腺的移行带，易发生骨转移。其中腺泡性肿瘤成分通常表达前列腺特异性抗原。

**10.075  前列腺基底细胞癌  prostate basal cell carcinoma，basal cell carcinoma of prostate**
起源于前列腺基底细胞的恶性上皮性肿瘤。临床少见。

**10.076  前列腺神经内分泌肿瘤  prostate neuroendocrine neoplasm，neuroendocrine tumor of prostate**
具有神经内分泌分化特征的一组前列腺肿瘤的总称。包括前列腺腺癌局灶性神经内分泌分化、前列腺类癌和前列腺小细胞癌3种类型。

**10.077  前列腺腺癌局灶性神经内分泌分化  focal neuroendocrine differentiation in prostatic adenocarcinoma**
前列腺癌中由大量单个或丛状排列的神经内分泌细胞形成的区域。

**10.078  前列腺类癌  prostate carcinoid tumor，carcinoid tumor of prostate**
又称"前列腺高分化神经内分泌肿瘤（prostate well differentiated neuroendocrine tumor）"。发生于前列腺组织的生长缓慢的低度恶性神经内分泌肿瘤。

**10.079  前列腺小细胞癌  prostate small cell carcinoma，small cell carcinoma of prostate**
发生于前列腺的由含有神经分泌颗粒小细胞组成的高度恶性神经内分泌肿瘤。

**10.080  前列腺透明细胞腺癌  prostatic clear cell adenocarcinoma**
由被覆立方或鞋钉状细胞的腺管/囊状或乳

头状结构构成的前列腺恶性肿瘤。肿瘤细胞胞质透明或呈嗜酸性，可起源于前列腺部尿道、米勒管源性组织、前列腺周围实质性组织。

**10.081  前列腺恶性间叶性肿瘤  malignant mesenchymal tumor of prostate**
一类起源于前列腺间叶组织的恶性肿瘤。包括临床少见的前列腺间质肉瘤、平滑肌肉瘤、横纹肌肉瘤，以及其他罕见的恶性纤维组织细胞瘤、血管肉瘤、骨肉瘤、软骨肉瘤、恶性外周神经鞘瘤、滑膜肉瘤等。

**10.082  前列腺间质肉瘤  prostate stromal sarcoma，stromal sarcoma of prostate**
发生于前列腺特异性间质的恶性肉瘤。可呈叶状瘤样生长，累及整个前列腺，并有明显的恶性间质。临床少见。

**10.083  恶性潜能未定型前列腺间质增生  prostatic stromal proliferation of uncertain malignant potential**
前列腺内弥漫浸润腺体的间质增生，其恶性潜能未定。常复发。少数病例可发展为间质肉瘤。

**10.084  前列腺平滑肌肉瘤  prostate leiomyosarcoma，leiomyosarcoma of prostate**
发生于前列腺的一种侵袭性的恶性平滑肌肿瘤。组织学以肿瘤性梭形细胞增殖为特征。为成人最常见的前列腺间质肿瘤。

**10.085  前列腺横纹肌肉瘤  prostate rhabdomyosarcoma，rhabdomyosarcoma of prostate**
一种向横纹肌分化的前列腺恶性间叶性肿瘤。为儿童最常见的前列腺间质肿瘤。

**10.086  前列腺继发性肿瘤  secondary tumor**

of prostate
发生在前列腺外，通过脉管扩散至前列腺的肿瘤。如前列腺的淋巴造血系统肿瘤、转移性前列腺黑素瘤等。不包括邻近肿瘤直接扩散至前列腺者。

**10.087　前列腺癌筛查　prostate cancer screening, screening for prostate cancer**
对无临床症状的男性进行以血清前列腺特异性抗原（PSA）检测为主要手段的系统性检查。目的是在不影响筛查人群生活质量的前提下，提高前列腺癌的检出率，以实现早期诊断和早期治疗，降低筛查人群的前列腺癌病死率。

**10.088　前列腺多参数磁共振成像　multi-parametric prostate magnetic resonance imaging, mp-MRI**
应用3.0磁共振技术，对前列腺进行$T_2$加权成像（$T_2WI$）、扩散加权成像（DWI）、动态对比增强磁共振成像（DCE-MRI）、磁共振波谱成像（MRS）等，以提高发现前列腺癌敏感度的影像学检查。

**10.089　前列腺影像报告与数据系统　prostate imaging reporting and date system, PI-RADS**
根据多参数前列腺磁共振$T_2WI$、DWI及DCE-MRI的综合表现，对出现有临床意义前列腺癌的可能性进行评分的方法。对前列腺外周带疾病以DWI为主，对移行带疾病以$T_2WI$为主，评分值1～5分，表示前列腺癌可能性从非常低到非常高。

**10.090　前列腺特异性膜抗原正电子发射体层成像/计算机体层成像　prostate specific membrane antigen positron emission tomography/computed tomography, PSMA-PET/CT**
将放射性核素标记的前列腺特异性膜抗原（PSMA）配体经静脉注入人体，在PET/CT下完成针对前列腺癌的一种靶向显像。可用于初诊前列腺癌的临床分期、前列腺癌根治性治疗后生化复发的病灶定位诊断，有利于治疗方案选择，并可指导靶向活检及疗效评估等。

**10.091　前列腺特异性膜抗原　prostate specific membrane antigen, PSMA**
一种存在于前列腺腺上皮细胞膜的Ⅱ型跨膜糖蛋白。是前列腺癌的生物标志物，具有较高的特异性。在几乎所有的前列腺癌细胞中都有表达，在正常组织中表达低。针对PSMA的小分子抑制剂可采用放射性示踪剂标记，有助于行前列腺癌特异性显像。

**10.092　前列腺癌格利森评分系统　prostate cancer Gleason score system**
一种用于评价前列腺癌恶性程度的病理分级体系。可用于评估预后。按照低倍镜下观察到的腺体组织结构分为1～5级（1级分化最好，5级分化最差），将同一标本中主要病灶区和次要病灶区两者的分级相加，即得到格利森评分。

**10.093　前列腺癌分级分组系统　grading groups system of prostate cancer**
根据前列腺癌格利森评分和疾病危险度的不同，将前列腺癌分为5个具有明显不同预后组别的评分系统。分级分组越高，患者的预后越差。

**10.094　局限性前列腺癌　localized prostate cancer**
局限于前列腺包膜内，无已知淋巴结和远处转移的前列腺癌。TNM分期为T1～T2c，Nx或N0，Mx或M0。临床表现常为局部压迫症状，也可无任何症状。

**10.095 低危型前列腺癌** low-risk prostate cancer

血清PSA<10ng/ml，且格利森评分为2～6分，同时临床TNM分期为T1～T2a的前列腺癌。

**10.096 中危型前列腺癌** intermediate-risk prostate cancer

血清PSA介于10～20ng/ml，或格利森评分等于7分，或临床TNM分期为T2b的前列腺癌。

**10.097 高危型前列腺癌** high-risk prostate cancer

血清PSA>20ng/ml，或格利森评分8～10分，或临床TNM分期高于T2c的前列腺癌。

**10.098 局部进展性前列腺癌** locally advanced prostate cancer

不论PSA水平、格利森评分多少，临床TNM分期为T3～T4或任何淋巴结阳性的前列腺癌。

**10.099 前列腺癌前列腺外侵犯** extraprostatic extension of prostate cancer，EPE of prostate cancer

前列腺癌侵犯前列腺周围邻近组织（如神经血管束、精囊等）的病理过程。

**10.100 转移性前列腺癌** metastatic prostate cancer

发生远处转移的前列腺癌。是严重影响预后的重要阶段，通常因PSA水平升高、骨痛或病理性骨折被发现。

**10.101 寡转移性前列腺癌** oligometastatic prostate cancer

转移灶的个数不多于5个、处于器官局限性病变和广泛转移阶段之间的前列腺癌。可在系统性全身治疗的基础上，选择性地进行原发灶和转移灶手术或放射治疗。

**10.102 低负荷转移性前列腺癌** low-volume disease metastatic prostate cancer

无内脏转移，且骨转移灶≤3处的转移性前列腺癌。

**10.103 高负荷转移性前列腺癌** high-volume disease metastatic prostate cancer

有内脏转移，或骨转移灶≥4处且其中1处在脊柱或骨盆以外的转移性前列腺癌。

**10.104 转移性激素敏感性前列腺癌** metastatic hormone sensitive prostate cancer，mHSPC

对雄激素剥夺治疗有疗效应答的转移性前列腺癌。

**10.105 前列腺癌骨相关事件** skeletal-related events of prostate cancer

晚期前列腺癌发生骨转移后导致的骨痛、病理性骨折等事件。机制为前列腺癌发生骨转移，造成骨质破坏，从而发生病理性骨折。临床表现为骨痛、病理性骨折等。

**10.106 去势抵抗性前列腺癌** castrate-resistant prostate cancer，CRPC

经初始持续雄激素剥夺治疗后，血清睾酮达到去势水平（<50ng/dl或<1.7nmol/L），但处于疾病进展阶段的前列腺癌。疾病进展表现为PSA水平持续升高（PSA进展）或影像学可见的肿瘤进展（影像学进展）。

**10.107 非转移性去势抵抗性前列腺癌** non-metastatic castration-resistant prostate cancer，nmCRPC

仅存在PSA水平持续升高且维持去势状态，但影像学检查没有发现转移灶的前列腺癌。

**10.108 转移性去势抵抗性前列腺癌** metastatic castration-resistant prostate cancer， mCRPC

维持在去势状态，但PSA水平持续升高，且影像学检查发现远处转移灶的前列腺癌。

**10.109　遗传性前列腺癌　hereditary prostate cancer**

具有家族遗传性倾向的前列腺恶性肿瘤。表现为直系亲属中有 3 个及以上或至少有 2 个早期（55岁之前）患前列腺癌。

**10.110　前列腺癌治愈性治疗后复发　recurrence of prostate cancer after treatment with curative intent**

前列腺癌经治愈性治疗如根治性切除术、根治性放射治疗后，因各种原因出现生化复发、局部复发、远处转移的现象。

**10.111　前列腺癌根治性切除术后生化复发　biochemical recurrence after radical prostatectomy，post-radical prostatectomy biochemical recurrence**

前列腺癌根治性切除术后出现单纯PSA复发的现象。多数患者术后血清PSA值可降至0.2ng/ml 以下，如果连续 2 次随访 PSA ＞ 0.2ng/ml并有上升趋势，则提示PSA复发或生化复发。生化复发的诊断应排除局部复发或远处转移，但它是局部复发和远处转移的前兆。

**10.112　前列腺癌根治性切除术后前列腺特异性抗原持续　prostate-specific antigen persistence after radical prostatectomy，PSA persistence after radical prostatectomy**

少数前列腺癌患者在根治性切除术后 4～8 周继续存在可检测到的或持续的 PSA ＞ 0.2ng/ml的现象。可能是由持续性的局部疾病、先前存在的转移或残留的良性前列腺组织引起。

**10.113　前列腺癌放射治疗后生化复发　biochemical recurrence of prostate cancer after radiotherapy，post-radiotherapy biochemical recurrence of prostate cancer**

前列腺癌根治性放射治疗后，PSA值比放射治疗后最低值高2ng/ml的现象。无论有无同时采取其他治疗手段，也无论放射治疗后PSA最低值多少。

**10.114　前列腺癌根治性切除术后局部复发　local recurrence of prostate cancer after radical prostatectomy**

前列腺癌根治性切除术后，影像学检查发现在同一区域再度出现肿瘤的现象。

**10.115　前列腺癌放射治疗后局部复发　local recurrence of prostate cancer after radiotherapy**

放射治疗 18 个月后经前列腺穿刺活检证实前列腺癌复发的现象。常伴PSA水平升高，而CT、MRI、骨扫描或其他影像学检查未发现转移证据。

**10.116　前列腺癌等待观察　watchful waiting of prostate cancer**

针对已明确诊断、预期寿命较短、不愿意或体弱无法耐受积极治疗的前列腺癌患者，为避免治疗相关不良反应及其对生活质量的影响，予以密切观察、随诊的一种措施。直到出现局部或全身症状，才采取一些姑息性治疗手段以缓解相关症状。

**10.117　前列腺癌主动监测　active surveillance of prostate cancer**

针对已明确诊断、预期寿命超过 10 年的低危型及少部分中危型前列腺癌患者，以规范的影像及病理诊断为基础，在患者充分知情并了解相关风险的前提下，主动选择不即刻施行局部治疗而采取严密随访及监测的一种措施。其间，患者应遵循标准的监测随访方案，一旦出现肿瘤进展到潜在威胁患者生存或患者主观意愿改变，应综合考虑患者的预期寿命进行积极治疗。

**10.118　前列腺癌放射治疗　radiotherapy for prostate cancer**
一种运用高能射线或放射性粒子杀伤前列腺癌细胞的治疗手段。主要包括外放射治疗和近距离放射治疗。根据治疗目的，前列腺癌的放射治疗分为根治性放射治疗、前列腺癌根治术后放射治疗、转移性前列腺放射治疗。

**10.119　外放射治疗　external beam radiation therapy，EBRT**
将放射源与患者身体保持一定距离进行照射，射线从患者体表穿透进入体内一定深度，达到治疗肿瘤目的的放射治疗方法。包括调强适形放射治疗、立体定向放射治疗、三维适形放射治疗。

**10.120　近距离放射治疗　brachytherapy**
将放射源密封置于肿瘤内（组织间粒子植入）或肿瘤表面，达到治疗肿瘤目的的放射治疗方法。如放入人体的天然腔内或组织内进行照射，即采用腔内、组织间插植及模型敷贴等方式进行治疗。

**10.121　前列腺癌雄激素剥夺治疗　androgen deprivation therapy for prostate cancer**
采用各种措施降低人体雄激素水平，达到抑制前列腺癌进展的方法。包括外科或药物去势和（或）应用抗雄激素治疗。适用于对内分泌治疗敏感的前列腺癌患者。

**10.122　外科去势　surgical castration**
切除双侧性腺（睾丸或卵巢），使患者血清性腺激素水平迅速且持续下降至较低水平的手术方法。

**10.123　药物去势　medical castration**
通过影响下丘脑-垂体-性腺轴，减少性腺（睾丸或卵巢）合成性激素的药物疗法。

**10.124　雄激素拮抗剂　androgen antagonist**
又称"抗雄激素类药（antiandrogens）"。抑制雄激素生物合成或拮抗雄激素作用的化合物。

**10.125　前列腺癌最大限度雄激素阻断　maximum androgen blockade for prostate cancer**
又称"前列腺癌完全性雄激素阻断（complete androgen blockade for prostate cancer）"。对睾丸来源和肾上腺来源的雄激素进行同时去除或阻断的治疗方法。常用的方法为去势治疗加抗雄激素药物。适用于晚期前列腺癌或早期前列腺癌而预期寿命较短的患者。

**10.126　抗雄激素撤退综合征　antiandrogen withdrawal syndrome**
采用最大雄激素阻断治疗的患者，其临床症状及各项生化指标出现好转后一段时间（1～2年），肿瘤又发生进展，停止治疗后，约40%患者的临床症状及各项生化指标又可获得缓解（1年以上）的临床过程。原因可能是具有突变雄激素受体的前列腺肿瘤细胞得以增殖，此时的抗雄激素治疗反而起到刺激肿瘤生长的作用。

**10.127　前列腺癌间歇性雄激素剥夺治疗　intermittent androgen deprivation therapy for prostate cancer**
又称"前列腺癌间歇内分泌治疗（intermittent hormone therapy for prostate cancer）"。在对前列腺癌实施雄激素剥夺治疗的过程中，根据前列腺癌对药物的反应，选择暂停和间断药物治疗，以减少药物不良反应和提高生活质量的药物疗法。

**10.128　前列腺癌辅助内分泌治疗　adjuvant hormonal therapy for prostate cancer**
在前列腺癌行根治性切除术或放射治疗后，辅以内分泌治疗的方法。目的是控制切缘残余病灶、残余的阳性淋巴结和控制微小转移病灶。

**10.129　前列腺癌新辅助雄激素剥夺治疗　neoadjuvant androgen deprivation therapy for prostate cancer**
又称"前列腺癌新辅助内分泌治疗（neoad-juvant hormonal therapy for prostate cancer）"。在前列腺癌行根治性切除术或放射治疗前，对前列腺癌患者进行一定时间的内分泌治疗，以期达到缩小前列腺体积、降低临床分期及术后切缘阳性率等目的的药物疗法。是在前列腺癌根治性治疗前实施，不同于前列腺癌辅助内分泌治疗是在根治性治疗后才开始实施，故称"新辅助"。

**10.130　前列腺癌化学治疗　chemotherapy for prostatic cancer**
通过化学合成药物杀死前列腺癌细胞、抑制前列腺癌细胞增殖的治疗方法。主要适用于伴骨转移的去势抵抗性前列腺癌。

## 10.06　前列腺其他疾病

**10.131　前列腺结石　prostate calculus, calculus of prostate**
位于前列腺腺管或腺泡中的结石。大多数情况下，前列腺结石本身不会引起任何症状，如合并感染，可出现前列腺炎等症状。中老年男性常见，尤其是患有前列腺增生、前列腺癌、慢性前列腺炎/慢性盆腔疼痛综合征的男性。

**10.132　前列腺凝固体　prostatic concretion**
前列腺腺泡内的圆形嗜酸性板层状小体。由前列腺分泌物浓缩而成，随年龄的增长而增多，钙化后形成前列腺结石。

**10.133　前列腺结节　prostate nodule, prostatic nodule**
前列腺内部的结节性病变。质地一般较韧或较硬，可能为前列腺的癌性病变，也可能为前列腺囊肿、前列腺结核、肉芽肿性前列腺炎、前列腺结石等。

**10.134　前列腺萎缩　prostate atrophy, atrophy of prostate**
前列腺腺泡显著减少、腺上皮胞质显著减少、间质显著增生的病理表现。常见于前列腺结节性增生的老年患者，有时易与前列腺癌混淆。

**10.135　前列腺鳞状细胞化生　prostatic squamous cell metaplasia, squamous cell metaplasia of prostate**
前列腺的腺上皮转化成鳞状上皮细胞的病理现象。常继发于良性前列腺增生结节梗死或激素治疗及放射治疗后，一般在前列腺手术后偶然发现。

**10.136　前列腺黑素沉着病　prostate melanosis, melanosis of prostate**
又称"前列腺黑变病"。前列腺间质和腺上皮胞质内含有黑素的良性病变。

**10.137　前列腺蓝痣　prostate blue nevus, blue nevus of prostate**
前列腺间质树突状细胞的胞质内含有黑素的良性病变。属细胞性蓝痣。

**10.138** 前列腺黑素瘤 prostate melanoma, melanoma of prostate
发生于前列腺黑素细胞的恶性肿瘤。罕见，有明显的结构异常和细胞异型性。

# 11. 精囊及射精管疾病

## 11.01 精囊发育不全

**11.001** 精囊发育不全 seminal vesicle agenesia
胚胎发育过程中，由中肾管的发育缺陷导致单侧或双侧精囊的先天性发育不全。常合并同侧先天性输精管缺如、异位开口及其他中肾管来源的器官发育异常。

**11.002** 精囊缺如 absence of seminal vesicle
胚胎发育过程中，由中肾管发育缺陷导致单侧或双侧精囊的先天性不发育、缺如。常合并同侧输精管缺如、输精管异位开口、肾发育不全、肾缺如等畸形。

## 11.02 精囊创伤

**11.003** 精囊创伤 trauma of seminal vesicle
因外伤或医源性损伤，精囊组织结构完整性被破坏或功能障碍。精囊位置隐蔽，外伤导致的精囊创伤罕见，多为医源性损伤，临床表现为血精、精液量减少等。

## 11.03 精囊炎

**11.004** 精囊炎 seminal vesiculitis, cystospermitis
各种病原体感染所引起的精囊炎症性疾病。多见于青壮年，主要表现为血精、尿路症状、骨盆局部症状等，急性精囊炎者可有全身症状。

**11.005** 精囊脓肿 seminal vesicle abscess
化脓性细菌感染所引起的精囊内化脓性炎症。邻近器官炎症蔓延、射精管炎性梗阻致精囊囊肿并发感染、体内其他部位感染灶细菌通过血液和淋巴途径都可引起。最常见的致病菌为大肠埃希菌。

**11.006** 精囊结核 tuberculosis of seminal vesicle, seminal vesicle tuberculosis
由结核杆菌感染精囊所引起的特异性炎症。一般继发于前列腺结核，可表现为血精、精液量减少或不育。

**11.007** 寄生虫性精囊炎 parasitic seminal vesiculitis
寄生虫感染累及精囊所致的炎症性病变。临床少见，包虫和血吸虫流行地区的感染相对多见。

**11.008** 精囊棘球蚴囊肿 hydatid cyst of seminal vesicle
因棘球蚴病（包虫病）累及精囊，在精囊内形成的囊肿。

**11.009 精囊血吸虫病** seminal vesicle schistosomiasis

血吸虫病累及精囊所引起的炎症性病变。血吸虫卵可引起精囊囊壁黏膜充血、水肿和溃疡，引起血精、射精疼痛及性欲减退等。在囊壁的肌层内有血吸虫卵沉积，可使精囊增大、结节形成及变硬。

## 11.04 精 囊 囊 肿

**11.010 精囊囊肿** seminal vesicle cyst，cyst of seminal vesicle

由远端梗阻导致同侧精囊前后径＞15mm、长度＞35mm的病理性扩张。根据病因分为先天性与获得性。

**11.011 先天性精囊囊肿** congenital cyst of seminal vesicle

由先天性因素导致精囊分泌液排空障碍，继而出现精囊整体或局部的病理性扩张。可分为孤立性精囊囊肿、伴有同侧上尿路异常的精囊囊肿（占2/3）及常染色体显性遗传性多囊肾相关精囊囊肿。大多是单侧的，由于精囊分泌液的积聚，通常在成年期出现症状。

**11.012 津纳综合征** Zinner syndrome

典型表现为先天性精囊囊肿、同侧射精管梗阻、同侧肾发育不全或缺如的临床综合征。由津纳（Zinner）于1914年首先报道并描述，临床少见。

**11.013 巨精囊** seminal megavesicle

由精囊动力性因素导致精囊正常富含皱襞的囊管状结构消失，呈大囊泡状的病理性扩张。多见于常染色体显性遗传性多囊肾病患者。

**11.014 获得性精囊囊肿** acquired cyst of seminal vesicle

因前列腺及其邻近部位感染或手术，继发射精管梗阻，阻碍精囊分泌液排出而形成的精囊病理性扩张。可累及双侧精囊。

## 11.05 精 囊 肿 瘤

**11.015 精囊肿瘤** tumor of seminal vesicle

发生于精囊上皮或间质细胞异常增殖而形成的新生物。

**11.016 精囊良性肿瘤** benign tumor of seminal vesicle

发生在精囊、表现为良性病理过程的异常新生物。包括精囊囊腺瘤、精囊平滑肌瘤、精囊孤立性纤维瘤等。临床少见，多无症状，好发于中年男性，常为单侧。

**11.017 精囊囊腺瘤** cystadenoma of seminal vesicle

由大小不等的分支状腺性结构、梭形间质囊性结构组成的原发性精囊良性肿瘤。临床少见，可无症状或表现为尿路梗阻。

**11.018 精囊恶性肿瘤** malignant tumor of seminal vesicle，seminal vesicle malignancy

发生在精囊、表现为恶性病理过程的异常新生物。主要有原发性精囊腺癌、精囊平滑肌肉瘤、精囊血管肉瘤等。临床罕见，早期无症状，晚期因侵犯邻近组织器官才出现明显症状，好发于中老年男性。

**11.019 原发性精囊腺癌 primary adenocarcinoma of seminal vesicle**
由不同分化程度的乳头状、小梁状及腺性结构组成的原发性精囊恶性肿瘤。只有在排除前列腺癌、膀胱癌及直肠癌转移后才能诊断。临床罕见，可表现为尿路梗阻、血尿、血精等。

## 11.06 精囊其他疾病

**11.020 精囊萎缩 seminal vesicle atrophy**
由各种原因导致精囊上皮细胞数目减少，继而出现精囊体积缩小的病理现象。

**11.021 精囊结石 calculus of seminal vesicle**
发生在精囊内的结石。多由精囊慢性炎症、射精管阻塞、精囊液潴留、代谢紊乱等，引起无机盐结晶沉积在脱落上皮细胞和炎性渗出物上，终致结石形成。常为多发，一般较小，临床表现可为血精、射精疼痛或会阴部不适等。

**11.022 精囊淀粉样变 amyloid of seminal vesicle**
由遗传、变性和感染等因素，引起以特异性糖蛋白纤维在精囊的细胞外沉积为特征的疾病。

## 11.07 射精管梗阻

**11.023 射精管梗阻 ejaculatory duct obstruction**
由射精管的管内、管外因素导致精液自射精管排出受阻的疾病。影像学检查可见射精管管径大于2mm，可合并精囊扩张。单侧或双侧射精管不全梗阻是血精、少精子症的病因之一，双侧射精管完全梗阻可造成梗阻性无精子症。

**11.024 射精管狭窄 stricture of ejaculatory duct**
由炎症、结石、手术等原因导致的射精管管腔狭窄或闭塞。是射精管梗阻的主要原因之一。

**11.025 射精管结石 calculus of ejaculatory duct**
发生在射精管内的结石。可能来源于精囊结石。临床少见，常表现为血精、射精疼痛或会阴部不适；梗阻严重者射精量极少，双侧梗阻者甚至不育。

**11.026 射精管囊肿 cyst of ejaculatory duct**
由射精管远端的不完全性梗阻所致的射精管囊样扩张。定位于旁正中线、前列腺内射精管走行区域，与尿道及同侧精囊相交通。

# 12. 性发育疾病

## 12.01 性发育异常

**12.001 性发育异常 disorder of sex development，DSD**
又称"性发育疾病"，曾称"两性畸形（hermaphroditism）"。由染色体异常、性腺或性器官发育异常而导致的一组先天性疾病。包括由受母体环境中性腺激素水平异常或内分泌干扰物干扰性腺激素功能所引起的先天性异常。

**12.002　外生殖器模糊　ambiguous genitalia**
由外生殖器畸形导致个体性别模糊不清，继而影响其性别确定的临床表现。是性发育异常常见的表现和就诊原因。

**12.003　女性男性化　virilism，virilization，masculinization**
各种原因导致的女性个体出现男性第二性征的异常发育。

**12.004　男性女性化　feminization**
各种原因导致的男性个体出现女性第二性征的异常发育。

**12.005　卵睾　ovotestis**
同时具有睾丸和卵巢的性腺。

## 12.02　性染色体型性发育异常

**12.006　性染色体型性发育异常　sex chromosome disorder of sex development**
由性染色体异常（包括性染色体单体、三体和嵌合体）导致的先天性性发育异常。

**12.007　特纳综合征　Turner syndrome**
又称"先天性卵巢发育不全"。核型为45，X或其嵌合型所致的一种染色体病。患者虽呈女性体态，但表现为性腺发育不全、外生殖器及乳房发育不良、身材矮小、蹼状颈、宽胸等发育畸形。由特纳（Turner）于1938年首先描述。

**12.008　克兰费尔特综合征　Klinefelter syndrome**
由多了一条或多条X性染色体而导致的一种染色体病。以小睾丸、生精小管发育不良、促性腺激素水平升高、血清睾酮水平低、第二性征发育不完全和男性不育为特征。典型核型为47，XXY，亦可见其嵌合体或48，XXXY等。由哈里·克兰费尔特（Harry Klinefelter）于1942年首先描述。

**12.009　混合型性腺发育不全　mixed gonadal dysgenesis，MGD**
由性染色体嵌合体核型导致性腺及生殖器发育异常的一类先天畸形。核型属于部分性染色体单体，这是由性染色体（X或Y）缺少或异常导致的，最常见的核型为45，X/46，XY，其他的如45，X/46，XX及45，X/46，XX/47，XXX等。性腺和内外生殖器等男性或女性表型的变异程度，取决于每个性腺中异常的45，X原始生殖细胞在与正常46，XX或46，XY共同构成的生殖细胞中所占的比例。

**12.010　染色体卵睾型性发育异常　chromosomal ovotesticular disorder of sex development**
曾称"真两性畸形（true hermaphroditism）"。同时拥有两性的性腺组织（卵巢和睾丸）、性别模糊、染色体核型为46，XX/46，XY嵌合的性发育异常。性腺可以是一侧为睾丸，另一侧为卵巢，也可以是两侧都为卵睾。

## 12.03　46，XY型性发育异常

**12.011　46，XY型性发育异常　46，XY disorder of sex development**
曾称"男性假两性畸形（male pseudohermaphroditism）"。一组染色体核型为46，XY

的性发育异常。主要表现为性腺或性器官男性化不足或男性女性化。

**12.012　睾丸发育障碍　disorder of testicular development**

睾丸未能正常发育所致的46, XY性发育异常。包括睾丸完全性或部分性发育不全、睾丸退化、卵睾等。

**12.013　46, XY 性腺发育不全　46, XY gonadal dysgenesis**

由睾丸完全性或部分性发育不全所导致的46, XY性发育异常。

**12.014　46, XY 完全型性腺发育不全　46, XY complete gonadal dysgenesis**

又称"斯威伊尔综合征（Swyer syndrome）"，曾称"46, XY性反转（46, XY sex reversal）"。在胚胎性腺分化过程中，因缺乏*SRY*或其他与性别决定有关基因的作用，性腺未向睾丸分化发育，使46, XY个体的生殖管道、外生殖器分化为女性表型（即男性向女性的性别逆转）的性发育异常。

**12.015　46, XY 部分型性腺发育不全　46, XY partial gonadal dysgenesis**

在胚胎性腺分化过程中，因*SRY*或其他与性别决定有关的基因突变，性腺向睾丸分化但发育不全，使46, XY个体出现生殖器性别模糊的性发育异常。生殖管道、外生殖器表型多样，从女性表型到男性表型不等。

**12.016　睾丸退化综合征　testicular regression syndrome**

在胚胎某一时期，两侧睾丸因某种原因出现萎缩退化，造成46, XY个体男性化中断的性发育异常。由于胚胎睾丸退化时期不同，生殖管道及外生殖器表型多样，从女性表型过渡到无睾丸的男性表型（无睾症）。

**12.017　46, XY 卵睾型性发育异常　46, XY ovotesticular disorder of sex development**

曾称"真两性畸形（true hermaphroditism）"。同时拥有两性的性腺组织（卵巢和睾丸）、性别模糊、染色体核型为46, XY的性发育异常。SRY阳性。性腺可以是一侧为睾丸，另一侧为卵巢，也可以是两侧都为卵睾。

**12.018　雄激素合成障碍　androgen biosynthesis defect**

胆固醇向睾酮转化过程中所必需的某个酶缺乏或减少，使睾酮合成缺乏或减少，导致46, XY个体男性化发育不全的性发育异常。

**12.019　17β-羟类固醇脱氢酶缺陷症　17β-hydroxysteroid dehydrogenase deficiency，17β-HSD deficiency**

睾丸所特有的17β-羟类固醇脱氢酶缺陷，使雄烯二酮转化睾酮出现障碍，睾酮合成减少，导致46, XY个体男性化发育不全的综合征。

**12.020　类固醇激素合成急性调节蛋白缺乏症　steroidogenic acute regulatory protein deficiency，StAR deficiency**

由类固醇激素合成急性调节蛋白（StAR）缺陷导致46, XY个体出现先天性肾上腺皮质功能不全和男性化发育不全的综合征。

**12.021　5α-还原酶缺乏症　5α-reductase deficiency**

由5α-还原酶缺乏或缺陷导致睾酮不能转化为可决定男性外生殖器分化发育的双氢睾酮，使46, XY个体的外生殖器及附属性腺出现男性化发育不全的综合征。

**12.022 雄激素不敏感综合征 androgen insensitivity syndrome，AIS**

又称"雄激素抵抗综合征（androgen resistance syndrome）"。由于雄激素受体基因突变致雄激素受体缺陷，46,XY个体靶器官对雄激素丧失了正常的敏感性，导致其外生殖器男性化发育异常的一种X连锁隐性遗传病。按严重程度又细分为完全、部分和轻度3种，其中轻度者表型为正常男性，不属于性发育异常类型。

**12.023 完全型雄激素不敏感综合征 complete androgen insensitivity syndrome，CAIS**

又称"睾丸女性化综合征（testicular feminization syndrome，TFS）"。由于雄激素受体形成障碍和受体功能受损，生殖系统靶器官对雄激素完全不敏感，以致雄激素不能发挥其正常生理效应，导致46,XY男性的外生殖器及第二性征表型均为女性的综合征。

**12.024 部分型雄激素不敏感综合征 partial androgen insensitivity syndrome，PAIS**

雄激素受体形成障碍和受体功能受损，但由于某种尚不明确的原因，靶器官对雄激素仍有一定程度的反应，导致46,XY男性的外生殖器及第二性征男性化不足的综合征。

**12.025 赖芬斯坦综合征 Reifenstein syndrome**

一种部分雄激素不敏感综合征。患者表现为男性体型，但阴茎短小、阴茎型或会阴型尿道下裂、隐睾、阴囊对裂，较严重者有盲袋阴道。青春期后，腋毛、阴毛生长，乳房女性化，睾丸体积小、无精子，无生育能力。

**12.026 吉尔伯特-德赖弗斯综合征 Gilbert-Dreyfus syndrome**

一种部分雄激素不敏感综合征。患者表现为男性体型，但阴茎短小、会阴型尿道下裂，部分中肾管发育。青春期后，胡须、腋毛、阴毛稀少，乳房女性化，睾丸体积正常但少精、不育。

**12.027 罗斯沃特综合征 Rosewater syndrome**

一种部分雄激素不敏感综合征。患者表现为男性体型，但阴茎短小、轻度尿道下裂，睾丸位于阴囊内，睾丸、附睾、输精管、精囊发育良好。青春期后，乳房女性化，睾丸体积正常但少精、不育。

**12.028 鲁布斯综合征 Lubs syndrome**

一种部分雄激素不敏感综合征。患者表现为男性体型，但外生殖器偏女性，部分中肾管发育，有大的阴蒂与阴唇，睾丸位于两侧阴唇内，附睾、输精管发育正常。青春期后，乳房女性化，睾丸间质细胞增生，精子生成正常。

**12.029 ［睾丸］间质细胞发育不全 Leydig cell hypoplasia**

因黄体生成素（LH）受体失活性突变，垂体分泌的LH不能作用于睾丸间质细胞，直接影响睾酮合成，进而影响胚胎期性腺分化、间质细胞成熟和青春期男性性发育的一种常染色体隐性遗传病。临床罕见，表型多样，轻度者表现为高促性腺激素性性腺功能减退症，中度者表现为外生殖器不同程度男性化，重度者外生殖器女性化。

**12.030 米勒管永存综合征 persistent Müllerian duct syndrome**

又称"持续性米勒管综合征"。*AMH*和*AMHR2*基因突变致抗米勒管激素（AMH）缺乏或受体异常，使46,XY个体的米勒管结构退化不全的一种常染色体隐性遗传病。临床罕见，表现为外生殖器呈完全男性表型，

但存在米勒管来源的子宫、输卵管和阴道的

上1/3。

## 12.04　46, XX型性发育异常

**12.031　46, XX型性发育异常　46, XX disorder of sex development**
曾称"女性假两性畸形（female pseudo-hermaphroditism）"。一组染色体核型为46, XX的性发育异常。主要表现为性腺或性器官女性化不足或女性男性化。

**12.032　46, XX性腺发育不全　46, XX gonadal dysgenesis**
染色体核型为46, XX，外观身材正常但性幼稚、闭经、双侧性腺呈条纹状改变、血黄体生成素和卵泡刺激素水平升高的一种先天性疾病。分为散发性和家族性两类。家族性46, XX性腺发育不全是一种常染色体隐性遗传病，定位于2号染色体，检测到FSH受体基因突变。散发性46, XX性腺发育不全是异质性的，并与13三体和18三体有关。

**12.033　46, XX睾丸型性发育异常　46, XX testicular disorder of sex development**
曾称"46，XX男性综合征（46, XX male syndrome）""46, XX性反转（46, XX sex reversal）"。由*SRY*阳性/重复*SOX9*导致46, XX个体表型为男性性腺及生殖器外观的综合征。患者常合并高促性腺激素性性腺功能减退症、睾丸小且仅有支持细胞、精液无精子。通常可检出男性性别决定因子*SRY*基因，系因含*SRY*基因的Y染色体易位到X染色体上。

**12.034　46, XX卵睾型性发育异常　46, XX ovotesticular disorder of sex development**
曾称"真两性畸形（true hermaphroditism）"。同时拥有两性的性腺组织（卵巢和睾丸）、性别模糊、染色体核型为46, XX的性发育异常。SRY阴性。性腺可以是一侧为睾丸，另一侧为卵巢，也可以是两侧都为卵睾。

**12.035　先天性肾上腺皮质增生症　congenital adrenal hyperplasia，CAH**
曾称"肾上腺性征综合征""肾上腺生殖综合征（adrenogenital syndrome）"。由胆固醇合成皮质激素过程所需某种酶的先天缺陷导致性腺发育异常的一种常染色体隐性遗传病。这些相关酶缺陷可导致皮质激素合成不足或障碍，通过负反馈作用使肾上腺皮质增生，同时酶缺乏致中间产物大量堆积。

**12.036　21-羟化酶缺陷症　21-hydroxylase deficiency**
因21-羟化酶基因*CYP21*突变致此酶缺陷，糖皮质激素、盐皮质激素合成减少，肾上腺雄激素分泌过多，引起女性胎儿男性化的综合征。是先天性肾上腺皮质增生症常见病因之一。根据酶缺陷的程度由重至轻可分为三种临床类型：典型失盐型、单纯男性化型和非经典型。

**12.037　11β-羟化酶缺陷症　11 β-hydroxylase deficiency**
由11β-羟化酶基因*CYP11B1*、*CYP11B2*突变致此酶缺陷，继而导致皮质醇和醛固酮合成受阻，肾上腺雄激素过多，引起女性胎儿男性化、男性性早熟及慢性肾上腺皮质功能不足的综合征。是先天性肾上腺皮质增生症常见病因之一。

**12.038　芳香化酶缺乏症　aromatase deficiency**
因*CYP19A1*基因突变导致芳香化酶缺陷，睾

酮不能被转化为雌激素，致睾酮过多、雌激素缺乏的一种罕见常染色体隐性遗传病。在子宫内，可导致胎儿和母亲的男性化。受累母亲可表现出阴道炎和痤疮，在分娩后恢复正常。受累女婴表现出女性男性化、性发育迟缓、青春期多毛、多囊卵巢。

## 12.05 泄殖腔外翻

**12.039 泄殖腔外翻** cloacal exstrophy
又称"膀胱肠裂"。一组表现为以腹腔内器官（如膀胱和肠道）外露为主的先天性腹壁缺陷、直肠肛门和泌尿生殖系统畸形的先天性异常。常伴有男、女性生殖器的分裂畸形和肛门闭锁。

# 13. 男性性腺疾病及功能异常

## 13.01 青春期延迟

**13.001 青春期延迟** delayed puberty
超过同龄人群青春期发育平均年龄2～2.5个标准差仍无青春期启动表现的疾病。一般将男童14岁时睾丸体积小于4ml、女童13岁时无乳房开始发育作为判断青春期延迟的标准。

**13.002 体质性生长与青春期延迟** constitu-tional delay of growth and puberty, CDGP
又称"体质性青春期发育延迟（constitutional delay of puberty, CDP）"没有任何生理异常的儿童青春期生长发育的暂时性延迟。是导致身材矮小和青春期延迟的最常见原因。一旦青春期启动，最终也能达到完全的性成熟和正常的生长发育。

## 13.02 性 早 熟

**13.003 性早熟** precocious puberty
男童9岁前、女童8岁前出现青春期过早启动的疾病。以女孩多见，表现为第二性征发育、血清中促性腺激素和性腺类固醇激素（如雌二醇和睾酮）水平超过青春期前水平，并作用于敏感的靶器官与组织。

**13.004 中枢性性早熟** central precocious puberty
又称"促性腺激素依赖性性早熟（gonadotrophin dependent precocious puberty, GDPP）"。因下丘脑–垂体–性腺轴功能提前激活，下丘脑促性腺激素释放激素（GnRH）过早释放，刺激垂体促性腺激素大量合成和分泌，引发性器官和第二性征发育的性早熟。发育顺序与正常青春期一致。

**13.005 器质性中枢性性早熟** organic central precocious puberty
因下丘脑后部、松果体、正中隆起、第三脑室等部位肿瘤或先天畸形，下丘脑–垂体–性腺轴功能提前激活出现的性早熟。

**13.006 特发性中枢性性早熟** idiopathic central precocious puberty
没有明确原发病变而出现的下丘脑–垂体–

性腺轴功能提前激活及随之出现的性早熟。

### 13.007　外周性性早熟　peripheral precocious puberty

又称"促性腺激素非依赖性性早熟（gonadotrophin independent precocious puberty，GIPP）"。由某种原因引起体内性腺类固醇激素过多，导致第二性征过早发育的性早熟。下丘脑-垂体-性腺轴并未兴奋启动，垂体促性腺激素不增加，因此无性腺发育，性征发育也不呈进行性。

### 13.008　纤维性骨营养不良综合征　McCune-Albright syndrome，MAS

又称"麦丘恩-奥尔布赖特综合征"。一种以多发性骨纤维发育不良、皮肤咖啡牛奶色斑、性早熟和其他高功能内分泌病为特征的综合征。多见于女孩。于1937年由美国医生麦丘恩（McCune）和奥尔布赖特（Albright）分别报道。

### 13.009　家族性男性性早熟　familial male-limited precocious puberty，FMPP

以家族性遗传发病为主的促性腺激素非依赖性性早熟。男孩4岁之前出现生殖器增大、阴茎增长增粗、阴毛早现，与*LHCGR*基因突变有关。

## 13.03　男性乳房发育

### 13.010　男性乳房发育　gynecomastia

由雌激素过多或作用过强导致男性乳腺的基质和腺管异常增多、乳腺外形增大的临床表现。好发于新生儿期、青春期和老年期。

## 13.04　性腺功能减退［症］

### 13.011　性腺功能减退［症］　hypogonadism

由下丘脑、垂体、性腺等器官功能障碍导致性激素缺乏，由此对第二性征、性功能乃至全身多器官功能和生活质量产生不利影响的一类临床综合征。

### 13.012　男性性腺功能减退［症］　male hypo-gonadism

由下丘脑、垂体、睾丸等各种原因导致的雄激素缺乏、减少，或雄激素作用不能发挥所致的一类临床综合征。临床表现取决于雄激素合成障碍及缺乏所发生的阶段，发生在胎儿早期，可导致46，XY性发育异常；发生在青春期前，可致青春期延迟和第二性征发育不良；发生在成人期，主要表现为勃起功能障碍、不育、男性乳房发育等。

### 13.013　睾酮缺乏症　testosterone deficiency

血清总睾酮水平低于正常，并伴有性腺功能减退相关症状或体征的一类临床综合征。

### 13.014　无睾状态男性　eunuchism

由先天性因素导致睾丸不发育或睾丸退化，或由后天性因素导致睾丸功能丧失或睾丸缺失，继而出现无睾丸功能的男性。

### 13.015　器质性性腺功能减退［症］　organic hypogonadism

由已证实的下丘脑-垂体-睾丸轴的病理改变导致的性腺功能减退症。需要采取常规药物即促性腺激素或睾酮疗法治疗。

### 13.016　高促性腺激素性性腺功能减退症　hypergonadotropic hypogonadism

又称"原发性性腺功能减退[症]"（primary hypogonadism）"。由性腺自身病变导致性激素缺乏，由此对第二性征、性功能乃至全身多器官功能和生活质量产生不利影响的一类临床综合征。男性表现为原发性睾丸功能障碍，最主要的代表性疾病是克兰费尔特综合征。

### 13.017 低促性腺激素性性腺功能减退症 hypogonadotropic hypogonadism

又称"继发性性腺功能减退[症]"（secondary hypogonadism）"。由下丘脑或垂体病变导致性激素缺乏，由此对第二性征、性功能乃至全身多器官功能和生活质量产生不利影响的一类临床综合征。男性表现为继发性睾丸功能障碍，孤立性低促性腺激素性性腺功能减退症和嗅觉缺失型孤立性低促性腺激素性性腺功能减退症是此类最主要的代表性疾病。

### 13.018 孤立性低促性腺激素性性腺功能减退症 isolated hypogonadotropic hypogonadism，IHH

由下丘脑促性腺激素释放激素（GnRH）合成、分泌或作用障碍导致垂体分泌促性腺激素减少，进而引起性腺功能不足的一类临床综合征。除外下丘脑-垂体其他激素异常。

### 13.019 嗅觉缺失型孤立性低促性腺激素性性腺功能减退症 anosmic form of isolated hypogonadotropic hypogonadism

又称"卡尔曼综合征（Kallmann syndrome）"。由下丘脑促性腺激素释放激素缺乏和嗅神经缺陷导致、主要表现为性腺功能减退和嗅觉障碍的一种临床综合征。可能伴有额外的中线缺陷。可以X连锁、常染色体显性或隐性方式遗传。

### 13.020 嗅觉正常型孤立性低促性腺激素性性腺功能减退症 normosmic form of isolated hypogonadotropic hypogonadism，nIHH

由下丘脑促性腺激素释放激素缺乏引起的性腺功能减退但嗅觉正常的一种临床综合征。

### 13.021 孤立性黄体生成素缺乏症 isolated luteinizing hormone deficiency

又称"能育无睾综合征（fertile eunuch syndrome）"。由机体黄体生成素缺乏或不具有生物活性，导致睾酮合成不足的一种性腺功能减退症。临床罕见，男性表现为类无睾体型，外生殖器幼稚、第二性征发育不全、少精或无精伴不育，血清黄体生成素降低、卵泡刺激素正常，对外源性人绒毛膜促性腺激素有反应，可能有不同程度的精子发生。

### 13.022 孤立性卵泡刺激素缺乏症 isolated follicle stimulating hormone deficiency

因机体缺乏具有生物活性的卵泡刺激素，而血清黄体生成素正常，临床表现为青春期延迟、女性原发性闭经或男性睾丸生精障碍的一种性腺功能减退症。临床罕见。

### 13.023 高催乳素血症 hyperprolactinemia

又称"高泌乳素血症"。外周血清催乳素水平持续高于正常值的一种内分泌疾病。可导致继发性性腺功能减退症，出现黄体生成素、卵泡刺激素和睾酮水平降低。成年女性主要表现为月经改变、不孕、溢乳等，成年男性主要表现为勃起功能障碍、性欲减退、不育等。临床应首先确认血清高催乳素的存在，再确认病因。

### 13.024 雄激素抵抗 androgen resistance

因许多先天性酶缺乏及雄激素受体缺陷，即使循环血中雄激素浓度较高，雄激素的生理作用仍甚微或无效的一类内分泌疾病。主要包括5α-还原酶缺乏症及各类型雄激素不敏感综合征。雄激素不敏感综合征按严重程度又细分为完全、部分和轻度 3 种，其中完全或部分雄激素不敏感综合征属性发育异常疾病，轻度者表型为正常男性，不属于性发育异常类型。

**13.025　轻度雄激素不敏感综合征　mild androgen insensitivity syndrome，MAIS**
轻度雄激素受体异常，表型为正常男性，仅表现为青春期后乳房发育、进行性少精子症或无精子症伴不育的一种临床综合征。不属于性发育异常。

**13.026　功能性性腺功能减退［症］　functional hypogonadism**
没有任何已证实的下丘脑-垂体-睾丸轴的器质性改变，但出现性腺功能减退症表现的一类临床综合征。肥胖、共患病及其所用药物影响、衰老是主要原因，治疗应该首先解决或改善相关的并发症。

**13.027　迟发性性腺功能减退［症］　late-onset hypogonadism，LOH**
曾称"男性更年期（andropause）"。因某些相关疾病和慢性共患病干扰了下丘脑-垂体-睾丸轴，成年后发生原发性或继发性性腺功能减退，显著影响睾酮水平随年龄增长而生理性下降的过程，继而出现一系列临床及生化改变的综合征。主要特点是血清睾酮水平低下，并表现出体质下降、精神心理障碍、性功能障碍等症状。

**13.028　代偿型性腺功能减退［症］　compensated form of hypogonadism**
又称"亚临床型性腺功能减退症（subclinical form of hypogonadism）"。有原发睾丸损伤的男性，初期睾酮水平通常正常，但黄体生成素水平较高的一种亚临床或补偿形式的性腺功能减退。后期可能会出现性腺功能减退。

**13.029　垂体功能减退症　hypopituitarism**
由各种原因导致腺垂体分泌黄体生成素、卵泡刺激素、生长激素和促肾上腺皮质激素中的一种或多种激素的减少或停止，继而出现一系列相应临床症状的综合征。

**13.030　高雄激素血症　hyperandrogenism**
由外源性摄入或内源性合成的雄激素过多导致血清雄激素水平升高的一种内分泌疾病。可表现为多毛症、脂溢性脱发、痤疮及女性男性化等。

**13.031　高雌激素血症　hyperestrogenemia，hyperestrinemia**
由外源性摄入或内源性合成雌激素过多导致血清雌激素水平升高的一种内分泌疾病。男性可表现为不育、乳房发育、勃起功能障碍等，女性可表现为乳房肿胀、月经不规律、性欲减退、头痛、体重增加等。

## 13.05　性腺功能试验

**13.032　性腺功能试验　gonadal function test**
通过给予外源性促性腺激素释放激素或促性腺激素，分别评估垂体分泌促性腺激素或性腺分泌性腺激素的能力，以判定下丘脑-垂体-性腺轴功能的试验。

**13.033　促性腺激素释放激素兴奋试验　gonadotropin-releasing hormone stimulation test，GnRH stimulation test**
又称"垂体兴奋试验（pituitary stimulating test）"。给患者静脉注射人工合成的促性腺激素释放激素（GnRH），通过在一定时间内抽血测黄体生成素、卵泡刺激素水平，评估垂体分泌促性腺激素功能的试验。可了解垂体对GnRH的反应性，从而判断病变部位是在下丘脑还是垂体。

**13.034　人绒毛膜促性腺激素兴奋试验**
human chorionic gonadotropin stimulation test，hCG stimulation test
利用人绒毛膜促性腺激素（hCG）具有黄体生成素活性、能刺激睾丸间质细胞分泌睾酮的原理，给患者注射hCG，通过在一定时间内抽血测睾酮水平，评估睾丸内分泌储备功能的试验。

## 13.06　性腺功能减退的治疗

**13.035　脉冲式促性腺激素释放激素治疗**
pulsatile gonadotropin-releasing hormone therapy，pulsatile GnRH therapy
模拟促性腺激素释放激素（GnRH）脉冲释放，采用微量输液泵，定时定量向体内注入GnRH类似物的治疗方法。

**13.036　人工下丘脑**　artificial hypothalamus
模拟促性腺激素释放激素（GnRH）脉冲释放，定时定量向体内注入GnRH类似物的一种便携式微量输液泵装置。

**13.037　促性腺激素释放激素类似物**　gonado-tropin-releasing hormone analogue，GnRH analogue
一类人工合成、具有促性腺激素释放激素（GnRH）类似化学结构与药理活性，且半衰期显著延长的肽类激素。依据它们对垂体促性腺激素释放激素受体的作用性质，分为GnRH激动剂与GnRH拮抗剂。

**13.038　促性腺激素释放激素激动剂**　gonado-tropin-releasing hormone agonist，GnRH agonist
一类人工合成、可与促性腺激素释放激素（GnRH）竞争GnRH受体的肽类激素。具有短期刺激黄体生成素（LH）、卵泡刺激素（FSH）水平升高的反跳作用即"点火效应（flare up）"，若持续给药则可以使GnRH受体发生降调节，并改变受体后效应，抑制LH和FSH的合成与释放，继而降低性腺类固醇激素水平。

**13.039　促性腺激素释放激素拮抗剂**　gonado-tropin-releasing hormone antagonist，GnRH antagonist
一类人工合成、可竞争性结合垂体促性腺激素释放激素（GnRH）受体的肽类激素。可快速抑制内源性GnRH对垂体的兴奋作用，在数小时内直接阻断黄体生成素、卵泡刺激素的分泌，迅速降低性腺类固醇激素水平。不同于GnRH激动剂，其没有"点火效应"，对垂体抑制也是可逆的，停药后垂体功能即可恢复。

**13.040　促性腺激素治疗**　gonadotropin therapy
俗称"双促治疗"。采用人绒毛膜促性腺激素（hCG）与人绝经期促性腺激素（hMG）或尿促卵泡素，替代垂体分泌的促性腺激素黄体生成素、卵泡刺激素的治疗方法。主要适用于低促性腺激素性性腺功能减退症患者的促生精治疗，但不能模拟人体生理性的激素释放，长期使用会导致治疗敏感度下降。

**13.041　人绒毛膜促性腺激素**　human chorionic gonadotropin，hCG
简称"绒促性素"。由人胎盘合体滋养层分

泌并提取、具有类似黄体生成素作用的一种糖蛋白激素。给男性注射可增加内源性睾酮的生成。

**13.042　人绝经期促性腺激素**　human menopausal gonadotropin，hMG

又称"尿促性素（menotropin）"。从绝经期妇女尿中分离提取、含有相同剂量黄体生成素和卵泡刺激素的促性腺激素混合物。与人绒毛膜促性腺激素联合使用，可治疗低促性腺激素性性腺功能减退症。

**13.043　尿促卵泡素**　urofollitropin

从绝经期妇女尿中提取的卵泡刺激素。

**13.044　睾酮疗法**　testosterone therapy

提高血清睾酮水平的一类治疗方法。包括直

接使用外源性睾酮进行替代或补充，以及刺激内源性睾酮生成两类。

**13.045　外源性睾酮疗法**　exogenous testosterone therapy

直接使用各类睾酮制剂以提高血清睾酮水平的治疗方法。包括口服制剂、透皮制剂（凝胶、乳膏、贴剂）、口腔颊剂、经鼻制剂、肌内制剂（短效和长效）和皮下颗粒剂等。不建议对有生育要求的男性补充外源性睾酮。

**13.046　内源性睾酮生成**　intrinsic testosterone production

采用选择性雌激素受体调节剂、人绒毛膜促性腺激素或芳香化酶抑制剂等药物，调节机体内分泌、促进内源性睾酮生成的治疗方法。

# 14.　男性不育与辅助生殖

## 14.01　男　性　不　育

**14.001　男性不育［症］**　male infertility

育龄夫妻有正常性生活且未采取避孕措施，由男方因素导致女方在一年内未能自然受孕的疾病。

**14.002　原发性男性不育**　primary male infertility

从未使女性受孕的男性不育症。

**14.003　继发性男性不育**　secondary male infertility

有既往使女性受孕的男性不育症。

**14.004　免疫性男性不育**　immunological male infertility

由抗精子抗体所致的男性不育症。

**14.005　特发性男性不育**　idiopathic male infertility

应用现有检查手段，仅发现男性精液参数发生改变，但找不到相关病因，且无可识别的女性不孕因素的不育症。

**14.006　原因不明性男性不育**　unexplained male infertility

男性精液参数正常，且无可识别的女性不孕因素的不育症。

**14.007　医源性男性不育**　iatrogenic male infertility

医疗原因造成的男性不育症。常见医疗原因包括使用对男性生育力有不良影响的药物、外科手术等。

**14.008　正常精子［状态］　normozoospermia**
精子总数（或浓度）、前向运动精子百分率和正常形态精子百分率均等于或高于参考值下限的精液状态。

**14.009　少精子症　oligozoospermia**
精子总数（或浓度）低于参考值下限的精液异常。

**14.010　弱精子症　asthenozoospermia**
前向运动精子百分率低于参考值下限的精液异常。

**14.011　原发性纤毛运动障碍　primary ciliary dyskinesia，PCD**
又称"纤毛不动综合征（immotile cilia syndrome）"。由精子尾部纤毛结构缺陷引起的常染色体隐性遗传病。包括卡塔格内综合征（Kartagener syndrome）及其他单基因遗传病。临床表现为不育症，精液检查可见精子活动率为零。

**14.012　畸形精子症　teratozoospermia**
正常形态精子百分率低于参考值下限的精液异常。

**14.013　圆头精子症　globozoospermia**
几乎全是圆头精子的精液异常。精子头部缺乏顶体，无法和卵子结合，临床表现为不育。为罕见的特殊类型畸形精子症。

**14.014　大头精子症　macrozoospermia**
几乎全是大头精子的精液异常。精子头部有较多的细胞质，核呈不规则形态，顶体结构残缺，无法和卵子结合。临床表现为不育。

**14.015　无头精子症　acephalic spermatozoa**

又称"断头精子症"。仅见大量活动、分离的精子尾部或头部，或者精子头部与尾部呈不规则折角连接的精液异常。精子的顶体、线粒体、轴丝等发生不同程度的结构异常，无法和卵子结合。临床表现为不育。

**14.016　少弱精子症　oligoasthenozoospermia**
精子总数（或浓度）和前向运动精子百分率低于参考值下限的精液异常。

**14.017　少畸精子症　oligoteratozoospermia**
精子总数（或浓度）和正常形态精子百分率低于参考值下限的精液异常。

**14.018　弱畸精子症　asthenoteratozoospermia**
前向运动精子百分率和正常形态精子百分率均低于参考值下限的精液异常。

**14.019　精子鞭毛多发形态异常　multiple morphological abnormality of sperm flagella，MMAF**
一组与遗传因素有关、精子鞭毛有多种异常形态的精液异常。精子鞭毛呈卷曲、弯曲、不规则、偏短等形状和（或）无鞭毛。临床表现为弱畸精子症与男性不育。

**14.020　少弱畸形精子症　oligoasthenoteratozoospermia**
精子总数（或浓度）、前向运动精子百分率和正常形态精子百分率均低于参考值下限的精液异常。

**14.021　死精子症　necrozoospermia**
存活精子百分率低、不活动精子百分率很高的精液异常。

**14.022　隐匿精子症　cryptozoospermia**

新鲜精液制备的玻片中没有精子，但在离心沉淀团中可观察到精子的精液异常。

**14.023　无精子症　azoospermia**
连续3次精液离心镜检（1500*g*离心15分钟）未查见到精子的精液异常。需排除不射精和逆行射精。

**14.024　梗阻性无精子症　obstructive azoospermia，OA**
由睾丸后输精管道梗阻导致精液中未见精子的疾病。需排除逆向射精。临床表现为无精子症与不育。

**14.025　非梗阻性无精子症　non-obstructive azoospermia，NOA**
未发现输精管道梗阻，但精液或性高潮后排出的尿液中未见精子的疾病。主要与睾丸前及睾丸本身因素有关，导致睾丸精子发生障碍，临床表现为无精子症与不育。

**14.026　局灶生精　focal spermatogenesis**
非梗阻性无精子症患者的睾丸组织中，局部区域存在完整精子发生的现象。与睾丸精子发生区域存在异质性有关。

**14.027　局部生精灶　local spermatogenic foci，focal area of spermatogenesis**
非梗阻性无精子症患者的睾丸组织中存在完整精子发生的局部区域。

**14.028　白细胞精液症　leukocytospermia**
又称"脓性精液症（pyospermia）"。精液中的白细胞数超出临界值的精液异常。

**14.029　无精液症　aspermia**
男性性交时无精液排出的临床表现。主要由不射精和逆向射精引起。

## 14.03　生精功能障碍

**14.030　生精功能障碍　spermatogenic dysfunction**
因先天性或后天性因素导致下丘脑、垂体、睾丸病变，使睾丸精子发生受损，出现精子数量和（或）质量异常的病理表现。组织病理学表现主要为生精功能低下、生精成熟阻滞、唯支持细胞综合征、终末期睾丸。血清睾酮水平可正常或偏低。

**14.031　生精功能低下　hypospermatogenesis**
睾丸组织生精小管内的生精上皮层变薄，各级生精细胞及精子数量减少的病理表现。临床表现为少精子症或无精子症及不育。

**14.032　生精成熟阻滞　maturation arrest of spermatogenesis，spermatogenesis maturation arrest**
生精上皮层内的生精细胞发育停滞在某个阶段，不能形成成熟精子的病理表现。临床表现为无精子症及不育。

**14.033　早期生精成熟阻滞　early maturation arrest of spermatogenesis**
精子发生停滞在精原细胞或精母细胞阶段的病理表现。

**14.034　晚期生精成熟阻滞　late maturation arrest of spermatogenesis**
精子发生停滞在精子细胞阶段的病理表现。

**14.035　唯支持细胞综合征　Sertoli cell only syndrome**
生精小管内无各级生精细胞，仅见支持细胞的病理综合征。临床表现为无精子症及不育。

**14.036　终末期睾丸**　end-stage testis
睾丸组织基底膜增厚，生精小管及其周围硬化，生殖细胞和支持细胞均不存在的病理表现。临床表现为无精子症及不育。

**14.037　[睾丸活检]约翰逊评分**　Johnson score
一种国际上通行的评价睾丸活检组织生精功能的病理评分。评分从最低1分到最高10分，分别反映睾丸中无生精上皮至生精功能正常的各种病理表现。

## 14.04　男性不育药物治疗

**14.038　选择性雌激素受体调节剂**　selective estrogen receptor modulator，SERM
一组可结合雌激素受体，并根据组织类型和激素环境起激动剂或拮抗剂作用的化合物。临床常用的有枸橼酸氯米芬、枸橼酸他莫昔芬。

**14.039　芳香化酶抑制剂**　aromatase inhibitor
抑制芳香化酶以减少雌激素类激素合成的化合物。临床常用的有睾内酯、来曲唑、阿那曲唑等。

**14.040　多巴胺受体激动剂**　dopamine receptor agonist
一类在分子构象上与多巴胺相似，能直接作用于多巴胺受体的化合物。可导致催乳素瘤细胞内腺苷酸环化酶活性下降，从而使催乳素合成和释放减少。临床常用的有卡麦角林、溴隐亭等，多用于治疗催乳素瘤导致的高催乳素血症。

**14.041　抗氧化剂**　antioxidant
一类能抑制氧化的化合物。通常是指还原电位较高的还原剂，如巯基化合物、维生素C、维生素E和多酚类化合物等。

## 14.05　辅助生殖技术

**14.042　辅助生殖技术**　assisted reproductive technology，ART
又称"辅助生育技术"。依据生殖规律，对配子、合子、胚胎进行人工操作，以达到受孕目的的技术。分为人工授精和体外受精–胚胎移植技术及其衍生的各种技术。

**14.043　人工授精**　artificial insemination，AI
用人工方式将处理后的精液注入女性生殖器内，使女性妊娠的一种技术。根据精液来源不同，分为夫精人工授精和供精人工授精。

**14.044　夫精人工授精**　artificial insemination by husband，AIH
用人工方法将处理后的女方丈夫精液注入女方生殖器内，使女方妊娠的技术。

**14.045　供精人工授精**　artificial insemination by donor，AID
用人工方法将处理后的供者精液注入女性生殖器内，使女性妊娠的技术。

**14.046　宫腔内人工授精**　intrauterine insemination，IUI
用人工方法将处理后的精液注入女性子宫内，使女性妊娠的技术。

**14.047　体外受精–胚胎移植**　*in vitro* fertili-

zation-embryo transfer，IVF-ET
将不育夫妇的卵子与精子取出体外，在体外培养系统中受精并发育成胚胎后，再将胚胎移植入子宫腔内以实现妊娠的技术。

**14.048　卵胞质内单精子注射**　intracytoplasmic sperm injection，ICSI
将不育夫妇的卵子与精子取出体外，将单条精子注射到卵细胞的胞质中使其受精的技术。

**14.049　植入前遗传学检测**　preimplantation genetic testing，PGT
对拟移植入子宫腔内的胚胎行基因检测，排除遗传学异常的胚胎，将健康的胚胎移植入子宫腔内以实现妊娠的技术。分为三个子类型，即PGT-A、PGT-M和PGT-SR。

**14.050　植入前非整倍体检测**　preimplantation genetic testing for aneuploidy，PGT-A
在将胚胎移植入子宫腔内之前，行遗传学筛查，以排除非整倍体胚胎的技术。目的是阻断染色体数目异常的遗传，相当于原有的胚胎植入前遗传学筛查技术。

**14.051　植入前单基因遗传病检测**　preimplantation genetic testing for monogenic gene disease，PGT-M
在将胚胎移植入子宫腔内之前，检测胚胎是否携带导致某些单基因遗传病的致病基因的技术。目的在于靶向阻断单基因遗传病，相当于原有的胚胎植入前单基因诊断技术。

**14.052　植入前染色体结构重排检测**　preimplantation genetic testing for chromosomal structural rearrangement，PGT-SR
在将胚胎移植入子宫腔内之前，检测胚胎是否存在倒位、平衡易位和罗伯逊易位等染色体结构异常的技术。目的是阻断染色体结构重排的遗传，相当于原有的胚胎植入前遗传学诊断中检测胚胎染色体结构异常的部分。

# 15.　男 性 节 育

## 15.01　计 划 生 育

**15.001　计划生育**　family planning
为控制家庭人口规模、提高人口素质等所采取的计划和措施。

**15.002　计划生育技术服务**　technical service of family planning，family planning service

向育龄公民提供生育调节、优生优育及其他生殖保健的医疗服务。

**15.003　节育**　birth control
又称"生育控制"。采用科学方法避孕或终止非意愿妊娠的措施。

## 15.02　避　　孕

**15.004　避孕**　contraception
避免受孕的预防措施。包括采取器具、使用

药物或者手术等方法，以达到暂时或永久阻止受孕的目的。

**15.005　避孕行为　contraception behavior**
有意避孕者为避孕所采取的行为方式。

**15.006　男性避孕　male contraception**
针对男方生理特点所采取的避孕措施。包括器具、药物或者手术等方法。

**15.007　屏障避孕法　barrier contraception**
用物理、化学或生物方法阻止精子进入子宫腔而达到避孕目的的一类避孕方法。

**15.008　男用节育器　male contraceptive device**
可阻止精子进入阴道和子宫，使精子与卵子不能结合的男用避孕器具。

**15.009　避孕套　condom**
又称"阴茎套"。由天然橡胶等材料制成、在性行为期间戴在阴茎上的护套。目的是阻断精子与卵子结合，以达到避孕或防止性传播疾病的作用。

**15.010　性交中断　coitus interruptus**
为了防止精液射入阴道而故意中断性交、体外排精的一种避孕方法。应急情况下使用，但失败率较高。

**15.011　自然避孕　natural family planning, NFP**
又称"安全期避孕法"。根据女性月经周期间接判断排卵过程，进行周期性禁欲而达到自然避孕的方法。适用于女方月经周期规律的夫妇。

**15.012　杀精子剂　spermicide**
能使精子制动、活力丧失或死亡，从而失去受精能力的化学药物。目前多为阴道内用药，有膏剂、泡沫、膜剂等。

**15.013　男用避孕药　male contraceptive**
又称"男性避孕药"。通过直接或间接途径干扰精子发生、成熟或改变精液理化性质而降低精子的数量，造成少精子甚或无精子症，以有效达到避孕效果的药物。

**15.014　激素类男性避孕药　hormonal male contraceptives**
可抑制垂体促性腺激素的合成与释放，或阻断促性腺激素的生物学作用，进而抑制内源性睾酮的合成与释放，导致精子发生障碍或完全阻滞、精子功能下降的激素类药物。

**15.015　非激素类男性避孕药　non-hormonal male contraceptives**
可直接干扰精子生成、成熟或改变精液理化性质而降低精子的数量，造成少精子甚或无精子症，以有效达到避孕效果的非激素类药物。

**15.016　避孕疫苗　contraceptive vaccine**
利用生殖系统特异性抗原，通过机体自身的免疫防御机制来预防受孕的疫苗。

**15.017　抗精子疫苗　antisperm vaccine**
采用精子的蛋白成分即精子抗原构建的疫苗。通过刺激机体免疫系统产生特异性免疫反应，达到避孕目的。

# 16.　男性生育力保存

## 16.01　生育力保存

**16.001　生育力保存　fertility preservation**
利用手术、药物或者实验室措施，为处于不孕或不育风险的成人或者儿童提供帮助，保护和保存其产生遗传学后代的技术和方法。

这些不孕或不育风险主要包括医疗过程中或环境中的性腺毒性药物或物质，以及累及生殖器官的疾病。

**16.002　男性生育力保存　male fertility preservation**

通过冻存男性的精子、精原干细胞、睾丸组织，以期预防未来生育风险，并借助人类辅助生殖技术，最终达到生育目的的技术和方法。适用于拟实施辅助生殖的不育症患者，也适用于有生育力保存需求的正常男性和有不育风险的男性人群。

## 16.02　精　子　优　选

**16.003　精子优选　sperm optimization，sperm selection**

通过适当的处理方法，去除精液中的精浆、有害物质及异常精子和细胞碎片，选择优质精子的技术。

**16.004　精子简单洗涤法　sperm simple washing technique**

按照一定程序对精子进行简单的洗涤，尽可能回收较多精子的精子优选技术。适用于精液参数基本正常的标本，常用于宫腔内人工授精。

**16.005　精子上游法　sperm swim-up technique**

利用精子从精液上游到培养液中的能力来优选精子的技术。是分离活动精子的首选方法，适用于弱精子症患者进行体外受精–胚胎移植治疗时。

**16.006　精子密度梯度离心法　sperm density gradient centrifugation**

用特定的大分子介质在离心管内制成连续或不连续的密度梯度，将精液置于介质顶部，通过离心力的作用进行精子分离的方法。

## 16.03　人　类　精　子　库

**16.007　人类精子库　human sperm bank**

利用超低温冷冻保存等技术采集、检测、保存和外供人类精子，用于治疗部分男性不育症和提供生殖保险，并进行相关科学研究的机构。

**16.008　冷冻损伤　cryodamage**

又称"低温损伤（cryoinjury）"。冷冻过程中对细胞造成物理和化学上的伤害。

**16.009　快速冷冻损伤　cryoinjury of rapid freezing**

因冷冻速度过快，细胞未充分脱水，细胞内形成的冰晶引起细胞超微结构的机械性损伤，甚至导致细胞死亡的现象。

**16.010　慢速冷冻损伤　cryoinjury of slow freezing**

因冷冻速度过慢，细胞外形成冰晶，使细胞外渗透压升高，细胞内水分由于渗透压差快速向外渗透，造成细胞内高渗环境，产生不可逆的化学损伤，严重时细胞脱水皱缩甚至死亡的现象。

**16.011　冷冻保护剂　cryoprotectant**

在冷冻保存过程中，能保护细胞、组织抵抗低温损伤的物质。根据在冷冻过程中调节水流动方式分为渗透性和非渗透性两种。

**16.012　渗透性冷冻保护剂　permeable cryo-protectant**

可通过细胞膜进入细胞内、低温下易溶于水的小分子非离子化合物。主要有甘油、乙二醇、二甲基亚砜、丙二醇和葡萄糖等，可降低高浓度溶质对细胞内重要分子的毒性作用，减少进入细胞内电解质的量，降低形成玻璃化状态所需要的降温速度要求。

**16.013　非渗透性冷冻保护剂　nonpermeable cryoprotectant**

不能穿透细胞膜，但可提高细胞外液渗透压的高分子化合物。主要有蔗糖、棉子糖、海藻糖和甘氨酸等，可使细胞内水分进入细胞外液，减少细胞内冰晶形成；同时可通过维持细胞外液高渗透性，抵抗复苏过程中大量水分子快速进入细胞造成的渗透性损伤。

**16.014　精子冷冻保存　cryopreservation of spermatozoa**

对精液、自慰后尿液、附睾液、睾丸组织内的精子进行超低温冷冻保存的过程。

**16.015　快速冷冻　rapid freezing**

将标本在液氮蒸气中悬吊5～30分钟后，迅速将分装好的精液标本浸入液氮中的冷冻方法。可快速跨过冰晶形成的危险温度区（−5～−80℃），最大限度地减少冰晶形成，从而减少对精子的损伤。

**16.016　慢速冷冻　slow freezing**

将精液和冷冻保护剂混合液分装后，手工或使用程序控制降温仪，于2～4小时在不同阶段采用不同的降温速度逐渐降温，最后将分装好的精液标本浸入液氮的冷冻方法。

**16.017　玻璃化冷冻保存　vitrification cryopreservation**

通过提高精子细胞内渗透性冷冻保护剂的浓度或者加快冷冻降温速度，使精液与冷冻保护剂的混合液直接变为玻璃化状态，以避免冰晶对精子造成损伤的冷冻方法。

**16.018　玻璃化　vitrification**

在超低温条件下，将某种物质由液态转变成玻璃样无定形体，但仍维持原始分子分布状态的过程。在此形态中，没有晶体形成，可减轻冷冻损伤。

**16.019　微量精子冷冻保存　cryopreservation of trace sperm**

将外科获取或自慰取得的极少量或单个精子移入相应载体，再进行冷冻保存的技术。可根据精子数量多少选择麦管、超细麦管及各种新型冷冻载体进行冷冻。

**16.020　睾丸组织冷冻保存　cryopreservation of testicular tissue**

将外科获取的睾丸组织处理成0.5～1.0mm小块组织或细胞悬液，再进行冷冻保存的技术。复苏后的睾丸组织可进行原位、异位、异体移植，以达到保存、恢复生育力的目的。是目前研究的热点，但仍处于探索阶段。

**16.021　冷冻精液解冻　thawing of frozen semen**

对冷冻的精液进行解冻复苏的过程。原则是快冻快复、慢冻慢复。复苏方法、时机要合适，过早或过迟复苏可能影响辅助生殖治疗的成功率。

# 17. 性心理、性取向与性行为

## 17.01 性心理

**17.001 性心理 sexual psychology，sex psychology**
随着性生理和脑发育的逐渐成熟，个体在特定社会环境、文化背景的影响下形成的对性及性活动的认知、体验、观念、情感等心理活动。

**17.002 性心理发育 psychosexual development**
在人的一生中，与性相关的心理活动的发生、形成和发展过程。

**17.003 性别 gender**
男女两性存在的多种特征性差异。是生物学上对人类两性的区分。

**17.004 性别认同 gender identity**
个体对自己是男性还是女性身份的认知。是性角色的内在体验。

**17.005 性别角色 sex role，gender role**
人们所处的社会文化体系对男性或女性个体如何行事的社会期待。

**17.006 性别角色发展 development of sex role**
在生物学性别基础上，个体逐步成长为具有社会认可行为模式的男性或女性的过程。是个体心理成熟与否的重要组成部分，并受到生物、文化、心理等因素的影响。

**17.007 性心理活动 psychosexual activity**
人类在性活动中所表现出来的心理现象。性心理活动不仅仅是生物的本能行为，还与社会文化习俗、人类的认知及情感等心理活动密切相关。

**17.008 感知觉 sensory perception**
人脑对当前作用于感觉器官的客观事物的反映。人类可通过视觉、听觉、嗅觉、触觉等获得性相关感觉信息，并通过大脑的整合产生相应的性心理活动。

**17.009 性印记 sexual imprinting**
又称"性铭印"。个体从早期的敏感期开始从父母的特征中获得性偏好的学习过程。可使个体学会辨认潜在交配对象，并以不同的方式影响男性和女性对伴侣的实际选择。

**17.010 求偶 courtship**
又称"求爱"。寻找配偶或性伴侣的行为。

**17.011 调情 flirtation**
在求偶过程中配偶选定之后所进行的旨在导致交配的行为。接吻与抚摸是两种主要行为。

**17.012 性幻想 sexual fantasy，sex fantasy**
有意识地想象性活动的场面，即色欲的幻想。往往是参与性的，具有幻想者"自编自导"的特点。

**17.013 性梦 sexual dream**
又称"梦交（sexual activity in dream）"。具有性内容的梦境。在睡梦中发生性行为，大部分情况下可以达到性满足，还可能出现冲动或高潮，男性常有遗精。

**17.014　性取向**　sexual orientation，sex orientation

又称"性倾向"。个体对特定性别（男性或女性）持续表达情感、浪漫和性吸引力的模式。非异性恋的性取向不属于心理或精神疾病。

**17.015　异性恋**　heterosexuality

对异性成员持续表现性爱的倾向。包括思想、感情及性爱行为，是常见的性取向。

**17.016　同性恋**　homosexuality

对同性成员持续表现性爱的倾向。包括思想、感情及性爱行为，是性取向的一种。

**17.017　女同性恋**　female homosexuality

只对同是女性的成员持续表现性爱的倾向。是性取向的一种。

**17.018　女同性恋者**　lesbian

具有只以女性为性爱对象的性倾向的女性个体。

**17.019　男同性恋**　male homosexuality

只对同是男性的成员持续表现性爱的倾向。是性取向的一种。

**17.020　男同性恋者**　gay

具有只以男性为性爱对象的性倾向的男性个体。

**17.021　双性恋**　bisexuality

对男女两性成员均会持续表现性爱的倾向。包括思想、感情及性爱行为，是一种少见的性取向。

**17.022　双性恋者**　bisexual person

具有同时将男性与女性作为性爱对象的性倾向的个体。

**17.023　无性恋**　asexuality

对同性或异性成员无法或者很难产生性爱的倾向。是一种少见的性取向。

17.03　性　行　为

**17.024　性行为**　sexual behavior

人类满足性欲、获得性快感的各种性活动。如求爱、接吻、拥抱、接受外部性刺激、性交、自慰等。狭义上专指性交，广义上泛指与性活动有关的行为。功能是繁殖后代、维护健康和获得愉悦。

**17.025　性交**　sexual intercourse，coitus

人类男女两性之间的交媾行为。严格意义上指男性阴茎插入女性阴道，即阴道性交。

**17.026　阴道[性]交**　vaginal intercourse

男性阴茎插入女性阴道的性行为。是人类性行为的正常方式。

**17.027　口交**　oral intercourse，oral sex

用口、舌来刺激性伴侣生殖器的一种非正常性行为。包括吮吸或舔两性外生殖器或肛门。

**17.028　肛交**　anal intercourse，anal sex

将勃起的阴茎插入性伴侣肛门直肠内，以获得性快感的一种非正常性行为。

**17.029　自慰**　masturbation

又称"手淫"。手动或其他方式刺激自身或他人的生殖器,以获得性快感的一种非性交方式性行为。

**17.030　安全性行为**　safe sex action
防止或减少性传播疾病或妊娠的性行为。

**17.031　不安全性行为**　unsafe sex action
引起性传播疾病或导致妊娠的高危性行为。

**17.032　性禁欲**　sexual abstinence
对性生活的欲望和行为加以必要限制和控制的行为。

# 18.　性反应与性功能

## 18.01　性　反　应

**18.001　性反应**　sexual response
受到性刺激后,机体在神经、内分泌及心理等综合调控下产生的一系列全身性反应。

**18.002　性反应周期**　sexual response cycle
机体在受到性刺激后产生的一系列全身性反应过程。可分为四个阶段,即性兴奋期、性持续期、性高潮期和性消退期。男女两性基本类似,但女性的不应期不明显,可在持续有效的性刺激下,获得不止一次的性高潮。

**18.003　性兴奋期**　sexual arousal phase, sexual excitement phase
机体在受到肉体或精神方面的性刺激后,出现亢奋、激动的性紧张阶段。男性主要表现为阴茎勃起等,女性主要表现为阴道润滑、乳头竖起等。

**18.004　性持续期**　sexual plateau phase
又称"性平台期""性高涨期"。在持续的性刺激下,性紧张度不断积聚和强化,稳定在较高水平的兴奋阶段。在此期,男性阴茎持续而坚硬勃起,海绵体内压可超过动脉压;女性阴道外 1/3 显著充血、外阴湿润、乳头竖起、乳房胀大等。

**18.005　性高潮期**　sexual orgasm phase
性反应周期中最关键、最短暂的性兴奋顶点阶段。男性以射精、出现快感、使性紧张发泄而告终;女性出现全身痉挛、阴道收缩、神志短暂迷惘。男女都产生会阴肌肉自主的节律性收缩,同时产生以阴茎、阴道为中心向全身扩散的极度快感。

**18.006　性消退期**　sexual resolution phase
性高潮后身体和情绪等性紧张均恢复平静的过程。男性主要表现为阴茎勃起消退、疲软;女性的性消退期较男性缓慢,表现为阴道松弛、阴道及乳头的充血消退等。

**18.007　性不应期**　sexual refractory period
一次性交结束后,至身体状态恢复到又可以开始下一次性交所经历的间歇时间。在此期间,再度性刺激不能有效引起或维持男性的勃起;女性的不应期不明显,可在持续有效的性刺激下,获得不止一次的性高潮。

## 18.02　性　功　能

**18.008　性功能　sexual function**
人类在性反应周期不同阶段的生理、心理等反应。生物、心理和社会等多种因素均可影响性功能。男性主要涉及性欲、勃起、射精、性高潮等，女性主要涉及性欲及性反应周期内阴蒂、阴道、子宫的反应性变化及性高潮等。

**18.009　性欲　libido，sex desire**
与性本能有关、追求快乐和情爱的精神动力或内在驱动力。是一种复杂的心理生理过程，并与社会环境、文化传统、生活习惯等密切相关。

**18.010　性唤起　sexual arousal**
又称"性唤醒"。性活动前，机体在各种性刺激作用下出现的生理与心理反应。会诱发男性的阴茎勃起，女性可出现盆腔充血、阴道润滑、外生殖器充盈胀大、乳房充盈胀大和乳头勃起等。

**18.011　性刺激　sexual stimulation**
能够引发、增强和保持性唤起，并可能导致性高潮的身体或非身体刺激。通常指对生殖器官的刺激，也包括对身体其他部位的刺激，以及触觉之外（如视觉、听觉、嗅觉等）感觉性或精神性（如性幻想）的刺激等，但性高潮通常需要身体性刺激。

**18.012　性感带　erogenous zone**
身体某些对性刺激特别敏感的区域。如男性的阴茎头及阴茎颈、阴茎下半部分、乳头等，女性的乳头、口唇、阴蒂、阴唇、阴道下1/3及其前壁的G点等。

**18.013　交配前行为　precopulatory behavior**
人类或动物在交配前，表现出的求爱、调情、引诱、前戏的行为。

**18.014　阴茎勃起　penile erection**
阴茎勃起组织充血、胀大，导致阴茎变硬和上抬时的状态。是一个由心理及神经、内分泌、血管和阴茎勃起组织精密调节、协调完成的复杂生理现象。

**18.015　勃起组织　erectile tissue**
阴茎/阴蒂内由大量不规则、彼此相通连的血窦，以及血窦之间富含平滑肌纤维的结缔组织小梁构成的海绵状组织。

**18.016　海绵窦内压　intra-cavernous pressure**
阴茎海绵体窦腔内的压力。压力随阴茎勃起过程的不同时相而发生变化。

**18.017　勃起中枢　erection center**
大脑及脊髓中参与调节性冲动与勃起的区域。分高级的大脑性功能相关中枢与低级的脊髓勃起中枢，分别对心理性刺激和反射性刺激起反应，并涉及脊髓及脊髓上反射弧二者间的协同作用，介导阴茎勃起反应。

**18.018　大脑性功能相关中枢　brain center involved in sexual function**
涉及性功能调控的大脑皮质与皮质下的高级神经中枢。前者主要位于大脑的边缘系统，基本功能是感受视、听、味、嗅、幻觉等性刺激而诱发性冲动；后者主要指下丘脑内侧视前区，是性冲动的重要综合中枢，可分泌多种神经递质如多巴胺、去甲肾上腺素、5-羟色胺。主要参与心因性勃起与射精的调控。

**18.019　脊髓勃起中枢　spinal erection center**

参与调控勃起的脊髓$S_{2\sim4}$节段。发出的副交感神经是促使阴茎勃起的重要神经，主要参与调控反射性勃起。

**18.020　勃起神经递质　erection neurotransmitter**
由突触前神经元合成并在末梢处释放，能特异性地作用于阴茎海绵体血管内皮和平滑肌细胞，通过调节阴茎血管的血流动力学，调控阴茎勃起及疲软的神经递质。其中一氧化氮与去甲肾上腺素分别是调控阴茎勃起与疲软的主要神经递质。

**18.021　一氧化氮　nitric oxide，NO**
由一氧化氮合酶催化精氨酸而生成的具有广泛生物学效应的自由基。是介导阴茎勃起的主要神经递质。性刺激时，由阴茎海绵体的血管内皮细胞及非肾上腺素能非胆碱能神经末梢合成分泌，在阴茎勃起过程中起关键作用。

**18.022　一氧化氮合酶　nitric oxide synthase，NOS**
一类以L-精氨酸为底物，利用氧催化合成一氧化氮与L-瓜氨酸的同工酶。活性变化可反映组织内一氧化氮含量的变化。包括诱导型一氧化氮合酶（iNOS）、内皮型一氧化氮合酶（eNOS）和神经元型一氧化氮合酶（nNOS）3种类型。

**18.023　前列腺素E　prostaglandin E**
前列腺素家族中具有舒张平滑肌功能的一组小分子多肽。可扩张血管及支气管、增加器官血流量，其中的前列腺素$E_1$参与阴茎勃起过程。

**18.024　血管活性肠肽　vasoactive intestinal peptide，VIP**
由小肠分泌细胞和脑内部分神经元合成的一种多肽。在体内分布广泛。具有舒张血管平滑肌、参与消化液分泌调节和影响某些激素分泌的作用，也参与阴茎勃起过程。

**18.025　去甲肾上腺素　norepinephrine**
由交感节后神经元、脑内肾上腺素能神经元及肾上腺髓质合成和分泌的一种儿茶酚胺类生理活性物质。可诱发阴茎海绵体血管平滑肌收缩，是保持阴茎处于疲软状态的主要神经递质。

**18.026　内皮素　endothelin**
由21个氨基酸组成的一种生物活性多肽。在血管内皮细胞及其他多种组织细胞中合成，具有调节血管张力的作用。其中的内皮素-1参与阴茎海绵体血管平滑肌收缩，使阴茎保持疲软状态。

**18.027　前列腺素F　prostaglandin F**
前列腺素家族中具有收缩平滑肌功能的一组小分子多肽。可收缩血管、子宫平滑肌，其中的前列腺素$F_{2\alpha}$参与阴茎海绵体血管平滑肌收缩，使阴茎保持疲软状态。

**18.028　阴茎勃起过程　process of penile erection**
阴茎经历疲软、充血、膨胀、完全勃起、强直勃起、勃起消退等各时相的过程。不同的时相，阴茎血流动力学表现各不相同。

**18.029　阴茎疲软期　penile flaccid phase，flaccid phase of penis**
阴茎通常维持的生理状态。此时交感神经冲动占据主要调控地位，阴茎海绵窦、螺旋动脉及间隙平滑肌收缩，静脉流出通道开放，仅少量动脉血流入阴茎的状态，阴茎维持在疲软状态。

**18.030 阴茎充盈期** penile filling phase，filling phase of penis
当性刺激诱发勃起时，副交感神经产生冲动，血管平滑肌松弛，大量血液流入阴茎动脉，使阴茎变长但海绵窦内血压不变的时期。

**18.031 阴茎胀大期** penile tumescence phase，tumescence phase of penis
性刺激诱发勃起后，阴茎海绵体内压上升，动脉血液流速比充血期稍减低，但白膜下静脉丛受压，静脉回流减少，使阴茎变得更粗、更长的时期。

**18.032 阴茎完全勃起期** penile full erection phase，full erection phase of penis
性刺激诱发勃起后，阴茎海绵体闭塞机制被完全激活，海绵体内压持续增加的时期。在此期，阴茎动脉血流量比充血期低，但大于疲软期；阴茎静脉多数受阻，但静脉流量仍比疲软期高。

**18.033 阴茎坚硬勃起期** penile rigid erection phase，rigid erection phase of penis
性刺激诱发勃起后，由于骨盆肌肉、坐骨海绵体肌及球海绵体肌收缩，导致海绵体内压超过收缩压，产生阴茎坚硬勃起的时期。此期非常短，几乎没有血液流过海绵窦动脉。

**18.034 阴茎勃起消退期** detumescence phase of penis
射精或性刺激停止后，交感神经兴奋，使海绵体窦状隙和小动脉平滑肌收缩，动脉血流减少至疲软期水平，静脉通道开放，窦状隙内血液大部分排出，阴茎的长度和周径恢复到疲软期状态的时期。

**18.035 夜间自发性勃起** nocturnal spontaneous erection
夜间睡眠状态或醒来时的阴茎自发勃起。主要出现在快速眼动睡眠期。

**18.036 晨间勃起** morning erection
清晨初醒时的阴茎自发勃起。是夜间自发勃起的一种形式。

**18.037 反射性勃起** reflexogenic erection
直接刺激阴茎或其周围的性感带引发的阴茎勃起。刺激产生的冲动到达脊髓勃起中心，激活自主神经核，通过海绵体神经发送信息到阴茎，引起勃起。

**18.038 心因性勃起** psychogenic erection
当受到视觉、听觉、嗅觉和幻觉等性刺激后，大脑发出冲动调节脊髓勃起中心而诱发的阴茎勃起。

**18.039 射精** ejaculation
性高潮时精液从男性生殖道的排出。

**18.040 射精中枢** ejaculation center
大脑及脊髓中参与调节射精的区域。生殖器感觉信号通过传入纤维传至脊髓射精中枢，再通过传出纤维上行至大脑性功能相关中枢，后者将整合后的信息通过下行纤维传至脊髓射精中枢，进而调控射精发生。

**18.041 脊髓射精中枢** spinal ejaculation center
参与调控射精的脊髓$T_{11}$～$L_2$节段、$L_{3～5}$节段、$S_{2～4}$节段。这些脊髓节段通过协调交感神经、副交感神经和运动神经的输出活动，整合输出信号和诱导射精所需的性活动信号，完成泄精和排精过程。

**18.042 泌精中枢** secretory center of ejaculatory
参与调控精液分泌的脊髓$T_{11}$～$L_2$节段。发出的交感神经主要介导附睾、输精管、精囊、前列腺的收缩及膀胱颈部的关闭，起促进精液分泌的作用。

**18.043　脊髓射精发生器　spinal ejaculatory generator**

参与调控射精的脊髓$L_{3\sim5}$节段中央灰质区脊髓丘脑神经元。能整合来自脊髓上中枢和附属性器官的各种信息，构成脊髓射精中枢最重要的部分。

**18.044　排精中枢　mechanical center of ejaculatory**

参与调控精液排出的脊髓$S_{2\sim4}$节段。位于其前角阴部神经中枢发出的会阴神经肌支配会阴横纹肌，介导球海绵体肌、盆底肌的规律性收缩，起到促进精液排出的作用。部分由脊髓$S_{2\sim4}$节段发出的副交感神经也参与射精过程。

**18.045　射精神经递质　ejaculation neuro-transmitter**

由突触前神经元合成并在末梢处释放，能特异性地作用于射精中枢，继而调控射精中泌精、排精过程的神经递质。多巴胺与5-羟色胺分别是刺激或抑制泌精、排精的主要神经递质。缩宫素、去甲肾上腺素、β-内啡肽等也在射精过程中发挥重要作用。

**18.046　多巴胺　dopamine**

由多巴脱羧生成的儿茶酚胺类神经递质。主要分布于黑质–纹状体和中脑边缘系统。参与对躯体运动、精神活动等的调节。性刺激时，多巴胺是刺激泌精的主要神经递质，在射精过程中起促进作用。

**18.047　5-羟色胺　5-hydroxytryptamine，5-HT**

又称"血清素（serotonin）"。一种单胺型神经递质，由吲哚和乙胺两部分组成。参与调节痛觉、情绪、睡眠、体温、性行为等活动。性刺激时，可能通过影响多巴胺的释放等机制，在射精过程中起抑制作用。

**18.048　射精过程　process of ejaculation**

性兴奋过程中，伴随性高潮的精液分泌并向外射出的过程。

**18.049　泌精期　emission phase of ejaculation**

性兴奋期，随着阴茎勃起、附睾和输精管的节律蠕动、精囊和前列腺的收缩，精液分泌并传送到前列腺部尿道的过程。

**18.050　排精期　expulsion phase of ejaculation**

在性高潮期，在球海绵状肌和盆底肌节律性收缩及尿道外括约肌松弛下，将精液经尿道外口射出的过程。

**18.051　性高潮　orgasm**

人类或动物性兴奋的顶点。表现出一系列不自主的平滑肌运动，并伴有强烈的欣快感。

## 18.03　性功能障碍

**18.052　性功能障碍　sexual dysfunction**

因器质性和（或）心理性因素，个体或其伴侣在性行为的各个方面，如性欲、性唤起、性高潮等性反应周期中任何一个或多个环节出现障碍，以致不能完成满意性活动的疾病。

**18.053　男性性功能障碍　male sexual dysfunction**

在男子性功能的整体活动过程中，出现性欲唤起、阴茎勃起、阴茎插入、性高潮–射精和性满足等性反应周期中任何一个或多个环节的障碍。主要包括性欲低下、勃起功能障碍、射精障碍、性高潮障碍。

**18.054　女性性功能障碍　female sexual dysfunction**
女性性反应周期中的一个或多个环节发生

障碍，或出现与性交有关的疼痛，以致不能产生满意性交所必需的性生理反应及性快感的疾病。主要包括女性性兴趣/性唤起障碍、女性性高潮障碍、生殖器-盆腔疼痛/插入障碍。

# 19.　性心理障碍

## 19.01　性心理障碍

**19.001　性心理障碍　psychosexual disorder**
性心理和行为明显偏离正常，并以这类性偏离作为性兴奋、性满足的主要或唯一方式的一种心理障碍。包括性别不一致、性欲倒错障碍等。

**19.002　性别不一致　gender incongruence**
又称"性别焦虑（gender dysphoria）""性别认同障碍""性身份障碍（gender identity disorder）"。个体因为生理性别或与性别相关的身体特征与心理性别（即性别认同）不匹配而持续感到不适或痛苦的心理障碍。ICD-11已不再认为该类疾病是精神障碍性疾病，而被归入"与性健康相关的状况"中。

**19.003　易性症　transsexualism, transsexuality**
又称"易性癖"。个体无法接受自身生理性别特征，导致主观痛苦，内心极度渴望采用异性生活方式，希望通过激素治疗或外科手术使自己的身体尽可能地与偏好的性别一致的心理障碍。

**19.004　跨性别者　transgender person**
不认同或不满意出生时生理性别的个体，无论是否愿意接受性别重置手术。

**19.005　双重异装症　dual-role transvestism**
又称"双重异装癖"。个体生活中某一时刻

穿着异性服装，以暂时享受作为异性成员的体验的心理障碍。不伴有性兴奋，无永久性改变性别的欲望。

**19.006　童年性别认同障碍　gender identity disorder of childhood**
儿童期出现根深蒂固的、持续性成为异性渴望的心理障碍。伴有对自身性别的行为、特性和（或）衣着强烈的排斥。

**19.007　性欲倒错障碍　paraphilic disorder**
个体性心理和性行为明显偏离常态，并以这种偏离性行为方式作为性兴奋、性满足的主要或唯一方式的一种精神障碍。往往于青春期发病，患者常被动就诊，不愿意主动改变自己的性行为方式。

**19.008　恋物症　fetishism**
又称"恋物癖"。以某种非生命体作为性唤起及性满足刺激物的一种性欲倒错障碍。几乎均为男性，初发于性成熟期，表现为反复收集与异性身体接触的东西，如乳罩、内裤等，通过抚摸、嗅闻这类物品且伴以自慰，或在性交时由自己或要求性对象持此物品，以获得性满足。

**19.009　异装症　transvestism**
又称"异装癖""恋物性异装症（fetishistic

transvestism）"。通过穿着异性服装获得性兴奋的一种性欲倒错障碍。表现为对异性衣着特别喜爱，反复出现穿戴异性服饰的强烈欲望并付诸行动，由此引起性兴奋和达到性满足。

**19.010　露阴症　exhibitionism**
又称"露阴癖"。通过反复多次在陌生异性毫无预料的情况下暴露自己的生殖器，引起对方紧张性情绪反应，从而获得性快感的一种性欲倒错障碍。几乎只见于男性。

**19.011　窥阴症　voyeurism**
又称"窥阴癖"。未征得他人同意、在他人完全不知情的情况下，反复多次以窥视他人性活动或亲昵行为或异性裸体来获得性兴奋的一种性欲倒错障碍。以男性多见。

**19.012　摩擦症　frotteurism**
又称"摩擦癖"。男性在拥挤的场所，未征得他人同意，趁对方不备，伺机以身体某一部分（常为阴茎）摩擦和碰触女性身体某一部分以达到性兴奋目的的一种性欲倒错障碍。此类患者没有暴露生殖器的愿望，也没有与摩擦对象性交的要求。

**19.013　恋童症　pedophilia**
又称"恋童癖"。以性发育未成熟的同性或异性儿童作为性行为对象，以获取性满足的一种性欲倒错障碍。大多数恋童症个体是受到女童吸引的异性恋男性，一般在30岁以上发病。

**19.014　施虐受虐症　sadomasochism**
将捆绑、施加痛苦或侮辱带入性活动的一种性欲倒错障碍。

**19.015　受虐症　masochism**
又称"受虐癖"。在性生活中，要求对方对自己施加肉体上或精神上的痛苦，以获得性满足的一种性欲倒错障碍。

**19.016　施虐症　sadism**
又称"施虐癖"。对他人施以精神或肉体折磨，在对方的痛苦中感受性的快乐，以获得性满足的一种性欲倒错障碍。

**19.017　恋尸癖　necrophilia**
与异性尸体发生性行为，以获得性满足的一种性欲倒错障碍。罕见，文献报道均为男性。少见于精神发育迟滞者。

**19.018　恋兽癖　zoophilia**
与动物发生性行为，以获得性满足的一种性欲倒错障碍。罕见，只有反复发生至少半年以上，并将其作为唯一满足性欲手段者才能诊断为此症。

## 19.02　性心理咨询

**19.019　性心理咨询　psychosexual counseling**
由专业医疗机构人员应用心理学原理和方法，针对性功能障碍及部分性心理障碍个体的心理咨询服务。包括接受来访者的询问，提供建议与支持，帮助患者了解和解决性方面遇到的问题与困难。

## 19.03　性心理治疗

**19.020　性心理治疗　psychosexual therapy**
由专业医疗机构人员应用心理学原理和方法，针对心理因素参与的性功能障碍及部分性心理障碍，实施有计划的心理、认知及行为等治疗。通常包括支持−解释性心理治疗、精神分析及心理动力学治疗、行为治疗等，不包括药物、手术、理疗等医疗手段。

**19.021 支持性心理治疗 supportive psycho-therapy**
采用倾听、支持、鼓励、解释、指导等方式，帮助当事人发挥潜能、适应当前环境的一种心理治疗方法。

**19.022 精神分析性心理治疗 psychoanalytic psychotherapy**
又称"心理动力性心理治疗（psychodynamic psychotherapy）"。运用精神分析理论和相关技术所开展的心理治疗方法。

**19.023 精神分析治疗 psychoanalytic therapy**
通过发掘潜意识内的矛盾冲突或致病的情结，使就诊者对其有所领悟，在现实原则的指导下，以完善人格结构、建立正确与健康的心理结构，促进心理发展为目标的经典精神分析疗法。治疗频次较高。

**19.024 心理动力学治疗 psychodynamic therapy**

通过处理潜意识冲突，消除或减轻症状，解决现实生活情境中的问题的心理治疗方法。由经典精神分析治疗发展而来，相对短程、低频次。

**19.025 行为治疗 behavioral therapy**
又称"行为疗法"。以经典条件反射学说、操作性条件作用学说及社会学习学说为基础的一种心理治疗方法。通过行为分析、情景设计、行为干预等技术，对个体反复训练，达到改变不适应、不良行为，减轻和消除症状，促进患者社会功能康复的目标。

**19.026 性感集中训练 sensate focus exercise**
在患者家庭中进行的以行为治疗为主题的指导性治疗。要求夫妇双方共同参与，通过拥抱、抚摸、按摩等触觉刺激的手段，体验和享受性的快感，克服对性行为的恐惧心理，建立和恢复性的自然反应的治疗方法。

**19.027 认知行为疗法 cognitive behavioral therapy**
基于认知理论并结合行为治疗，矫正来访者心理障碍，改变其行为问题的一类心理治疗方法。

# 20. 男性性功能障碍

## 20.01 性欲减退障碍

**20.001 性欲低下障碍 hypoactive sexual desire dysfunction，hypoactive sexual desire disorder**
简称"性欲低下（hyposexuality）"。由心理性或器质性病因所致的持续或反复的性幻想、性行为欲望下降甚至缺失的性功能障碍。

**20.002 性欲缺失 anaphrodisia，loss of sexual desire**
又称"无性欲"。持续或反复的性幻想、性行为欲望缺失的一种性欲减退障碍。

**20.003 性欲量表 sexual desire inventory，SDI**
评估不同因素影响个体性欲发展和表达的

问卷。由14个问题组成，可衡量某个个体与他人和自身发生性行为这一欲望的强度、频率和重要性。

## 20.02　勃起功能障碍

**20.004　勃起功能障碍** erectile dysfunction，ED

男性不能持续获得和维持足够的阴茎勃起以完成满意性生活的性功能障碍。

**20.005　器质性勃起功能障碍** organic erectile dysfunction，organic ED

由血管、神经、内分泌、海绵体异常或病变等引起的勃起功能障碍。常见原因如血管性、神经性、内分泌性、创伤性等。

**20.006　血管性勃起功能障碍** vasculogenic erectile dysfunction，vasculogenic ED，vascular erectile dysfunction

由各种原因导致动脉粥样硬化、血管内皮功能障碍等，或由创伤或手术等导致阴茎动脉供血不足，继而出现的阴茎勃起障碍。包括动脉性（海绵体动脉供血不足）、静脉性（阴茎静脉系统功能障碍）或动静脉混合性。

**20.007　动脉性勃起功能障碍** arteriogenic erectile dysfunction，arteriogenic ED

由动脉粥样硬化或创伤致动脉闭塞，继而出现与阴茎海绵体动脉供血不足有关的勃起功能障碍。

**20.008　静脉性勃起功能障碍** venogenic erectile dysfunction，venogenic ED

又称"阴茎静脉闭塞功能障碍（penile veno-occlusive dysfunction）"。由各种病因致阴茎勃起过程中阴茎静脉不能正常闭塞或闭塞不全，继而出现与阴茎静脉回流过快、海绵体充血不足有关的勃起功能障碍。

**20.009　神经性勃起功能障碍** neurogenic erectile dysfunction，neurogenic ED

由于脊髓、脊髓上中枢神经系统退行性病变、损伤、肿瘤等，或由糖尿病、手术、外伤致周围神经病变，继而出现与调控阴茎勃起的神经通路受损有关的勃起功能障碍。

**20.010　内分泌性勃起功能障碍** endocrinogenic erectile dysfunction，endocrinogenic ED

因雄激素缺乏、高泌乳素血症、甲状腺功能减退等，继而出现与内分泌性功能异常有关的勃起功能障碍。

**20.011　创伤性勃起功能障碍** traumatic erectile dysfunction，traumatic ED

由于各种创伤如阴茎折断、骨盆骨折、盆腔大手术等，继而出现与勃起相关血管和（或）神经损伤有关的勃起功能障碍。

**20.012　心因性勃起功能障碍** psychogenic erectile dysfunction，psychogenic ED

以精神心理因素为主要原因的勃起功能障碍。包括普通型、境遇型和精神疾病三类。

**20.013　混合性勃起功能障碍** mixed erectile dysfunction，mixed ED

病因既有器质性病变，又有心因性因素的勃起功能障碍。临床多见。

**20.014　国际勃起功能指数** international index of erectile function，IIEF

初步筛查与诊断勃起功能障碍的国际常用

量表。系对过去 4 周涉及受检者的勃起功能、性高潮、性欲、性交满意度和总体满意度等 5 个方面共 15 个问题进行自我评分，相加得出总分，并据此评估患者的勃起功能。

**20.015 国际勃起功能指数–勃起功能专项** erectile function domain of international index of erectile function，IIEF-EF
基于过去 4 周的性经历，对国际勃起功能问卷中关于勃起的 6 个问题进行评分。总分≤25 分的为勃起功能障碍。主要用于药物及其他治疗效果评估。

**20.016 国际勃起功能指数-5** international index of erectile function-5，IIEF-5
评估受检者过去 6 个月性经历中勃起功能的一种常用简化量表。系将国际勃起功能问卷中原来的 15 个问题简化为 5 个问题，涉及 4 个勃起问题和 1 个性生活总体满意度问题，总分≤21 分的为勃起功能障碍。常用于勃起功能障碍诊断的初步筛选。

**20.017 勃起硬度评分** erection hardness score，EHS
评估受检者阴茎勃起硬度的一种简单量表。将勃起硬度分为 4 级：第 1 级，阴茎增大但不硬；第 2 级，阴茎硬但硬度不足以插入；第 3 级，阴茎的硬度足够插入，但不完全坚硬；第 4 级，阴茎完全坚硬并勃起。

**20.018 男性性健康问卷** male sexual health questionnaire，MSHQ
针对男性性生活的流行病学调查和心理健康筛选的一种自评问卷。由 25 个项目组成，包括勃起、射精、性生活满意度 3 个核心项目和与性功能障碍相关的性活动、欲望、困扰等附加项目。

**20.019 明尼苏达多相人格调查表** Minnesota multiphasic personality inventory，MMPI
评估异常人格特征的一种量表。由 4 个效度量表和 10 个基本临床量表组成，包括身体的体验、社会及政治态度、性的态度、家族关系、妄想和幻想等精神病理学的行为症状等，共 566 个题目。由美国明尼苏达大学哈撒韦（S. R. Hathaway）和精神科医师麦金利（J. C. McKinley）编制。

**20.020 90 项症状自评量表** symptom checklist-90，SCL-90
评估受检者现在或最近 1 周精神症状状况的一种自评量表。包括躯体症状、强迫、人际敏感、抑郁、焦虑、敌对、恐怖、偏执、精神病性 9 个因子，共 90 个条目。由美国心理学家德罗加蒂斯（L. R. Derogatis）编制。

**20.021 抑郁自评量表** self-rating depression scale，SDS
评估受检者在最近 1 周抑郁严重程度的一种自评量表。评估内容包括精神性情感症状、躯体性障碍、精神运动性障碍和抑郁的心理障碍 4 个方面。由美国精神医学家宗氏（W. W. K. Zung）编制。

**20.022 焦虑自评量表** self-rating anxiety scale，SAS
评估受检者最近 1 周焦虑严重程度的一种自评量表。适用于具有焦虑症状的成年人。从量表构造的形式到具体评定的方法，都与抑郁自评量表十分相似，具有同样广泛的应用性。主要用于疗效评估，不能用于诊断。由美国精神医学家宗氏（W. W. K. Zung）编制。

**20.023 普林斯顿共识** Princeton consensus
关于心血管疾病患者性功能异常临床治疗的专家共识。由于性功能异常和心血管疾病之间有密切关系，而且性活动本身存在着潜在心脏危险性，故于 2000 年在普林斯顿大学成立的专家组制定该共识，并将患者心脏风险分为低危、中危和高危 3 个层次。

**20.024 夜间阴茎胀大试验** nocturnal penile tumescence test，NPT
应用各种方式测定夜间阴茎勃起的频次、持续时间、胀大程度（周径）等的检查。如邮票试验、测试条带试验、夜间生物电阻抗容积测定（NEVA）。

**20.025 夜间阴茎胀大及硬度试验** nocturnal penile tumescence and rigidity test，NPTR
应用硬度测量仪测定夜间阴茎勃起的频次、持续时间，以及阴茎头部与根部的胀大程度（周径）与径向硬度等的检查。常用于鉴别心因性和器质性勃起功能障碍。

**20.026 视听性刺激试验** audiovisual sexual stimulation test，AVSS
通过视听材料刺激而诱发阴茎勃起的检查。临床上常配合硬度测量仪来初步评估患者清醒状态下的阴茎勃起功能。

**20.027 阴茎海绵体注射与性刺激联合试验** combined intracavernosal injection and stimulation test
通过向阴茎海绵体内注射血管活性药物，结合相关刺激，诱发阴茎勃起，根据阴茎勃起硬度与持续时间来评估阴茎血管功能的一种方法。绕过神经和激素的影响，可直接评估阴茎的血管状态。常联合阴茎彩色多普勒双功能超声检查来评估阴茎血管功能。

**20.028 阴茎双功能彩色多普勒超声检查** penile color Doppler duplex ultrasound，color Doppler duplex ultrasound of penis，penile CDDU
利用高频超声探头结合超声多普勒效应以动态检测阴茎血流动力学的超声检查。主要

用于诊断血管性勃起功能障碍。

**20.029 收缩期峰值流速** peak systolic velocity
使用多普勒超声测得的动脉在收缩期的最高血流速度。常在阴茎受刺激勃起后，测量收缩期阴茎海绵体动脉最高血流速度，以评估阴茎动脉血管功能。

**20.030 舒张末期流速** end diastolic velocity
使用多普勒超声测得的动脉在舒张末期的最低血流速度。常在阴茎受刺激勃起后，测量舒张末期阴茎海绵体动脉最低血流速度，以评估阴茎静脉闭塞功能。

**20.031 动脉阻力指数** artery resistance index，artery RI
彩色多普勒血流成像检查中反映检测处动脉血流阻力的指标。计算公式为 RI=（PSV-EDV）/PSV。PSV 为收缩期最高流速，EDV 为舒张末期最低流速。数值越高，血管阻力越大。可作为评估阴茎静脉闭塞功能的主要指标。

**20.032 阴茎海绵体造影[术]** cavernosography
将造影剂直接注射入阴茎海绵体以诊断静脉性勃起功能障碍的放射显影技术。可比较直观地了解阴茎静脉系统有无异常，反映阴茎静脉回流的途径、阴茎海绵体内部结构及病理变化。

**20.033 动态灌注阴茎海绵体测压造影术** dynamic infusion cavernosometry and cavernosography
检查是否存在静脉性勃起功能障碍（阴茎静脉瘘）及阴茎海绵体病变的一种放射显影技术。患者仰卧位，阴茎根部绷一弹力带或弹力环，先向海绵体内注入血管活性药物诱发阴茎勃起，再迅速向海绵体内注射 30% 泛影葡胺 30～100ml，3～5 分钟后去除弹力带，

立即摄阴茎正、侧位X射线片。

**20.034　阴茎动脉造影　penile arteriography**
进行选择性阴部内动脉插管，注射造影剂，以了解阴茎动脉血液供应情况的一种放射显影技术。常用于诊断动脉性勃起功能障碍。

**20.035　选择性阴部内动脉造影　selective internal pudendal arteriography，SIPA**
用于阴茎动脉血供异常的定位和定性诊断的一种放射显影技术。患者仰卧位，行经股动脉双侧阴部内动脉造影，以观察两侧阴茎背动脉、海绵体动脉病变。是一种有创检查，一般适用于怀疑阴茎血供不足，用药物治疗无效而拟行血管重建术者。

**20.036　肱动脉血流介导舒张功能　brachial artery flow-mediated dilation**
通过高频超声探头检测肱动脉阻断前后内径变化率，评估血管内皮功能的一种检查。由内径变化值与基础内径值相比得出，可反映阴茎动脉、冠状动脉的内皮功能，是一种有效、可靠的无创性内皮细胞功能检测方法。该值降低是勃起功能障碍患者血管内皮功能损伤的早期标志之一。

**20.037　海绵体肌电图　corpus cavernosum electromyogram，CC-EMG**
采用针式电极直接记录阴茎疲软及视觉性刺激时海绵体电活动的一种肌电图检查。可以直接检测阴茎自主神经功能与海绵体平滑肌功能，但对勃起功能障碍的诊断价值仍缺乏定论。

**20.038　球海绵体肌反射潜伏时间　bulboca-vernosus reflex latency time，BCR latency time**
测定阴茎感觉经传入神经至脊髓$S_{2\sim4}$节段，再从脊髓传出神经至球海绵体肌和坐骨海绵体肌的传导速度，用以评估勃起体感反射弧完整性的电生理检查。如超过45毫秒，提示有神经性病变可能。

**20.039　阴茎背神经传导速度　penile dorsal nerve conduction velocity**
通过在阴茎头及阴茎根部各放置一个刺激电极，在球海绵体部安放记录电极，用两刺激电极间的距离除以每个部位记录的潜伏期时间差，计算所得的背神经传导速度。传导速度较慢与神经性勃起功能障碍有关。

**20.040　5型磷酸二酯酶抑制剂　phosphodies-terase type 5 inhibitor，PDE5i**
通过选择性抑制阴茎内5型磷酸二酯酶（PDE5）对环鸟苷酸的降解，延长阴茎海绵体平滑肌细胞的舒张时间，达到改善、维持阴茎勃起效果的一种化合物。是治疗男性勃起功能障碍的一线药物。常用的有西地那非、伐地那非、他达拉非等，有按需服用与规律服用两种方式。

**20.041　5型磷酸二酯酶　phosphodiesterase type 5，PDE5**
磷酸二酯酶家族中的5型。对环鸟苷酸（cGMP）具有高度特异性。主要存在于阴茎海绵体血管组织中，通过水解细胞内第二信使cGMP，使cGMP对阴茎血管平滑肌舒张作用减弱，继而影响阴茎的动脉灌注及随后的阴茎勃起。

**20.042　真空勃起装置　vacuum erection device**
由阴茎套管、真空泵、收缩环等组成，辅助阴茎勃起的一种装置。负压吸引提高阴茎海绵体血流量以造成被动勃起，扎在根部的收缩环阻断阴茎静脉回流以延长勃起持续时间。此外，负压吸引增加阴茎动脉血流，滋养了阴茎海绵体，可防止勃起功能障碍阴茎海绵体的萎缩。

用于治疗勃起功能障碍与阴茎康复。

**20.043 低强度体外冲击波治疗 low-intensity extracorporeal shockwave therapy, LI-ESWT**
又称"低能量体外冲击波治疗（low-energy extracorporeal shock wave therapy）"。利用低能量的冲击波具有促进细胞增殖、血管新生等生物学效应，对血管性、轻症勃起功能障碍进行的局部治疗。

**20.044 低强度脉冲式超声波治疗 low-intensity pulsed ultrasound shockwave therapy, LI-PUS**
利用低强度水平的超声波具有促进细胞增殖、血管新生等生物学效应，对血管性、轻症勃起功能障碍进行的局部治疗。

**20.045 [阴茎]海绵体内注射 intracavernous injection, ICI**
将血管活性药物注入阴茎海绵体内，以松弛阴茎海绵窦平滑肌和（或）阴茎海绵体动脉平滑肌、提高阴茎海绵体血流量，继而引发阴茎勃起的方法。可用于检查与治疗勃起功能障碍。常用血管活性药物有前列地尔、罂粟碱、酚妥拉明，可单独或联合使用。

**20.046 前列地尔尿道内给药 intraurethral alprostadil administration**
将人工合成的半固体状前列地尔经尿道给药，以治疗勃起功能障碍的操作。

## 20.03 射精功能障碍

**20.047 射精功能障碍 ejaculatory dysfunction**
由心因性和（或）器质性病因导致的射精功能异常。包括早泄、延迟射精或不射精、逆向射精、射精痛等。

**20.048 早泄 premature ejaculation, PE**
一组表现为射精潜伏时间短、不能控制或推迟射精，以及对患者和（或）性伴侣造成困扰与人际交往障碍的射精功能异常。

**20.049 原发性早泄 primary premature ejaculation**
从初次性生活开始，并在以后的性生活中持续发生的一种早泄。射精往往或总是在插入阴道前或插入阴道后约1分钟内发生，对性伴侣没有选择性。

**20.050 继发性早泄 secondary premature ejaculation**
一生中某个时段出现的一种早泄。射精潜伏时间显著缩短（通常小于3分钟）。发病前射精正常，常有明确病因（身体或心理问题）。

**20.051 变异性早泄 variable premature ejaculation**
短的射精潜伏时间不规律出现，并伴有射精控制能力下降的一种早泄。是性行为的一种正常变异。

**20.052 主观性早泄 subjective premature ejaculation**
在性交过程中，主观感受到的持续或非持续出现的快速射精。如主观感觉持续性或非持续性出现较短的射精潜伏时间，或偏执地认为阴道内射精潜伏时间短或延长射精潜伏时间的能力差（实际在正常范围或高于正常），或偏执地认为射精控制力缺乏或降低。这种偏执感不归因于其他精神障碍。

**20.053 射精阈值 ejaculatory threshold**
触发射精的最小性刺激强度。反映男性对性刺激敏感程度的高低。射精阈值越低，对性刺激越敏感，性反应上升的速度越快，射精时间越短。

**20.054 射精潜伏期 ejaculatory latency**
阴茎从受到刺激到射精的时间。是诊断早泄的重要指标之一。

**20.055 阴道内射精潜伏时间 intravaginal ejaculation latency time，IELT**
阴茎插入阴道到射精开始的时间。可用秒表测量。

**20.056 早泄简表 premature ejaculation profile，PEP**
分别通过评判受检者射精控制力、性满意度、个人困扰、人际交往共4个问题，评估早泄的一种自评量表。

**20.057 早泄指数 index of premature ejaculation，IPE**
分别通过评判受检者射精控制力、性行为满意度、压抑程度共10个问题，评估早泄的一种自评量表。

**20.058 早泄诊断工具 premature ejaculation diagnostic tool，PEDT**
分别通过评判受检者3个射精问题、2个困扰问题，评估早泄的一种自评量表。总分>11分可确诊为早泄，9分或10分为疑似早泄，<8分表示早泄的可能性很小。是广泛使用的评估早泄量表。

**20.059 阴茎背神经躯体感觉诱发电位 dorsal nerve somatosensory evoked potential，DNSEP**
应用电刺激阴茎体，在头部相当于大脑皮质中央区域皮质投射区所记录的电位。可评价阴茎背神经向心性传导功能和脑神经中枢兴奋性。常用来检测阴茎背神经的病变和进行早泄的诊断。

**20.060 阴茎头躯体感觉诱发电位 glans penis somatosensory evoked potential，GPSEP**
应用电刺激阴茎头，在头部相当于大脑皮质中央区域皮质投射区所记录的电位。可评价阴茎背神经向心性传导功能和脑神经中枢兴奋性。常用来检测阴茎背神经的病变和进行早泄的诊断。

**20.061 阴茎皮肤交感反应 penile sympathetic skin response，PSSR**
通过刺激右手正中神经，记录刺激后在阴茎皮肤的反射性电位，反映阴茎区域特异性交感神经活动的电生理检查。常用于早泄的诊断。

**20.062 阴茎生物[感觉]阈值测定 penile biothesiometry**
应用生物感觉阈值测定仪刺激阴茎体两侧和阴茎头，测定阴茎感知振动阈值及冷、热、痛刺激感觉阈值的检查。是一种简单的阴茎背神经传入通路筛选方法。检查结果易受主观因素影响。

**20.063 动-停疗法 start-stop technique**
早泄的一种行为疗法。性伴侣刺激患者阴茎，在患者即将到达射精时立即停止刺激，待射精冲动完全消失后重新给予刺激，如此反复，以提高射精阈值。也可以通过自慰进行训练。

**20.064 阴茎挤捏疗法 penile pause-squeeze technique**

早泄的一种行为疗法。性伴侣刺激患者阴茎，在患者即将到达射精时立即停止刺激，通过手法挤捏阴茎以抑制射精发射，如此反复，以提高射精阈值。适用于阴茎感觉敏感的早泄。

**20.065 表面麻醉 topical anesthesia**
将渗透性强的局部麻醉药作用于皮肤和黏膜，局部麻醉药渗透入其下的神经末梢，产生局部麻醉作用的方法。于阴茎头涂抹局部麻醉药是常见的早泄局部疗法。

**20.066 选择性 5-羟色胺再摄取抑制药 selective serotonin reuptake inhibitor, SSRI**
通过抑制突触前膜对 5-羟色胺的再摄取，使突触间隙中的 5-羟色胺含量升高，促进突触间的传递，发挥抗抑郁甚至治疗早泄等作用的一类药物。

**20.067 达泊西汀 dapoxetine**
一种快速起效和代谢的选择性 5-羟色胺再摄取抑制剂。半衰期短，用于治疗早泄及射精控制能力不佳。

**20.068 延迟射精 delayed ejaculation**
又称"射精延迟""射精迟缓（retarded ejaculation）"。持续或反复发生射精潜伏期过度延长，甚至不能射精的一种性功能障碍。性生活时能保持正常性欲和勃起功能，有足够的性刺激和射精愿望，但射精困难，并与临床上显著的痛苦有关。

**20.069 不射精［症］ anejaculation**
由心因性或器质性原因导致性交和自慰均无法射精，也无性高潮的性功能障碍。

**20.070 电刺激取精术 electroejaculation**
通过直肠电极产生中等强度的电流，刺激前列腺、精囊、输精管膨大部位的神经而诱导射精，以收集精液的方法。临床适用于射精障碍造成的男性不育。

**20.071 阴茎振动刺激 penile vibratory stimulation**
通过作用于阴茎的高频振动反射，刺激阴茎神经以诱导射精的方法。与自慰刺激的原理相同，50%的射精迟缓患者可通过振动刺激诱导射精。主要用于射精障碍造成的男性不育。

**20.072 逆行射精 retrograde ejaculation**
又称"逆向射精"。性生活时，随性高潮出现的射精过程没有精液从尿道口射出，而是逆行入膀胱的性功能障碍。

**20.073 性高潮后综合征 postorgasmic illness syndrome**
一种在性高潮后出现类似流感和过敏症状的临床综合征。包括性交、自慰或梦遗后。临床罕见，多见于男性射精后。症状往往在第 2 天达到顶峰，持续 2～7 天后自行消失。Ⅰ型超敏反应被认为是潜在机制。

## 20.04 性高潮障碍

**20.074 性高潮障碍 orgasmic dysfunction, orgasmic disorder**
又称"性高潮缺失（anorgasmia）"。持续或反复出现的性交时性高潮明显延迟或不存在，或性高潮体验感明显减弱或缺乏的性功能障碍。在男性表现为性交时不能射精或射精显著延迟，并与临床上的显著痛苦有关。

# 21. 女性性功能障碍

## 21.01 女性性功能障碍分类

**21.001 女性性兴趣或性唤起障碍** female sexual interest/arousal dysfunction, female sexual interest/arousal disorder
女性持续或反复出现的性幻想、性行为欲望的显著降低或缺乏，或无法获得或维持足够的性兴奋，引起显著的痛苦或人际方面的困难的性功能障碍。

**21.002 生殖器盆腔疼痛或插入障碍** genito-pelvic pain/penetration disorder
女性在性交时持续或反复出现的阴道插入困难（包括阴道及周围盆底肌肉不自主痉挛），或性交时阴道或盆腔疼痛，或对性交前、中、后疼痛的恐惧或焦虑。是与临床上显著的痛苦相关的性功能障碍，并非完全归因于阴道润滑不足或绝经后、年龄相关变化。

**21.003 性交困难** dyspareunia
女性性交过程发生生殖器反复疼痛或对疼痛的恐惧或焦虑，导致无法性交或无法完成性交的性功能障碍。多因生殖器官病变，非阴道润滑不足所致。

**21.004 阴道痉挛** vaginismus
女性在性交时发生在阴道周围盆底肌肉的反复性或持续性不自主痉挛。

**21.005 女性性高潮障碍** female orgasmic dysfunction, female orgasmic disorder
女性持续或反复出现的性交时性高潮明显延迟或不存在，或性高潮体验感明显减弱或缺乏的性功能障碍。

## 21.02 女性性功能障碍诊断与评估

**21.006 女性性功能指数** female sexual function index, FSFI
主要用于评估过去 4 周内异性恋女性性功能情况（包括性欲、性唤起、阴道的润滑度、性高潮、性生活满意度和性交疼痛）的一种自评量表。一般认为中国城市女性总分低于 23.45 分时患有性功能障碍，分数越低，性功能障碍越严重。

**21.007 光体积描记图** photopleythysmography
通过光学手段测量血液流经部位血流变化的检查。由光源和光检测器组成的光体积描记器放置在小阴唇之间，光检测器朝向阴蒂，通过描记阴蒂、阴道血流变化来评估女性性反应。

**21.008 阴蒂生物感觉阈值测定** clitoral biothesiometry
应用生物感觉阈值测定仪刺激阴蒂，测定阴蒂感知振动阈值及冷、热、痛刺激感觉阈值的检查。是一种简单的阴蒂背神经传入通路筛选方法。检查结果易受主观因素影响。

**21.009　凯格尔运动　Kegel exercise**
可恢复或增强盆底肌的张力，增加生殖器部位的血流，从而改善性功能的一种盆底肌训练。女性还可以改善尿失禁和阴道润滑，增强性高潮的感受。

**21.010　振动器治疗　vibrator therapy**
一种采用振动器治疗女性性功能障碍的物理疗法。将振动器放在女性生殖器官上，通过机械振动产生低频或高频刺激，以获得足够刺激、增加阴蒂、阴道和骨盆血流，从而诱发性兴奋，以促进性高潮。

**21.011　氟班色林　flibanserin**
通过降低 5-羟色胺水平，继而升高多巴胺和去甲肾上腺素水平，发挥治疗绝经前女性性欲低下作用的非激素类药物。

# 22.　性传播疾病

## 22.01　性传播疾病

**22.001　性传播疾病　sexually transmitted disease，STD**
简称"性病"。由性接触、类似性行为及间接接触所感染的一组传染性疾病。目前我国重点防治的常见性传播疾病包括梅毒、淋病、生殖道沙眼衣原体感染、尖锐湿疣、生殖器疱疹、获得性免疫缺陷综合征（艾滋病）等。

## 22.02　梅　毒

**22.002　梅毒　syphilis**
由梅毒螺旋体引起的一种慢性、系统性传染病。基本病变是闭塞性动脉内膜炎和小血管周围炎、树胶样肿。绝大多数通过性传播，或通过母婴、血液传播。

**22.003　梅毒螺旋体　*Microspironema pallidum***
又称"苍白密螺旋体（*Treponema pallidum*）"。梅毒的病原体。为一种小而纤细的螺旋状厌氧微生物，由 8～14 个整齐规则、固定不变、折光性强的螺旋构成，可以旋转、蛇行和伸缩 3 种方式运动。在适当的生活条件下进行横断分裂生殖。离开人体不易生存。煮沸、干燥、肥皂水及一般消毒剂均可短期内将其杀死。

**22.004　硬下疳　chancre**
梅毒螺旋体在侵入部位引发无痛性炎症反应而形成的病变。好发于外生殖器，常为单发，直径约 1cm，可形成糜烂或溃疡，溃疡底部及边缘质硬，表面有浆液性分泌物，内含大量梅毒螺旋体，传染性极强。消退后遗留暗红色表浅性瘢痕或色素沉着。

**22.005　睾丸梅毒　testicular syphilis**
由梅毒螺旋体感染睾丸所致的特异性炎症。为三期梅毒患者的罕见表现，可表现为睾丸肿块，临床上类似恶性肿瘤。

**22.006 皮肤梅毒 cutaneous syphilis**
由梅毒螺旋体感染引起的皮肤病变。梅毒的各期均有皮肤病变，包括一期梅毒的硬下疳，二期梅毒的各种梅毒疹、扁平湿疣和梅毒性脱发，三期梅毒的结节性梅毒疹和树胶样肿。

**22.007 神经梅毒 neurosyphilis**
由梅毒螺旋体引起的神经系统病变。可以出现在梅毒的各期，早期患者的神经系统表现有脑神经功能障碍、脑膜炎、卒中、精神状态的急性改变、听力和视力异常；晚期患者的神经系统表现常出现在感染 10~30 年。

**22.008 心血管梅毒 cardiovascular syphilis**
由梅毒螺旋体引起的心血管病变。约占晚期梅毒10%，多发生于感染 15~20 年后，主要累及升主动脉，有梅毒性主动脉炎、梅毒性主动脉关闭不全、梅毒性冠状动脉狭窄或阻塞、梅毒性主动脉瘤及心肌梅毒树胶样肿 5 种类型。

**22.009 先天性梅毒 congenital syphilis**
又称"胎传梅毒"。梅毒螺旋体通过患病孕妇胎盘传给胎儿的先天感染，常为全身受累。根据发病时间不同，分为早期先天性梅毒（2 岁以内）、晚期先天性梅毒（2 岁以上）及先天性潜伏梅毒（未经治疗，无临床症状，梅毒血清反应阳性）。

**22.010 潜伏梅毒 latent syphilis**
有梅毒感染史，临床表现已消退，梅毒血清学阳性，但脑脊液检查正常的梅毒感染。一旦机体抵抗力减弱，可发生早期或晚期梅毒症状，亦可长期甚至终身潜伏而不发病。

**22.011 一期梅毒 primary syphilis**
梅毒螺旋体进入人体后 2~4 周发生的早期梅毒。主要表现为硬下疳，多为生殖器硬下疳，患处同侧腹股沟或附近淋巴结可增大、变硬，但不痛。一般无全身症状。大部分患者梅毒血清反应阴性，1~2 个月消退。

**22.012 二期梅毒 secondary syphilis**
一期梅毒未经治疗或治疗不彻底，梅毒螺旋体由淋巴系统进入血液循环并大量繁殖，形成菌血症，引起皮肤、黏膜、骨骼、内脏、心血管及神经等损害，出现各种相应症状的梅毒感染。属于早期梅毒，多在感染 2 年内发生。出现皮疹时梅毒血清反应通常为阳性。

**22.013 三期梅毒 tertiary syphilis**
又称"晚期梅毒（late syphilis）"。早期梅毒未经治疗或治疗不充分，经过一定的潜伏期后，侵犯内脏尤其是心血管及中枢神经系统等重要器官的梅毒损害。可危及生命。潜伏期一般为 3~4 年，最长可达 20 年，有40%的梅毒患者发生三期梅毒。

## 22.03 淋 病

**22.014 淋病 gonorrhea**
由淋球菌引起的急性或慢性接触性传染病。大多通过性交传染，潜伏期短，传染性强，不仅可引起泌尿生殖器黏膜感染，还可经血行播散引起菌血症。临床表现因感染的人群不同、部位不同而有所差别。

**22.015 淋病奈瑟球菌 *Neisseria* gonorrhoeae**
简称"淋球菌"。淋病的病原体。为一种革兰氏阴性双球菌，呈卵圆形或肾形，成对排列，常位于多形核白细胞胞质内，慢性期则在细胞外。生长适宜温度为35~36℃，一般消毒剂易将其杀死。人是唯一自然宿主。

**22.016 淋球菌性尿道炎 gonococcal urethritis**
由淋球菌感染引起的尿道炎。主要由性接触传播。以尿道流脓为主要特征，可累及男性患者后尿道，形成淋球菌性全尿道炎。可表现为急性、慢性、复发性，部分急性患者有全身症状。

## 22.04　沙眼衣原体感染

**22.017 沙眼衣原体感染 *Chlamydia trachomatis* infection**
由沙眼衣原体引起的感染性疾病。感染主要有两类：一类是沙眼、包涵体性结膜炎；另一类是通过性传播的泌尿生殖道炎症、婴儿肺炎等。

**22.018 沙眼衣原体 *Chlamydia trachomatis***
衣原体一亚类。为革兰氏阴性病原体，严格细胞内生长繁殖，呈球形；其始体或网状体为繁殖型，原体为感染型，中间体为发育中的过渡阶段且无致病性。对热敏感，常用消毒剂可将其杀死。有19种血清型，A、B、Ba和C型主要引起沙眼，D～K、Ia及Ja型主要引起泌尿生殖道感染，L1、L2、L2a、L2b和L2c型主要引起性病淋巴肉芽肿。

**22.019 性病[性]淋巴肉芽肿 lymphogranuloma venereum**
由L1、L2、L3血清型沙眼衣原体引起的一种性传播疾病。早期表现为一过性生殖器溃疡；中期特征是急性淋巴结炎，常表现为腹股沟淋巴结肿大和疼痛，或急性出血性直肠炎；晚期可发生直肠狭窄及生殖器象皮肿等并发症。

**22.020 衣原体性尿道炎 *Chlamydial* urethritis**
由沙眼衣原体经性接触传染引起的尿道炎。若尿道有分泌物，可查到衣原体。女性患者中以宫颈感染为主；男性可以合并附睾炎、前列腺炎、精囊炎、男性不育等。

## 22.05　尖　锐　湿　疣

**22.021 尖锐湿疣 condyloma acuminatum**
由人乳头状瘤病毒（HPV）所致、主要发生在生殖器和肛周部位的良性赘生物。主要通过性接触传播，少数通过间接接触传染。绝大多数由低危型HPV 6型、11型引起。个别巨大型尖锐湿疣可发生恶变。

**22.022 人乳头状瘤病毒 human papilloma virus，HPV**
一种能引起人体皮肤黏膜鳞状上皮增殖的球形DNA病毒。属于乳多空病毒科的乳头状瘤病毒A属，抵抗力强。主要通过性接触、母婴传播感染，少数通过直接或间接接触污染物品感染。高危型HPV（如16型、18型）感染是宫颈癌的病因之一，也与两性的生殖器、肛门、口咽部肿瘤相关。低危型HPV（如6型、11型）感染是生殖器疣和复发性呼吸道乳头状瘤的病因之一。

**22.023 阴茎尖锐湿疣 penile condyloma acuminatum**
发生于阴茎、主要由低危型HPV（如6型、11型）引起的鳞状上皮乳头状增生。病变位于尿道口、舟状窝或阴茎头。属性传播疾病。

**22.024 肛门尖锐湿疣 anal condyloma acuminatum**
发生于肛门、主要由低危型HPV（如6型、11型）感染所引起的疣状病变。属性传播疾病。

## 22.06 生殖器疱疹

**22.025　生殖器疱疹　genital herpes**
由单纯疱疹病毒（HSV）感染引起的一种慢性性传播疾病。临床表现常为外生殖器或肛门周围疱疹，破溃后可形成痛性溃疡。HSV-1和HSV-2均能引起生殖器疱疹，而大多数复发性生殖器疱疹由HSV-2引起。新生儿可通过胎盘及产道感染。

**22.026　单纯疱疹病毒　herpes simplex virus，HSV**
一种线性双链DNA病毒。分1型和2型，人是其天然宿主。HSV-1主要引起口唇疱疹和角膜炎，HSV-2是生殖器疱疹的主要病原体。

## 22.07 软 下 疳

**22.027　软下疳　chancroid**
由杜克雷嗜血杆菌感染引起、以外生殖器疼痛性溃疡为特点的性传播疾病。可单发也可多发，溃疡局部炎症和化脓，伴有腹股沟淋巴结肿大。

**22.028　杜克雷嗜血杆菌　*Haemophilus ducreyi***

属嗜血杆菌属的一种兼性厌氧菌。革兰氏染色阴性，无运动能力，无芽孢，大多数在细胞外呈链状排列，少数在细胞内呈团状分布。可经性接触传播，感染可引起软下疳，主要发生于热带、亚热带的发展中国家。由杜克雷（Ducrey）于1889年首先报道。

## 22.08 获得性免疫缺陷综合征

**22.029　获得性免疫缺陷综合征　acquired immunodeficiency syndrome，AIDS**
简称"艾滋病"。由人类免疫缺陷病毒（HIV）感染并主要破坏以CD4$^+$为主的人淋巴细胞，逐渐引起严重免疫缺陷，进而导致各种机会性感染和恶性肿瘤的性传播疾病。临床分为3期：HIV急性感染期、无症状期（包括窗口期）、典型艾滋病期。

**22.030　人类免疫缺陷病毒　human immuno-deficiency virus，HIV**
引起获得性免疫缺陷综合征和相关疾病的RNA病毒。已发现HIV-1和HIV-2两种。主要侵犯CD4$^+$ T细胞、CD4$^+$单核细胞和B淋巴细胞。

**22.031　人类免疫缺陷病毒感染　human immunodeficiency virus infection**
简称"HIV感染（HIV infection）"。人体感染HIV后的状态。从无症状的血清阳性到艾滋病相关综合征，再到获得性免疫缺陷综合征（AIDS）。

**22.032　人类免疫缺陷病毒感染者　human immunodeficiency virus infector**
简称"HIV感染者（HIV infector）"。所有体内有人类免疫缺陷病毒复制的人群。包括急性人类免疫缺陷病毒感染者、临床无症状的潜伏感染者，以及艾滋病患者。

# 23. 男科及性医学相关手术

## 23.01　阴茎及包皮手术

**23.001　包皮嵌顿手法复位术**　manual reduction for paraphimosis

复位嵌顿包皮的手工方法。术者可采用双手示指与中指左右轻夹水肿包皮的近侧、两拇指顶住阴茎头加压，或者术者左手握住阴茎体、右手拇指压迫阴茎头，将嵌顿的包皮从阴茎体退回。

**23.002　包皮切开术**　prepucotomy

在阴茎背侧或外侧切开包皮的手术方法。常作为治疗包皮嵌顿的一种暂时性应急手术。

**23.003　包皮环切术**　circumcision

切除覆盖阴茎头多余或有病变的包皮，达到充分显露阴茎头的一种手术方法。是治疗包茎与包皮过长的常用手术。

**23.004　背侧切开包皮环切术**　dorsal slit circumcision

于阴茎背侧纵向切开包皮，离阴茎颈远侧0.5~0.8cm处环形切除包皮，止血后间断缝合包皮内外板的手术方法。为经典的包皮环切术式。

**23.005　袖套式包皮环切术**　sleeve circumcision

于阴茎颈或阴茎根部袖套状切除包皮，保留阴茎皮下浅层血管及淋巴管、完整的肉膜，止血后间断缝合包皮的手术方法。为一种改良的包皮环切术式。

**23.006　环套器包皮环切术**　circumcision with ring device

利用一次性使用包皮环切套扎器的内、外环（或丝线），套住并压榨包皮以代替传统包皮环切的手术方法。分传统、外翻式和内置式3种术式，目前通常采用内置式，即钳夹包皮口，将合适型号的内环置入包皮腔，在包皮自然状态下上外环一齿，调整包皮内、外板和系带的保留长度，合适后再上一齿锁定外环，剪除环外多余包皮。

**23.007　缝合器包皮环切术**　circumcision with suture device

利用类似胃肠吻合器的原理，将阴茎头钟座置入包皮腔后，采用合适尺寸的缝合器，同步完成切除多余包皮及皮肤钉缝合切口的手术方法。

**23.008　包皮系带成形术**　frenuloplasty of prepuce，preputial frenuloplasty

通过横切纵缝或转移皮瓣等方式延长和成形系带的手术方法。适用于包皮系带短缩患者。

**23.009　阴茎活检**　penile biopsy

切取阴茎病损组织用于病理学诊断的手术方法。

**23.010　[阴茎]海绵体活检**　biopsy of corpus cavernosum，corpus cavernosum biopsy

将穿刺针从阴茎头穿透白膜至海绵体，或通

过切开阴茎白膜获取阴茎海绵体组织，用于病理学诊断的手术方法。

**23.011 阴茎延长术** penile lengthening, penis lengthening

通过切断阴茎浅悬韧带甚至部分深悬韧带，释放、延长阴茎海绵体，以延长阴茎纵向长度的手术方法。

**23.012 阴茎扭转矫正术** correction of penile distortion

将阴茎脱套，人工勃起确认扭转方向，分离广基肉膜瓣，自扭转相反侧环绕阴茎干并固定于阴茎腹侧，以矫正阴茎轴向扭转的手术方法。适用于先天或后天性阴茎扭转。

**23.013 阴茎阴囊转位矫形术** correction of penoscrotal transposition

将异位于阴茎上方的阴囊皮肤下移，以矫正阴茎阴囊转位的手术方法。包括格伦-安德森改良法、M形阴囊切口矫形术、翼状皮瓣转位矫形术等术式。

**23.014 阴茎矫直术** penile straightening

将尿道腹侧和阴茎两侧纤维束尽可能切断松解，并切除使阴茎弯曲的纤维瘢痕组织，使阴茎勃起保持伸直状态，以达到纠正阴茎下弯的手术方法。

**23.015 阴茎增粗术** penile girth enhancement, penile girth enlargement，penile girth augmentation

在阴茎皮下筋膜间隙内，填充各种材料以增加阴茎体周长的手术方法。填充材料主要有自体组织材料、异体组织材料、合成材料等。

**23.016 阴茎头增粗术** glans penis augmentation

在阴茎头皮下注射各种填充材料以增加阴茎头周长的手术方法。填充材料主要有自体组织材料、异体组织材料、合成材料等。

**23.017 阴茎白膜缩短术** penile tunical shortening

于阴茎弯曲凸起侧剪除部分白膜后折叠缝合或直接将凸起侧白膜折叠缝合，以矫正阴茎畸形引起勃起弯曲的手术方法。可造成阴茎短缩，适用于阴茎长度足够、勃起功能良好、无沙漏状或狭窄的阴茎硬结症或先天性阴茎弯曲患者。

**23.018 阴茎白膜延长术** penile tunical lengthening

切开或切除造成阴茎弯曲的白膜斑块，同时采用自体组织、异体组织或合成材料行白膜补片移植术，达到矫正阴茎畸形引起勃起弯曲、延长阴茎目的的手术方法。适用于阴茎弯曲严重、斑块较大、阴茎短小及阴茎狭窄畸形的患者。

**23.019 阴茎[海绵体]白膜修补术** repair of albuginea of penis cavernous body

取阴茎局部切口、环形切口或阴茎阴囊切口，找到阴茎海绵体白膜破裂部位后，彻底清除血肿，以可吸收线缝合破裂的白膜，以恢复阴茎白膜连续性的手术方法。

**23.020 阴茎离断再植术** reanastomosis of amputated penis

恢复不完全性或完全性离断阴茎的手术方法。术中需要吻合尿道海绵体、阴茎海绵体、阴茎背动脉、阴茎背深静脉、阴茎背神经，其中血管神经的吻合要采用显微外科技术，最主要的是海绵体的严密对合和动静脉的吻合。如在受伤12～24小时手术，可使成功率大为提高。

**23.021　阴茎再造术　penile reconstruction**
对缺损阴茎进行阴茎体再造、尿道成形的手术方法。常用的阴茎体再造方法有双皮管阴茎再造术、前壁游离皮瓣阴茎再造术、腹壁双血管带蒂岛状筋膜皮瓣阴茎再造术、脐旁岛状皮瓣转移阴茎再造术。在皮瓣上成形尿道。可同时将阴茎假体植入成形的再造阴茎中。

**23.022　阴茎移植术　penile transplantation，penile transplant surgery**
将供者的阴茎移植到阴茎缺损受者的手术方法。术中需要吻合尿道海绵体、阴茎海绵体、阴茎深动脉与阴茎背动脉、阴茎背浅静脉及背深静脉、阴茎背神经，其中血管神经的吻合要采用显微外科技术，术后需使用免疫抑制剂。

**23.023　阴茎病损局部切除术　local excision of penile lesion**
沿病损周围局部切除阴茎病损的手术方法。

**23.024　阴茎部分切除术　partial penectomy**
在距肿瘤近端 2cm 以上处横断阴茎海绵体，于此切口远端 1～1.5cm 处横断尿道，再行阴茎海绵体白膜缝合、尿道口成形的手术方法。适用于早期阴茎癌，可保留患者部分性功能和直立排尿功能。

**23.025　阴茎头切除术　glansectomy**
仅切除整个阴茎头，完整保留尿道及阴茎海绵体的手术方法。适用于治疗局限在阴茎头范围内的肿瘤等病变。

**23.026　阴茎头成形术　glanuloplasty**
阴茎头或阴茎部分切除术后，将海绵体残端白膜向中线靠拢缝合，形成新的阴茎头并以皮片覆盖，原皮肤创缘缝合在新阴茎颈的手术方法。

**23.027　阴茎全切除术　total penectomy**
于阴茎脚处将阴茎全长切除，尿道游离后于会阴部重建尿道外口的手术方法。是治疗较晚期阴茎癌的一种手术方法。

**23.028　腹股沟淋巴结清扫术　inguinal lymphadenectomy，ILND**
对腹股沟区域内淋巴结及周围脂肪垫进行整块切除的手术。主要用于治疗恶性肿瘤的腹股沟淋巴结转移，如阴茎癌。

**23.029　改良腹股沟淋巴结清扫术　modified inguinal lymphadenectomy，mILND**
传统腹股沟淋巴结清扫的改良术式。通过缩小切口的大小，避免清扫股动脉外侧及卵圆窝淋巴结，保留大隐静脉并避免缝匠肌离断移位，从而减少并发症。

**23.030　盆腔淋巴结清扫术　pelvic lymphadenectomy**
对髂外动脉、髂外静脉前后及血管之间，下至腹股沟管，后至闭孔神经后方的纤维脂肪和淋巴组织进行整块切除的手术方法。常用于根治性膀胱切除术或根治性前列腺切除术。

**23.031　阴茎海绵体抽吸冲洗术　penile corporal aspiration and irrigation**
用注射针头穿刺入异常勃起的阴茎海绵体，进行放血、灌洗、注射 α 肾上腺素类或肝素等药物，反复数次，直至阴茎疲软的手术方法。用于治疗缺血性阴茎异常勃起。

**23.032　阴茎分流术　penile shunt**
利用经皮穿刺或开放手术，将阴茎海绵体血液分流到尿道海绵体或邻近静脉，以促使阴茎异常勃起消退的手术方法。主要用于治疗缺血性阴茎异常勃起。

**23.033　阴茎远端分流术　penile distal shunt**

以活检针或手术刀片尖端从阴茎头插入阴茎海绵体白膜，旋转扩大瘘道，或采用开放手术将阴茎海绵体顶端切除，使阴茎海绵体血液分流入阴茎头，以促使阴茎异常勃起消退的手术方法。主要用于治疗缺血性阴茎异常勃起。

**23.034 阴茎近端分流术** penile proximal shunt
切除阴茎根部腹侧1.0～1.5cm的椭圆形白膜，在相应的尿道海绵体上做近似的切口，并吻合两切口，形成阴茎海绵体–尿道海绵体分流，以促使阴茎异常勃起消退的手术方法。主要用于治疗缺血性阴茎异常勃起。

**23.035 阴茎海绵体–背静脉分流术** penile cavernosal-dorsal vein shunt
切开阴茎海绵体白膜直径约1.0cm，并取邻近阴茎背深静脉近端吻合于该切口，形成血

液从阴茎海绵体向阴茎背静脉的分流，以促使阴茎异常勃起消退的手术方法。主要用于治疗缺血性阴茎异常勃起。

**23.036 阴茎海绵体–隐静脉分流术** penile cavernosal-saphenous vein shunt
切开阴茎海绵体白膜直径约1.0cm，并取邻近隐静脉属支近端吻合于该切口，形成静脉–阴茎海绵体分流，以促使阴茎异常勃起消退的手术方法。主要用于治疗缺血性阴茎异常勃起。

**23.037 选择性阴茎动脉栓塞术** selective penile arterial embolization
通过选择性阴部内动脉造影，对发现的动脉损伤或者动静脉瘘部位进行选择性插管并栓塞的介入操作。栓塞结束后，需造影证实栓塞是否成功，必要时再次栓塞。主要用于治疗非缺血性阴茎异常勃起。

## 23.02 阴囊及其内容物手术

**23.038 阴囊探查术** scrotal exploration
切开阴囊以探查有无阴囊内容物病变的手术方法。多用于阴囊急症如精索扭转。

**23.039 阴囊镜术** scrotocopy
经阴囊切口将内镜置入鞘膜腔内，直视下观察阴囊内容物并诊断治疗相关疾病的一种微创手术方法。

**23.040 阴囊活检术** scrotal biopsy
手术切取部分阴囊病变组织用于病理学诊断的手术方法。

**23.041 阴囊清创术** debridement of scrotum
清除阴囊壁污染、失活坏死的组织、异物等，使之尽量减少污染甚至变成清洁伤口的手

术方法。

**23.042 阴囊部分切除术** partial scrotectomy
切除部分阴囊壁并重建阴囊皮肤连续性的手术方法。用于治疗阴囊较为局限的良恶性病变、炎症（如富尼埃坏疽）等。

**23.043 阴囊全切除术** total scrotectomy
完全切除阴囊壁并将阴囊内容物置于皮下的手术方法。用于治疗阴囊炎症（如富尼埃坏疽）、阴囊乳糜瘘、阴囊恶性肿瘤等。

**23.044 阴囊成形术** scrotoplasty
对于手术、外伤及感染等原因导致的阴囊大部分或全部缺损，采用自体邻近或游离皮瓣、异体组织或合成材料进行阴囊重建，或

对阴囊进行整形的手术方法。

**23.045 睾丸鞘膜活检术** biopsy of tunica vaginalis

通过手术切取鞘膜组织用于病理学诊断的手术方法。

**23.046 鞘膜积液抽吸术** hydrocele aspiration

用细针逐层穿刺并突破鞘膜壁层，吸出鞘膜腔内积液的手术方法。多用于婴幼儿鞘膜积液张力较大且不能自行吸收者。

**23.047 睾丸鞘膜开窗术** fenestration of tunica vaginalis

经阴囊切口，只切除鞘膜前壁大部而不过多游离鞘膜的手术方法。主要用于治疗小儿睾丸鞘膜积液。

**23.048 睾丸鞘膜积液切除术** hydrocelectomy

经阴囊或下腹部切口，沿患侧睾丸附睾边缘切除鞘膜积液囊的手术方法。主要用于治疗睾丸鞘膜积液。如鞘膜积液较大、鞘膜壁较薄，翻转剩余鞘膜于精索后方并缝合鞘膜边缘，以不压迫精索为宜。

**23.049 精索鞘膜积液切除术** resection of funicular hydrocele

又称"精索水囊肿切除术"。经腹股沟切口切开腹股沟管，找到、游离精索鞘膜积液囊并将其完整切除的手术方法。用于治疗精索鞘膜积液，术中注意保护精索其他结构和周围神经。

**23.050 鞘突高位结扎术** ligation of processus vaginalis

经腹股沟切口沿精索分离鞘突，游离至囊颈，在内环口外结扎鞘突的手术方法。用于治疗交通性鞘膜积液。

**23.051 睾丸活检术** testicular biopsy, testis biopsy

通过切开、穿刺等方法获取睾丸组织用于病理学诊断的手术方法。

**23.052 睾丸切开活检术** open testis biopsy

逐层切开阴囊皮肤、内膜及鞘膜、睾丸白膜，获取小块睾丸组织用于病理学诊断的手术方法。

**23.053 经皮睾丸穿刺活检术** percutaneous testis biopsy

用特制穿刺器械通过皮肤穿刺入睾丸，获取睾丸组织用于病理学诊断的手术方法。

**23.054 经皮睾丸针吸活检术** percutaneous testicular aspiration biopsy

用连接负压装置的特制穿刺针通过皮肤穿刺入睾丸，利用负压抽吸获取睾丸组织用于病理学诊断的手术方法。

**23.055 睾丸固定术** orchiopexy, orchidopexy

经腹股沟或阴囊切口或在腹腔镜下找到隐睾后充分游离睾丸及精索，将睾丸牵引并固定在阴囊部皮肤与肉膜间囊腔内的手术方法。为治疗隐睾的术式。

**23.056 腹腔镜睾丸固定术** laparoscopic orchiopexy

应用腹腔镜技术治疗隐睾的手术方法。先在腹腔镜下探查腹腔内是否有隐睾，如有，则充分游离精索和输精管，使隐睾有足够的长度下降，并可不通过腹股沟管，直接从外环口降入阴囊。

**23.057 睾丸移植术** transplantation of testis

在手术显微镜下，应用显微外科技术，将离体睾丸动脉与腹壁下动脉分支、睾丸静脉与大隐静脉属支吻合的手术方法。用于无法行睾丸固定术的高位隐睾、外伤或手术损伤精索血管而无法进行血管修补的自体睾丸移植，亦用于同种异体睾丸移植。

**23.058　睾丸切除术　orchiectomy**
经腹股沟或阴囊外上部切口分离并切除一侧睾丸甚至附睾与精索等阴囊内容物的手术方法。用于单侧睾丸坏死、萎缩、严重损伤的治疗。

**23.059　腹腔镜睾丸切除术　laparoscopic orchiectomy**
应用腹腔镜手术技术，切除位于腹腔或腹股沟管内的隐睾及其附件的手术方法。多用于单侧萎缩隐睾的治疗。

**23.060　根治性睾丸切除术　radical orchiectomy**
经腹股沟切口，于腹股沟内环处离断精索，沿精索向阴囊方向剥离并切除一侧睾丸、附睾、精索等阴囊内容物的手术方法。主要用于治疗睾丸肿瘤。

**23.061　睾丸部分切除术　partial orchiectomy**
经腹股沟或阴囊外上部切口，于鞘膜内切除睾丸局部病变的手术方法。用于单侧睾丸局部损伤坏死、浅表良性病变的治疗。

**23.062　显微[外科]睾丸部分切除术　microsurgical partial orchiectomy**
暴露睾丸，在手术显微镜下，于睾丸肿瘤两侧无血管区切开白膜，将肿瘤及其周围少许正常组织分离、切除，并将肿瘤及睾丸正常分区组织送冰冻切片检查的手术方法。适用于单睾的早期肿瘤、睾丸良性肿瘤、肿瘤直径小于2cm的局限肿瘤、双侧睾丸肿瘤或再发对侧肿瘤等患者。

**23.063　睾丸假体置入术　insertion of testicular prosthesis**
采用阴囊切口，在阴囊内植入睾丸假体的手术方法。主要用于治疗各种原因如外伤、隐睾切除等所致的睾丸缺失。

**23.064　附睾病损切除术　excision of epididymal lesion**
经阴囊切口切除附睾病变组织的手术方法。用于治疗附睾局限性良性病变。

**23.065　附睾囊肿切除术　excision of epididymal cyst**
经阴囊切口剥离并切除附睾囊肿的手术方法。用于治疗附睾囊肿。

**23.066　精子囊肿切除术　spermatocelectomy**
经阴囊切口剥离并切除精子囊肿的手术方法。

**23.067　附睾切除术　epididymectomy**
经阴囊切口，从输精管向附睾方向，或附睾头向输精管方向，或二者联合，完整切除附睾的手术方法。用于治疗附睾结核、附睾肿瘤、附睾淤积症、慢性附睾炎经久不愈等。

**23.068　取精[技]术　sperm retrieval technique**
应用不同手术方法从睾丸或附睾中获取精子的技术。

**23.069　经皮附睾精子抽吸术　percutaneous epididymal sperm aspiration，PESA**
使用注射针经皮肤穿刺入附睾，通过负压吸引获得精子的手术方法。用于诊断附睾中是否有精子及体外受精。

**23.070　显微附睾精子抽吸术　microsurgical epididymal sperm aspiration，MESA**
在手术显微镜下对附睾管进行穿刺、负压吸引而获得精子的手术方法。主要用于体外受精。

**23.071** [经皮]睾丸精子抽吸术 testicular sperm aspiration，TESA

在麻醉状态下，将侧孔针经皮穿刺入睾丸，通过负压吸引获得精子的手术方法。主要用于体外受精。

**23.072** 睾丸取精术 testicular sperm extraction，TESE

通过外科手术切取睾丸组织以获取精子的手术方法。主要用于无精子症的病理学诊断及辅助生殖技术治疗。

**23.073** 显微[外科]睾丸取精术 microdissection testicular sperm extraction，microsurgical testicular sperm extraction，mTESE

简称"显微取精"。在手术显微镜下，采用显微外科技术，于睾丸赤道线上切开约2/3周白膜，分区段分离并观察睾丸内生精小管发育情况，取发育良好的生精小管以检查是否存在精子的手术方法。用于非梗阻性无精子症的取精。

**23.074** 精子获取率 sperm retrieval rate，SRR

通过睾丸取精术或显微睾丸取精术成功获取精子的概率。

**23.075** 输精管穿刺术 vas deferens puncture

经皮或切开阴囊皮肤，行输精管固定，用注射针头直接穿刺入输精管腔，便于后续行管腔内注射的手术方法。主要用于输精管精囊造影和输精管黏塞绝育。

**23.076** 输精管绝育术 sterilization of vas deferens，vasal sterilization

采用外科手术、化学或物理手段切除或阻塞部分或全程输精管，使个体无法生育的操作方法。

**23.077** 输精管栓堵术 vas occlusion

采用输精管穿刺技术，将液态高分子化合物或硅胶加压注入输精管腔内，使之在管腔内迅速固化为栓子以堵塞输精管腔，阻止精子排出、达到避孕目的的一种男性节育方法。

**23.078** 输精管结扎术 vasectomy

经皮或切开阴囊皮肤，切除一小段输精管并将两断端分别结扎、包埋的手术方法。是应用最早、最经典的男性绝育手术方法。

**23.079** 直视钳穿法输精管结扎术 no-scalpel vasectomy

采用专用器械固定、分离、切除、结扎部分输精管，包埋输精管残端以达到节育目的的一种微创手术方法。

**23.080** 输精管吻合术 vasovasostomy

又称"输精管复通术（vasectomy reversal）"。对先前由炎症或结扎造成的梗阻输精管进行阻塞部位切除，并将梗阻远端两侧通畅输精管重新吻合、使其再通的手术方法。

**23.081** 显微[外科]输精管吻合术 microsurgical vasovasostomy

在手术显微镜下，采用显微外科技术对梗阻的输精管进行阻塞部切除，并将梗阻远端两侧通畅输精管重新吻合、使其再通的手术方法。

**23.082** 显微[外科]输精管附睾吻合术 microsurgical vasoepididymostomy

在手术显微镜下，采用显微外科技术将已证实通畅的输精管与附睾梗阻近端扩张的附睾管进行端侧套叠吻合、使附睾精子能够顺利通过输精管排出的手术方法。

**23.083** 精索阻滞 spermatic cord block

将局部麻醉药注射至精索周围，暂时阻滞精索神经传导功能的操作。临床用于术前麻醉或减轻睾丸疼痛。

**23.084　精索静脉曲张修复术**　varicocele repair

通过精索静脉结扎术、精索静脉曲张栓塞术等修复精索静脉曲张的一组手术或操作的总称。

**23.085　精索静脉高位结扎术**　high ligation of spermatic vein

通常采用腹股沟斜切口，在腹膜后、腹股沟管内环水平上高位结扎和切断精索内睾丸静脉的手术方法。

**23.086　腹腔镜精索静脉高位结扎术**　laparoscopic high ligation of spermatic vein

采用腹腔镜技术，在腹膜后、腹股沟管内环水平上方高位结扎和切断精索内睾丸静脉的手术方法。

**23.087　显微[外科]精索静脉结扎术**　microsurgical varicocelectomy

在手术显微镜下，采用显微外科技术经腹股沟下、腹股沟切口分离、结扎和切断所有精索内蔓状静脉、睾提肌静脉，并保留睾丸动脉、淋巴管的手术方法。是目前治疗精索静脉曲张的主流术式。

**23.088　精索静脉曲张栓塞术**　varicocele embolization

经股静脉或右颈内静脉穿刺插入导管，进入下腔静脉相当于 $L_{1\sim2}$ 水平处，寻找睾丸静脉开口，选用不锈钢圈、球囊等进行栓塞的介入操作。临床主要用于不适合外科手术治疗的精索静

脉曲张或复发的精索静脉曲张。

**23.089　显微[外科]精索去神经术**　microsurgical denervation of spermatic cord，microsurgical spermatic cord denervation

在手术显微镜下，采用显微外科技术切除精索及其附近所有可能含神经纤维的结构，以达到治疗阴囊或睾丸疼痛综合征目的的手术方法。术中切断所有可能含神经纤维的结构，包括髂腹股沟神经和生殖股神经生殖支、睾提肌纤维、精索各层筋膜脂肪及神经组织、精索静脉、输精管筋膜交感神经等精索结构，仅保留睾丸动脉、精索淋巴管、输精管及其动静脉、睾提肌动脉。

**23.090　睾丸扭转复位术**　testicular detorsion

采用阴囊切口，解除精索扭转，观察复位后睾丸血运，如恢复或基本恢复正常，则将睾丸与阴囊内层鞘膜间断缝合固定，以免术后复发的手术方法。为治疗睾丸扭转的术式。建议同期对健侧睾丸也予以固定。

**23.091　手法睾丸扭转复位术**　manual testicular detorsion，manual detorsion in testicular torsion

在镇痛及解痉前提下，根据左侧睾丸向顺时针方向扭转、右侧睾丸向逆时针扭转的一般规律，操作者反方向旋转睾丸（如方向正确，患者疼痛会突然消失或明显减轻），达到复位扭转睾丸目的的手法操作。手法复位适用于早期睾丸扭转的治疗，但不能防止复发。

## 23.03　前列腺手术

**23.092　前列腺穿刺活检术**　prostate needle biopsy

通过穿刺针穿刺获得前列腺组织用于病理学诊断的手术方法。穿刺途径有经会阴、经直肠两种。目前多在超声、磁共振或二者融

合引导下进行。

**23.093　超声引导下前列腺穿刺活检术**　ultrasound-guided prostate needle biopsy

在超声引导下，经直肠或会阴路径通过穿刺针穿刺获得前列腺组织用于病理学诊断的手术方法。已经广泛应用于前列腺癌的诊断。

**23.094 磁共振成像靶向活检术** MRI-targeted biopsy

在磁共振成像引导下，通过穿刺针穿刺获取组织样本行病理学诊断的手术方法。临床用于前列腺癌等组织的活检，能够实时准确定位并检出微小病灶，漏诊率低。

**23.095 磁共振成像–超声融合活检术** MRI-ultrasound fusion biopsy technique

通过影像融合技术，在超声实时引导下对磁共振成像（MRI）定位的可疑病灶实施穿刺活检的手术方法。适用于PSA值持续性升高、既往系统穿刺阴性但仍怀疑存在前列腺癌，且MRI检查发现可疑病灶的患者，以及低风险前列腺癌主动监测期的重复穿刺。

**23.096 前列腺切除术** prostatectomy

以开放手术、经尿道电外科或激光外科技术、腹腔镜技术等方式，完全或不完全切除前列腺组织，以降低或解除前列腺增生所致膀胱出口梗阻的一类手术方法。

**23.097 耻骨上前列腺切除术** suprapubic prostatectomy

经下腹正中切口或横切口切开膀胱、膀胱颈，以手指在前列腺外科包膜内剜除增生前列腺组织的手术方法。是治疗前列腺增生症的传统手术方法。

**23.098 保留尿道前列腺切除术** prostatectomy with preservation of urethra

又称"马迪根式前列腺切除术（Madigan prostatectomy）"。经耻骨后、于尿道外将增生前列腺组织摘除，保留前列腺段尿道和

膀胱颈的前列腺切除术。因保存了局部解剖生理的完整性，手术后出血、感染、尿失禁、尿道狭窄并发症明显降低，并可保存性功能和顺行射精。

**23.099 经尿道前列腺切开术** transurethral incision of prostate，TUIP

将经尿道手术设备插入尿道，连接液体冲洗，直视下以电刀切开排尿阻力最大的前列腺部位，以形成足够宽敞和平滑流出道的手术方法。适用于高龄、全身情况不能耐受手术的良性前列腺增生患者。

**23.100 经尿道前列腺切除术** transurethral resection of prostate，TURP

将经尿道手术设备插入尿道，连接液体冲洗，直视下用电切环、激光等切除增生前列腺腺体，以解除前列腺对尿道挤压和阻塞的手术方法。是广泛使用的良性前列腺增生经典手术治疗方式。

**23.101 经尿道电切综合征** transurethral resection syndrome，TURS

在经尿道前列腺电切术中，由冲洗液被快速大量吸收而导致的水中毒及稀释性低钠血症。主要表现为意识模糊、恶心、呕吐、高血压或低血压、心动过缓及视觉障碍。

**23.102 经尿道前列腺汽化术** transurethral vaporization of prostate，TUVP

将经尿道手术设备插入尿道，连接液体冲洗，直视下用汽化电极或激光等汽化切除增生前列腺腺体的手术方法。

**23.103 经尿道等离子前列腺切除术** transurethral plasma kinetic prostatectomy，TUPKP

将经尿道手术设备插入尿道，连接液体冲洗，直视下用等离子切割器切除增生前列腺腺体的手术方法。

**23.104 经尿道等离子前列腺剜除术** transurethral plasma kinetic enucleation of prostate，TUKEP

将经尿道手术设备插入尿道，连接液体冲洗，直视下用等离子设备沿着前列腺外科包膜与增生前列腺腺体之间的间隙，用钝性推压的方式将增生前列腺组织整块剥离并切除的手术方法。

**23.105 经尿道钬激光前列腺切除术** transurethral holmium laser resection of prostate，HoLRP

将经尿道手术设备插入尿道，连接液体冲洗，直视下置入钬激光光纤，将增生前列腺组织切除的手术方法。

**23.106 经尿道钬激光前列腺剜除术** transurethral holmium laser enucleation of prostate，HoLEP

将经尿道手术设备插入尿道，连接液体冲洗，直视下用钬激光光纤沿前列腺外科包膜和前列腺体之间将增生的前列腺组织整块剥离并切除的手术方法。

**23.107 选择性激光前列腺汽化术** laser photoselective vaporization of prostate

将经尿道手术设备插入尿道，连接液体冲洗，直视下置入激光光纤，利用磷酸钾氧钛晶体（KTP）激光汽化去除组织的能力，将前列腺汽化以切除增生前列腺腺体的手术方法。

**23.108 经尿道铥激光前列腺切除术** transurethral thulium laser resection of prostate，ThuLRP

将经尿道手术设备插入尿道，连接液体冲洗，直视下置入铥激光光纤，将增生的前列腺组织切除的手术方法。

**23.109 经尿道铥激光前列腺剜除术** transurethral thulium laser enucleation of prostate，ThuLEP

将经尿道手术设备插入尿道，连接液体冲洗，直视下置入铥激光光纤，利用激光沿前列腺外科包膜和前列腺体之间将增生前列腺腺体完整切除的手术方法。

**23.110 腹腔镜单纯前列腺切除术** laparoscopic simple prostatectomy

采用腹腔镜技术，完全或不完全切除前列腺的手术方法。适用于治疗前列腺增生、前列腺肿瘤。

**23.111 机器人辅助腹腔镜单纯前列腺切除术** robot-assisted laparoscopic simple prostatectomy

采用机器人手术平台完成传统单纯前列腺切除的腹腔镜手术。

**23.112 根治性前列腺切除术** radical prostatectomy

采用开放、腹腔镜及机器人辅助腹腔镜手术方式，切除完整的前列腺及其周围的精囊、射精管、输精管的一部分，并行盆腔淋巴结清扫，达到根治前列腺癌目的的手术方法。

**23.113 保留神经的根治性前列腺切除术** nerve-sparing radical prostatectomy

采用开放、腹腔镜及机器人辅助腹腔镜手术方式，切除完整的前列腺及其周围的精囊、射精管、输精管的一部分，并行盆腔淋巴结清扫，但保留单侧或双侧前列腺旁神经血管束的手术方法。术中采取冰冻切片检查有助于手术决策。适用于术前有勃起功能的低危局限性前列腺癌患者，有助于改善患者术后控尿及勃起等功能预后。

**23.114　腹腔镜根治性前列腺切除术　laparoscopic radical prostatectomy**

利用腹腔镜技术，切除前列腺及其周围的精囊、射精管、输精管的一部分，并行盆腔淋巴结清扫，达到根治前列腺癌目的的手术方法。

**23.115　机器人辅助腹腔镜根治性前列腺切除术　robot-assisted laparoscopic radical prostatectomy，RALP**

在机器人平台上，利用腹腔镜技术，切除前列腺及其周围的精囊、射精管、输精管的一部分，以及进行盆腔淋巴结清扫，达到根治前列腺癌目的的手术方法。

**23.116　前列腺部尿道悬吊术　prostatic urethral lift，PUL**

利用专用设备经尿道将植入物放入前列腺，并将其压迫、提升、固定，扩大原本被增大前列腺压迫的尿道，缓解排尿困难等症状的手术方法。

**23.117　经尿道前列腺球囊扩张术　transurethral balloon dilation of prostate，TUDP**

应用特殊设计的带球囊尿管等扩开设备，经尿道扩开前列腺及包膜，以达到扩张尿道、减轻前列腺增生梗阻的一种微创式术。

**23.118　前列腺支架置入术　insertion of prostatic stent**

通过内镜将金属或聚亚氨酯装置放置在前列腺部尿道内，以保持尿道通畅的手术方法。包括永久性前列腺支架及临时性前列腺支架。主要用于治疗前列腺部尿道狭窄和良性前列腺增生。

**23.119　前列腺微波治疗　microwave therapy of prostate**

利用高频电磁波产生的热效应，通过经尿道、直肠或体外途径治疗前列腺疾病的手术方法。主要用于良性前列腺增生的治疗。

**23.120　前列腺动脉栓塞术　prostate artery embolization**

在医学影像设备引导下，经导管向前列腺血管内注入栓塞物质，使之闭塞、血供中断，从而达到缩小前列腺体积、改善前列腺增生症状的一种介入治疗技术。

**23.121　前列腺癌物理消融术　physical ablation of prostatic cancer**

采用治疗探针，直接接触前列腺组织（如冷冻消融术、组织内肿瘤射频消融）或以能量聚焦（如高强度聚焦超声）的方式使肿瘤组织局部形成低温或高温，以达到破坏、杀死肿瘤细胞等目的的手术方法。目前属于试验性局部治疗手段。

**23.122　前列腺脓肿引流术　drainage of prostatic abscess**

针对前列腺脓肿，采取经会阴部、尿道、直肠途径引流前列腺内脓液的手术方法。

## 23.04　精囊射精管手术

**23.123　经直肠超声引导精囊活检术　transrectal ultrasound-guided biopsy of seminal vesicle**

在经直肠超声引导下，将穿刺针经直肠腔内壁刺入精囊中，对病变组织进行吸取，获取相关标本进行细胞学和病理学诊断的手术方法。适用于可疑精囊病变者。

**23.124　经直肠超声引导精囊抽吸术　transrectal ultrasound-guided aspiration of seminal vesicle**

在经直肠超声引导下，将细穿刺针经直肠腔

内壁刺入精囊中抽吸液体、注入含抗生素冲洗液等的手术方法。主要用于治疗精囊脓肿、血精等。

**23.125　精囊切除术**　seminal vesiculectomy，excision of seminal vesicle
采用经会阴、膀胱、膀胱后等途径分离、切除精囊的手术方法。主要用于治疗早期精囊恶性肿瘤、精囊良性肿瘤、症状严重的精囊结石及经久不愈的局限性精囊结核。

**23.126　腹腔镜精囊切除术**　laparoscopic seminal vesiculectomy，laparoscopic excision of seminal vesicle
采用腹腔镜技术，经腹途径分离、切除精囊的手术方法。主要用于治疗早期精囊恶性肿瘤、精囊良性肿瘤、症状严重的精囊结石及经久不愈的局限性精囊结核。

**23.127　机器人辅助腹腔镜精囊切除术**　robot-assisted laparoscopic seminal vesiculectomy
通过机器人辅助腹腔镜技术，经腹途径分离、切除精囊的手术方法。主要用于治疗早期精囊恶性肿瘤、精囊良性肿瘤、症状严重的精囊结石及经久不愈的局限性精囊结核。

**23.128　精囊囊肿切除术**　excision of seminal vesicle cyst
经会阴、膀胱、膀胱后、尾部等开放途径，分离、切除精囊囊肿的手术方法。适用于囊肿较大、并发结石、症状明显且难以治愈者。

**23.129　经尿道精囊囊肿去顶术**　transurethral unroofing of seminal vesicle cyst
采用经尿道电切技术，对突向前列腺部尿道的巨大精囊囊肿，于较薄处予以电切开、去顶，以解除梗阻、充分引流的手术方法。

**23.130　腹腔镜精囊囊肿切除术**　laparoscopic excision of seminal vesicle cyst
采用腹腔镜技术，经腹途径分离、切除精囊囊肿的手术方法。尤其对双侧、多发、复发性囊肿具有明显优势。

**23.131　机器人辅助腹腔镜精囊囊肿切除术**　robot-assisted laparoscopic excision of seminal vesicle cyst
采用机器人辅助腹腔镜技术，经腹途径分离、切除精囊囊肿的手术方法。

**23.132　米勒管囊肿切除术**　excision of Müllerian duct cyst
采用开放性经会阴、膀胱、膀胱后等途径分离、切除米勒管囊肿的手术方法。

**23.133　腹腔镜米勒管囊肿切除术**　laparoscopic excision of Müllerian duct cyst
采用腹腔镜技术，经腹途径分离、切除米勒管囊肿的手术方法。

**23.134　精囊镜术**　seminal vesiculoscopy
采用经尿道内镜技术，直视下经射精管或侧通道观察射精管和精囊并治疗其相关疾病的手术方法。

**23.135　精囊镜射精管梗阻疏通术**　seminal vesiculoscopic recanalization of ejaculatory duct obstruction
采用精囊镜技术，应用切开、扩张等方式解除射精管梗阻，恢复射精管通畅性的手术方法。

**23.136　精囊镜碎石取石术**　seminal vesiculoscopic lithotripsy
采用精囊镜技术，配合碎石设备将射精管、精囊结石击碎并取出的手术方法。

**23.137 经尿道射精管切开术** transurethral resection of ejaculatory duct，TURED

采用尿道镜冷刀或经尿道电切或激光，切开射精管口，以解除射精管梗阻、恢复射精管通畅性的手术方法。

## 23.05 性功能障碍手术

**23.138 腹壁下动脉–阴茎背深静脉吻合术** anastomosis of inferior epigastric artery to deep dorsal vein of penis

游离一侧腹壁下动脉，于脐水平离断、向下翻转，通过皮下隧道到阴茎根部，与游离的阴茎背深静脉进行端端吻合或端侧吻合的手术方法。适用于动脉性勃起功能障碍及部分以静脉漏为主的混合性勃起功能障碍。

**23.139 腹壁下动脉–阴茎背动脉吻合术** anastomosis of inferior epigastric artery to dorsal artery of penis

游离一侧腹壁下动脉，于脐水平离断、向下翻转，通过皮下隧道到阴茎根部，与游离的阴茎背动脉进行吻合的手术方法。适用于动脉性勃起功能障碍。

**23.140 阴茎背深静脉包埋术** embedding of dorsal vein of penis

于阴茎根部游离阴茎背深静脉约1.5cm，切开一侧海绵体白膜约1cm，将背深静脉游离段嵌入白膜切口中并缝合白膜的手术方法。适用于以阴茎背深静脉漏为主因的勃起功能障碍，但术后可能形成侧支循环，导致手术疗效下降。

**23.141 阴茎假体植入术** penile prosthesis implantation

于阴茎海绵体内植入勃起装置，以辅助阴茎勃起的手术方法。为重度勃起功能障碍而其他治疗无效患者的最终选择。

**23.142 阴茎假体** penile prosthesis

植入阴茎内以辅助阴茎勃起的人工机械装置。可分为可膨胀阴茎假体和非膨胀阴茎假体两大类。

**23.143 可膨胀性阴茎假体** inflatable penile prosthesis

可通过调节泵调节圆柱体充盈与否使阴茎勃起或疲软的辅助勃起装置。包括可植入阴茎海绵体的成对圆柱体、一个可植入阴囊内的调节泵和一个可植入盆腔膀胱前间隙的储液囊，俗称三件套。二件套则没有储液囊。

**23.144 半硬性阴茎假体** semirigid penile prosthesis

又称"可塑性阴茎假体（malleable penile prosthesis）"。由柱状硅橡胶棒组成的半硬性、可弯曲性假体。植入阴茎后，平时阴茎可向下弯曲，性交时可扶直。

**23.145 选择性阴茎背神经切断术** selective dorsal nerve neurotomy

通过选择性切断阴茎背神经的分支，达到降低阴茎头敏感度而治疗早泄的手术方法。

## 23.06 性别重置术

**23.146 性别重置术** sex reassignment surgery，SRS

又称"性别转换术（transgender surgery）"，俗称"变性手术"。通过外科技术、组织移植和器官再造等,将原有性征尤其是外生殖器官改变成异性结构,并切除性腺的手术方法。适用于易性症患者。男性转变为女性的手术主要包括喉结整形、隆乳、阴茎睾丸切除、尿道口成形、阴唇成形、阴道再造等。若条件允许,手术可以分组同时进行、一次完成。女性转变为男性的手术主要包括乳腺切除、乳头整形、内生殖器官(卵巢、输卵管、子宫和阴道)的切除、尿道延长、阴茎再造(包括尿道成形、支撑组织植入、茎体成形三部分)。

# 英 汉 索 引

## A

abdominoscrotal hydrocele　腹阴囊鞘膜积液　09.057

abnormal sperm morphology　异常精子形态　07.088

abscess of epididymis　附睾脓肿　09.167

abscess of prostate　前列腺脓肿　10.013

absence of epididymis　附睾缺如　09.153

absence of seminal vesicle　精囊缺如　11.002

acephalic spermatozoa　无头精子症，*断头精子症　14.015

acquired cryptorchidism　获得性隐睾　09.084

acquired cyst of seminal vesicle　获得性精囊囊肿　11.014

acquired immunodeficiency syndrome　获得性免疫缺陷综合征，*艾滋病　22.029

acquired penile curvature　获得性阴茎弯曲　08.022

acrosin　顶体酶　06.030

acrosin activity assay　[精子]顶体酶活性检测　07.097

acrosomal enzyme　顶体酶　06.030

acrosome　[精子]顶体　06.029

acrosome integrity assay　[精子]顶体完整率检测　07.096

acrosome reaction　顶体反应　06.047

acrosome status assay　[精子]顶体状态检测　07.095

ACTH　促肾上腺皮质激素　05.033

active surveillance of prostate cancer　前列腺癌主动监测　10.117

activin　激活蛋白，*激活素，*活化素　05.056

acute bacterial prostatitis　*急性细菌性前列腺炎　10.012

acute epididymitis　急性附睾炎　09.162

acute epididymo-orchitis　急性附睾睾丸炎　09.163

acute orchitis　急性睾丸炎　09.096

acute retention of urine　急性尿潴留　07.025

acute scrotum　阴囊急症　09.052

acute urinary retention　急性尿潴留　07.025

AD　常染色体显性遗传　03.103

adenocarcinoma of epididymis　附睾腺癌　09.187

adenocarcinoma of prostate　前列腺腺癌　10.069

adenohypophysis　腺垂体　05.004

adenomatoid tumor of epididymis　附睾腺瘤样瘤　09.182

adenosquamous carcinoma of prostate　前列腺腺鳞癌　10.074

adenosquamous prostate carcinoma　前列腺腺鳞癌　10.074

ADH　抗利尿激素，*[血管]升压素　05.035

adjuvant hormonal therapy for prostate cancer　前列腺癌辅助内分泌治疗　10.128

adolescence　青少年期　04.065

adolescent　青少年　04.064

adolescent behavior　青少年行为　04.067

adolescent development　青少年发育　04.066

adrenarche　肾上腺功能初现　04.050

$\alpha_1$ adrenergic receptor blocker　$\alpha_1$肾上腺素能受体阻滞剂　10.051

adrenocorticotropic hormone　促肾上腺皮质激素　05.033

adrenogenital syndrome　*肾上腺生殖综合征　12.035

agglutination of spermatozoa　精子凝集　07.071

aggregation of spermatozoa　精子聚集　07.070

AI　人工授精　14.043

AID　供精人工授精　14.045

AIDS　获得性免疫缺陷综合征，*艾滋病　22.029

AIH　夫精人工授精　14.044

AIS　雄激素不敏感综合征　12.022

albuginea of penis　阴茎白膜　02.064

albuginea of penis cavernous body　阴茎海绵体白膜　02.065

albuginea of urethra cavernous body　尿道海绵体白膜　02.066

albumin-bound testosterone　白蛋白结合[型]睾酮　05.046

allele　等位基因　03.070

ambiguous genitalia　外生殖器模糊　12.002

AMH　抗米勒管激素　04.028

amiodarone-induced epididymitis　胺碘酮诱导性附睾炎　09.177

amoebic balanitis　阿米巴性阴茎头炎　08.059

ampulla of vas deferens　输精管壶腹　02.031

amputation of penis　阴茎离断　08.038

amputation of spermatic cord　精索离断　09.225

amyloid of seminal vesicle　精囊淀粉样变　11.022

anal condyloma acuminatum　肛门尖锐湿疣　22.024

anal intercourse　肛交　17.028

anal reflex　肛门反射　07.039

anal sex　肛交　17.028

anaphrodisia　性欲缺失，*无性欲　20.002

anastomosis of inferior epigastric artery to deep dorsal vein of penis　腹壁下动脉-阴茎背深静脉吻合术　23.138

anastomosis of inferior epigastric artery to dorsal artery of penis　腹壁下动脉-阴茎背动脉吻合术　23.139

anatomic zones of prostate　前列腺解剖分区　02.038

androgen　雄激素　04.026

androgen antagonist　雄激素拮抗剂　10.124

androgen binding protein　雄激素结合蛋白　05.050

androgen biosynthesis defect　雄激素合成障碍　12.018

androgen deprivation therapy for prostate cancer　前列腺癌雄激素剥夺治疗　10.121

androgenic hormone　雄激素　04.026

androgen insensitivity syndrome　雄激素不敏感综合征　12.022

androgen receptor　雄激素受体　05.040

androgen resistance　雄激素抵抗　13.024

androgen resistance syndrome　*雄激素抵抗综合征　12.022

andrology　男科学　01.005

andropause　*男性更年期　13.027

anejaculation　不射精[症]　20.069

aneuploidy　非整倍体　03.026

angiokeratoma of scrotum　阴囊血管角化瘤　09.036

angiomyxolipoma of spermatic cord　精索血管黏液脂肪瘤　09.235

anorchia　无睾症，*无睾畸形，*先天性睾丸缺如　09.067

anorchidism　无睾症，*无睾畸形，*先天性睾丸缺如　09.067

anorgasmia　*性高潮缺失　20.074

anosmic form of isolated hypogonadotropic hypogonad-
ism　嗅觉缺失型孤立性低促性腺激素性性腺功能减退症　13.019

anterior scrotal branch of external pudendal artery　阴部外动脉阴囊前支　02.109

anterior scrotal nerve　阴囊前神经　02.116

anterior scrotal vein　阴囊前静脉　02.112

anterior urethra　前尿道　02.126

antiandrogens　*抗雄激素类药　10.124

antiandrogen withdrawal syndrome　抗雄激素撤退综合征　10.126

antidiuretic hormone　抗利尿激素，*[血管]升压素　05.035

anti-Müllerian hormone　抗米勒管激素　04.028

antioxidant　抗氧化剂　14.041

antiparamesonephric hormone　*抗中肾旁管激素　04.028

anti-sperm antibody　抗精子抗体　07.118

antisperm vaccine　抗精子疫苗　15.017

APH　*抗中肾旁管激素　04.028

aphallia　*无阴茎　08.009

appearance of ejaculate　精液外观　07.065

appearance of semen　精液外观　07.065

appendix epididymis　附睾附件　02.029

appendix of epididymis　附睾附件　02.029

appendix of testis　睾丸附件　02.021

appendix testis　睾丸附件　02.021

AR　常染色体隐性遗传　03.105

armpit hair　腋毛　04.059

aromatase　芳香化酶　05.054

aromatase deficiency　芳香化酶缺乏症　12.038

aromatase inhibitor　芳香化酶抑制剂　14.039

ARP　雄激素结合蛋白　05.050

ART　辅助生殖技术，*辅助生育技术　14.042

arterial supply of penis　阴茎动脉血供　02.076

arterial supply of scrotum　阴囊动脉血供　02.108

arteriocavernosal fistula　动脉-海绵体腔内瘘　08.103

arteriogenic ED　动脉性勃起功能障碍　20.007

arteriogenic erectile dysfunction　动脉性勃起功能障碍　20.007

artery resistance index　动脉阻力指数　20.031

artery RI　动脉阻力指数　20.031

artificial hypothalamus　人工下丘脑　13.036

artificial insemination　人工授精　14.043

artificial insemination by donor　供精人工授精　14.045

artificial insemination by husband　夫精人工授精　14.044

asexuality 无性恋 17.023

aspermia 无精液症 14.029

assay of acrosome reaction [精子]顶体反应检测 07.094

assessment of leukocytes in semen 精液白细胞检测 07.093

assessment of sperm chromatin 精子染色质评估 07.105

assessment of sperm mitochondrial DNA 精子线粒体 DNA检测 07.108

assessment of sperm morphology 精子形态学评估 07.086

assessment of sperm ultrastructure 精子超微结构评估 07.109

assisted reproductive technology 辅助生殖技术，*辅助 生育技术 14.042

asthenoteratozoospermia 弱畸精子症 14.018

asthenozoospermia 弱精子症 14.010

asymptomatic inflammatory prostatitis *无症状前列腺 炎 10.018

atresia of vas deferens 输精管闭锁 09.193

atrophy of prostate 前列腺萎缩 10.134

atypical adenomatous hyperplasia of prostate 前列腺不 典型腺瘤样增生 10.033

audiovisual sexual stimulation test 视听性刺激试验 20.026

autoimmune orchitis 自身免疫性睾丸炎 09.111

autosomal chromosome disorder 常染色体病 03.051

autosomal disease 常染色体病 03.051

autosomal dominant disorder 常染色体显性遗传病 03.104

autosomal dominant inheritance 常染色体显性遗传 03.103

autosomal recessive disorder 常染色体隐性遗传病 03.106

autosomal recessive inheritance 常染色体隐性遗传 03.105

autosome 常染色体 03.007

AVSS 视听性刺激试验 20.026

avulsion of scrotal skin 阴囊皮肤撕脱伤 09.014

axillary hair 腋毛 04.059

AZF region 无精子症因子区，*AZF区 03.114

azoospermia 无精子症 14.023

azoospermia factor region 无精子症因子区，*AZF区 03.114

## B

bacterial balanitis 细菌性阴茎头炎 08.057

bacterial epididymitis 细菌性附睾炎 09.166

bacterial orchitis 细菌性睾丸炎 09.101

balanced translocation of chromosome 染色体平衡易 位 03.045

balanitis 阴茎头炎，*龟头炎 08.056

balanitis plasmacellularis 浆细胞性阴茎头炎 08.061

balanitis xerotica obliterans 干燥闭塞性阴茎头炎 08.062

balanoposthitis 阴茎头包皮炎，*龟头包皮炎 08.055

barrier contraception 屏障避孕法 15.007

Bartholin's gland *巴氏腺 02.148

basal cell carcinoma of prostate 前列腺基底细胞癌 10.075

basal cell carcinoma of scrotum 阴囊基底细胞癌 09.040

basal cell hyperplasia of prostate 前列腺基底细胞增生 10.032

BCR 球海绵体肌反射 07.040

BCR latency time 球海绵体肌反射潜伏时间 20.038

behavioral therapy 行为治疗，*行为疗法 19.025

benign mesenchymal tumor of prostate 前列腺良性间 叶性肿瘤 10.057

benign mesothelioma of tunica vaginalis 鞘膜良性间皮 瘤 09.061

benign prostatic hyperplasia 良性前列腺增生，*前列 腺增生 10.029

benign prostatic obstruction 良性前列腺梗阻 10.034

benign tumor of epididymis 附睾良性肿瘤 09.181

benign tumor of penis 阴茎良性肿瘤 08.068

benign tumor of prostate 前列腺良性肿瘤 10.054

benign tumor of scrotum 阴囊良性肿瘤 09.030

benign tumor of seminal vesicle 精囊良性肿瘤 11.016

benign tumor of spermatic cord 精索良性肿瘤 09.233

bifid scrotum 阴囊对裂 09.002

bioavailable testosterone 生物可利用睾酮 05.048

biochemical assay of seminal plasma 精浆生化分析 07.111

biochemical recurrence after radical prostatectomy 前列腺癌根治性切除术后生化复发 10.111

biochemical recurrence of prostate cancer after radiotherapy 前列腺癌放射治疗后生化复发 10.113

biopsy of corpus cavernosum ［阴茎］海绵体活检 23.010

biopsy of tunica vaginalis 睾丸鞘膜活检术 23.045

birth control 节育，*生育控制 15.003

bisexuality 双性恋 17.021

bisexual person 双性恋者 17.022

bite injury of penis 阴茎咬伤 08.039

bladder outlet obstruction 膀胱出口梗阻 10.043

blood-testis barrier 血睾屏障 02.017

blue nevus of prostate 前列腺蓝痣 10.137

body of clitoris 阴蒂体 02.156

body of penis 阴茎体 02.060

bone age radiography 骨龄X射线摄影 07.125

BOO 膀胱出口梗阻 10.043

borderline tumor of prostate 前列腺交界性肿瘤 10.061

Bowen disease of penis 阴茎鲍恩病 08.082

Bowenoid papulosis 鲍恩样丘疹病 08.078

BPH 良性前列腺增生，*前列腺增生 10.029

BPO 良性前列腺梗阻 10.034

brachial artery flow-mediated dilation 肱动脉血流介导

舒张功能 20.036

brachytherapy 近距离放射治疗 10.120

brain center involved in sexual function 大脑性功能相关中枢 18.018

breast 乳房 02.168

breast budding 乳房初发育 04.063

brucella epididymitis 布鲁氏菌性附睾炎 09.170

brucella orchitis 布鲁氏菌性睾丸炎 09.104

Buck fascia *巴克筋膜 02.063

bulbocavernosus muscle 球海绵体肌 02.074

bulbocavernosus reflex 球海绵体肌反射 07.040

bulboca-vernosus reflex latency time 球海绵体肌反射潜伏时间 20.038

bulb of urethra 尿道球 02.073

bulb of vestibule 前庭球 02.158

bulbourethral artery 尿道球动脉 02.082

bulbourethral gland 尿道球腺 02.048

bulbous urethra 尿道球部 02.129

buried penis 埋藏阴茎 08.014

burn of penis 阴茎烧伤 08.042

burn of scrotum 阴囊烧伤 09.018

Buschke-Löwenstein tumor *布施克–勒文施泰因瘤 08.077

# C

CAH 先天性肾上腺皮质增生症，*肾上腺性征综合征 12.035

CAIS 完全型雄激素不敏感综合征 12.023

calcitonin gene-related peptide 降钙素基因相关肽 04.031

calculus of ejaculatory duct 射精管结石 11.025

calculus of prostate 前列腺结石 10.131

calculus of seminal vesicle 精囊结石 11.021

candidal balanitis 念珠菌性阴茎头炎 08.058

capillary hemangioma of glans penis 阴茎头毛细血管瘤 08.070

capsule of prostate 前列腺囊 02.040

carcinoid tumor of prostate 前列腺类癌 10.078

carcinoma in situ of penis 阴茎原位癌 08.080

cardiovascular syphilis 心血管梅毒 22.008

CASA 计算机辅助精子分析 07.060

castrate-resistant prostate cancer 去势抵抗性前列腺癌 10.106

category Ⅰ prostatitis Ⅰ型前列腺炎 10.012

category Ⅱ prostatitis Ⅱ型前列腺炎 10.014

category Ⅲ prostatitis Ⅲ型前列腺炎 10.015

category ⅢA prostatitis ⅢA型前列腺炎 10.016

category ⅢB prostatitis ⅢB型前列腺炎 10.017

category Ⅳ prostatitis Ⅳ型前列腺炎 10.018

catheterization of vas deferens 输精管插管术 09.208

CAVD 先天性输精管缺如 09.194

cavernosal artery of penis *阴茎海绵体动脉 02.080

cavernosography 阴茎海绵体造影[术] 20.032

cavernous body of penis 阴茎海绵体 02.068

cavernous body of urethra 尿道海绵体 02.069

cavernous nerve of penis 阴茎海绵体神经 02.094

cavernous part of urethra *尿道海绵体部 02.126

cavernous vein of penis 阴茎海绵体静脉 02.089

CBAVD 先天性双侧输精管缺如 09.195

CC-EMG 海绵体肌电图 20.037

CDGP 体质性生长与青春期延迟 13.002

CDP *体质性青春期发育延迟 13.002

central precocious puberty 中枢性性早熟 13.004

centric fusion *着丝粒融合 03.046

CFTR 囊性纤维化跨膜转导调节因子 09.196

CGRP 降钙素基因相关肽 04.031

chancre 硬下疳 22.004

chancroid 软下疳 22.027

character 性状 03.079

chemical burn of penis 阴茎化学烧伤 08.044

chemical burn of scrotum 阴囊化学烧伤 09.020

chemotherapy for prostatic cancer 前列腺癌化学治疗 10.130

chimera 异源嵌合体 03.035

chlamydial epididymitis 衣原体性附睾炎 09.173

chlamydial prostatitis 衣原体性前列腺炎 10.021

Chlamydial urethritis 衣原体性尿道炎 22.020

Chlamydia trachomatis 沙眼衣原体 22.018

Chlamydia trachomatis infection 沙眼衣原体感染 22.017

chordee without hypospadias 无尿道下裂阴茎下弯 08.019

chromatin 染色质 03.001

chromatin remodeling 染色质重塑 03.132

chromosomal disease 染色体病 03.050

chromosomal ovotesticular disorder of sex development 染色体卵睾型性发育异常 12.010

chromosome 染色体 03.006

chromosome aberration 染色体畸变 03.018

chromosome banding technique 染色体显带技术 07.044

chromosome deletion 染色体缺失 03.037

chromosome disorder 染色体病 03.050

chromosome insertion 染色体插入 03.049

chromosome inversion 染色体倒位 03.040

chromosome numerical aberration 染色体数目畸变，*染色体数目异常 03.019

chromosome polymorphism 染色体多态性 03.013

chromosome structural aberration 染色体结构畸变 03.036

chromosome translocation 染色体易位 03.043

chronic bacterial prostatitis *慢性细菌性前列腺炎 10.014

chronic epididymitis 慢性附睾炎 09.164

chronic orchitis 慢性睾丸炎 09.097

chronic prostatitis/chronic pelvic pain syndrome *慢性前列腺炎/慢性盆腔疼痛综合征 10.015

chronic prostatitis symptom index 慢性前列腺炎症状指数 10.027

chronic retention of urine 慢性尿潴留 07.026

chronic urinary retention 慢性尿潴留 07.026

chylocele of tunica vaginalis 鞘膜乳糜积液 09.058

chylous fistula of scrotum 阴囊乳糜瘘 09.047

circumcision 包皮环切术 23.003

circumcision with ring device 环套器包皮环切术 23.006

circumcision with suture device 缝合器包皮环切术 23.007

circumflex vein of penis 阴茎旋静脉 02.087

clear cell cribriform hyperplasia of prostate 前列腺透明细胞筛状增生 10.031

clinical progression of benign prostatic hyperplasia 前列腺增生临床进展 10.048

clinical varicocele 临床型精索静脉曲张 09.218

clitoral biothesiometry 阴蒂生物感觉阈值测定 21.008

clitoris 阴蒂 02.154

cloacal exstrophy 泄殖腔外翻，*膀胱肠裂 12.039

closed scrotal injury 阴囊闭合伤，*闭合性阴囊损伤 09.009

CNV 拷贝数变异 03.095

coagulation of ejaculate 精液凝固 07.062

coagulation of semen 精液凝固 07.062

coding region 编码区 03.061

cognitive behavioral therapy 认知行为疗法 19.027

coitus 性交 17.025

coitus interruptus 性交中断 15.010

Colles fascia *科利斯筋膜 02.161

collum glandis 阴茎颈 02.053

color Doppler duplex ultrasound of penis 阴茎双功能彩色多普勒超声检查 20.028

combined injury of penis 阴茎复合伤 08.046

combined injury of scrotum 阴囊复合伤 09.022

combined intracavernosal injection and stimulation test 阴茎海绵体注射与性刺激联合试验 20.027

combined testosterone 结合[型]睾酮 05.043

comet assay 彗星试验 07.103

communicating hydrocele 交通性鞘膜积液 09.054

compensated form of hypogonadism 代偿型性腺功能减退[症] 13.028

complete androgen blockade for prostate cancer *前列腺癌完全性雄激素阻断 10.125

complete androgen insensitivity syndrome 完全型雄激素不敏感综合征 12.023

complexed prostate-specific antigen 结合前列腺特异性抗原 07.049

complex translocation of chromosome 染色体复杂易位 03.047

compound heterozygote 复合杂合子 03.076

computer-assisted sperm analysis 计算机辅助精子分析 07.060

concealed penis 隐匿阴茎 08.015

condom 避孕套，*阴茎套 15.009

condyloma acuminatum 尖锐湿疣 22.021

congenital absence of vas deferens 先天性输精管缺如 09.194

congenital adrenal hyperplasia 先天性肾上腺皮质增生症，*肾上腺性征综合征 12.035

congenital bilateral absence of vas deferens 先天性双侧输精管缺如 09.195

congenital cyst of seminal vesicle 先天性精囊囊肿 11.011

congenital penile curvature 先天性阴茎弯曲 08.020

congenital short urethra 先天性短尿道 08.021

congenital syphilis 先天性梅毒，*胎传梅毒 22.009

congenital unilateral absence of vas deferens 先天性单侧输精管缺如 09.197

constitutional delay of growth and puberty 体质性生长与青春期延迟 13.002

constitutional delay of puberty *体质性青春期发育延迟 13.002

contraception 避孕 15.004

contraception behavior 避孕行为 15.005

contraceptive vaccine 避孕疫苗 15.016

contusion of scrotum 阴囊挫伤 09.010

copy number variation 拷贝数变异 03.095

corona glandis 阴茎头冠 02.052

coronal sulcus of penis 阴茎冠状沟 02.054

corona of glans 阴茎头冠 02.052

corpus cavernosa 阴茎海绵体 02.068

corpus cavernosum biopsy [阴茎]海绵体活检 23.010

corpus cavernosum electromyogram 海绵体肌电图 20.037

corpus cavernosum penis 阴茎海绵体 02.068

corpus cavernosum urethrae 尿道海绵体 02.069

corpus penis 阴茎体 02.060

corpus spongiosum 尿道海绵体 02.069

correction of penile distortion 阴茎扭转矫正术 23.012

correction of penoscrotal transposition 阴茎阴囊转位矫形术 23.013

cortical cord *皮质索 04.018

corticotropin-releasing hormone 促肾上腺皮质激素释放激素 05.016

courtship 求偶，*求爱 17.010

CP/CPPS *慢性前列腺炎/慢性盆腔疼痛综合征 10.015

C-PSA 结合前列腺特异性抗原 07.049

CPSI 慢性前列腺炎症状指数 10.027

cranial suspensory ligament 颅侧悬韧带 04.021

cremasteric artery 睾提肌动脉，*提睾肌动脉 02.103

cremasteric reflex 提睾反射 07.041

cremasteric vein 睾提肌静脉，*提睾肌静脉 02.104

cremaster muscle 睾提肌，*提睾肌 02.102

CRH 促肾上腺皮质激素释放激素 05.016

cri du chat syndrome *猫叫综合征 03.055

CRPC 去势抵抗性前列腺癌 10.106

crural artery of penis 阴茎脚动脉 02.081

crural vein of penis 阴茎脚静脉 02.091

crus of clitoris 阴蒂脚 02.157

crus of penis 阴茎脚 02.071

crus penis 阴茎脚 02.071

cryodamage 冷冻损伤 16.008

cryoinjury *低温损伤 16.008

cryoinjury of rapid freezing 快速冷冻损伤 16.009

cryoinjury of slow freezing 慢速冷冻损伤 16.010

cryopreservation of spermatozoa 精子冷冻保存 16.014

cryopreservation of testicular tissue 睾丸组织冷冻保存 16.020

cryopreservation of trace sperm 微量精子冷冻保存 16.019

cryoprotectant 冷冻保护剂 16.011

cryptorchidism 隐睾，*睾丸下降不全 09.073

cryptozoospermia 隐匿精子症 14.022

CT scan of male genitalia 生殖器官CT检查 07.126

CUAVD 先天性单侧输精管缺如 09.197

cutaneous horn of penis 阴茎皮角 08.075

cutaneous syphilis 皮肤梅毒 22.006

cycle of seminiferous epithelium 生精上皮周期 06.036

cystadenoma of seminal vesicle 精囊囊腺瘤 11.017

cystic dilatation of rete testis 睾丸网囊性扩张 09.148

cystic dysplasia of rete testis 睾丸网囊性发育不良 09.149

cystic fibrosis transmembrane transduction regulator 囊性纤维化跨膜转导调节因子 09.196

cyst of ejaculatory duct 射精管囊肿 11.026

cyst of prostate 前列腺囊肿 10.004

cyst of prostatic utricle 前列腺小囊囊肿 10.005

cyst of seminal vesicle 精囊囊肿 11.010

cystospermitis 精囊炎 11.004

# D

dapoxetine 达泊西汀 20.067

dark type A spermatogonium Ad型精原细胞，*暗A型精原细胞 06.019

dartos coat 阴囊肉膜 02.099

debridement of scrotum 阴囊清创术 23.041

deep artery of penis 阴茎深动脉 02.080

deep dorsal vein of penis 阴茎背深静脉 02.086

deep fascia of penis 阴茎深筋膜 02.063

deep fascia of perineum 会阴深筋膜 02.165

deep perineal space 会阴深隙 02.166

deferential artery 输精管动脉 02.032

deferential plexus 输精管丛 02.034

deferential vein 输精管静脉 02.033

deferentitis 输精管炎 09.204

deformity of vas deferens 输精管畸形 09.192

degloving injury of penis 阴茎脱套伤 08.036

dehydroepiandrosterone 脱氢表雄酮 05.051

delayed ejaculation 延迟射精，*射精延迟 20.068

delayed liquefaction of ejaculate 精液液化延迟 07.064

delayed liquefaction of semen 精液液化延迟 07.064

delayed puberty 青春期延迟 13.001

detrusor overactivity 逼尿肌过度活动 10.044

detrusor underactivity 逼尿肌活动低下 10.045

detumescence phase of penis 阴茎勃起消退期 18.034

development of sex role 性别角色发展 17.006

DHEA 脱氢表雄酮 05.051

DHT 双氢睾酮 05.041

diakinesis 终变期 06.011

diandry 双雄受精 03.022

dicentric chromosome 双着丝粒染色体 03.048

differentiation of external genitalia 外生殖器分化 04.038

differentiation of reproductive duct 生殖管道分化 04.033

digital rectal examination 直肠指检 07.037

digyny 双雌受精 03.023

dihydrotestosterone 双氢睾酮 05.041

diphallia 双阴茎畸形 08.010

diploid 二倍体 03.016

diplonema 双线期 06.010

diplotene 双线期 06.010

dislocation of testicle 睾丸脱位 09.089

disorder of sex development 性发育异常，*性发育疾病 12.001

disorder of testicular development 睾丸发育障碍 12.012

DNA methylation DNA甲基化 03.130

DNA replication DNA复制 03.066

DNSEP 阴茎背神经躯体感觉诱发电位 20.059

dominant character 显性性状 03.080

dominant gene 显性基因 03.081

dopamine 多巴胺 18.046

dopamine receptor agonist 多巴胺受体激动剂 14.040

dorsal artery of penis 阴茎背动脉 02.078

dorsal nerve of penis 阴茎背神经 02.095

dorsal nerve somatosensory evoked potential 阴茎背神经躯体感觉诱发电位 20.059

dorsal slit circumcision 背侧切开包皮环切术 23.004

dorsal vein complex 背侧静脉复合体 02.046

double heterozygote 双重杂合子 03.077

Down syndrome *唐氏综合征 03.052

drainage of prostatic abscess 前列腺脓肿引流术 23.122

DRE 直肠指检 07.037

drug therapy for benign prostatic hyperplasia 前列腺增生药物治疗 10.050

DSD 性发育异常，*性发育疾病 12.001

dual-role transvestism 双重异装症，*双重异装癖

19.005

ductal adenocarcinoma of prostate　前列腺导管腺癌
10.070

ductus deferens　输精管　02.030

duplicated vas deferens　重复输精管　09.199

duplication of penis　*重复阴茎　08.010

duplication of vas deferens　重复输精管　09.199

dye exclusion test　染料排斥试验　07.083

dynamic infusion cavernosometry and cavernosography
动态灌注阴茎海绵体测压造影术　20.033

dynamic mutation　动态突变　03.092

dyspareunia　性交困难　21.003

dysuria　尿痛　07.011

# E

early maturation arrest of spermatogenesis　早期生精成
熟阻滞　14.033

EBRT　外放射治疗　10.119

ectopic prostate　异位前列腺　10.003

ectopic scrotum　异位阴囊　09.004

ectopic testis　异位睾丸　09.080

ED　勃起功能障碍　20.004

edema of scrotum　阴囊水肿　09.044

Edwards syndrome　*爱德华兹综合征　03.053

efferent duct of testis　睾丸输出小管　02.027

EHS　勃起硬度评分　20.017

ejaculate odor　精液气味　07.067

ejaculate pH　精液pH　07.068

ejaculate viscosity　精液黏稠度　07.069

ejaculate volume　精液体积　07.066

ejaculation　射精　18.039

ejaculation center　射精中枢　18.040

ejaculation neurotransmitter　射精神经递质　18.045

ejaculation pain　射精痛　07.010

ejaculatory duct　射精管　02.035

ejaculatory duct obstruction　射精管梗阻　11.023

ejaculatory dysfunction　射精功能障碍　20.047

ejaculatory latency　射精潜伏期　20.054

ejaculatory threshold　射精阈值　20.053

electroejaculation　电刺激取精术　20.070

elephantiasis of penis　阴茎象皮病，*阴茎象皮肿
08.105

elephantiasis of scrotum　阴囊象皮病，*阴囊象皮肿
09.048

embedding of dorsal vein of penis　阴茎背深静脉包埋
术　23.140

embryonal carcinoma of testis　睾丸胚胎[性]癌　09.118

embryonic testicular regression　[胚胎]睾丸退化　09.066

emissary vein of penis　阴茎导静脉　02.088

emission phase of ejaculation　泌精期　18.049

end diastolic velocity　舒张末期流速　20.030

endocrinogenic ED　内分泌性勃起功能障碍　20.010

endocrinogenic erectile dysfunction　内分泌性勃起功
能障碍　20.010

endothelin　内皮素　18.026

end piece of sperm tail　精子尾末段　06.035

end-stage testis　终末期睾丸　14.036

EPE of prostate cancer　前列腺癌前列腺外侵犯　10.099

epidermoid cyst of scrotum　阴囊表皮样囊肿　09.031

epidermoid cyst of testis　睾丸表皮样囊肿　09.142

epididymal atresia　附睾闭锁　09.155

epididymal cyst　附睾囊肿　09.156

epididymal deformity　附睾畸形　09.152

epididymal duct　附睾管　02.028

epididymal hematoma　附睾血肿　09.159

epididymal leiomyoma　附睾平滑肌瘤　09.183

epididymal malformation　附睾畸形　09.152

epididymal obstruction　附睾梗阻　09.178

epididymal pain syndrome　附睾疼痛综合征　09.191

epididymal rupture　附睾破裂　09.160

epididymal sarcoma　附睾肉瘤　09.188

epididymal stasis syndrome　附睾淤积症　09.189

epididymal trauma　附睾创伤　09.158

epididymal tuberculosis　附睾结核　09.168

epididymal tumor　附睾肿瘤　09.180

epididymectomy　附睾切除术　23.067

epididymis　附睾　02.026

epididymitis　附睾炎　09.161

epigenetic inheritance　表观遗传　03.129

EPS　前列腺液　07.054

EPS test　前列腺液检查　07.055

ER 雌激素受体 05.053

erectile dysfunction 勃起功能障碍 20.004

erectile function domain of international index of erectile function 国际勃起功能指数–勃起功能专项 20.015

erectile tissue 勃起组织 18.015

erection center 勃起中枢 18.017

erection hardness score 勃起硬度评分 20.017

erection neurotransmitter 勃起神经递质 18.020

erogenous zone 性感带 18.012

erythroplasia of Queyrat 凯拉增生性红斑 08.081

estradiol 雌二醇 05.052

estrogen receptor 雌激素受体 05.053

euchromatin 常染色质 03.002

eunuchism 无睾状态男性 13.014

euploid 整倍体 03.020

excision of epididymal cyst 附睾囊肿切除术 23.065

excision of epididymal lesion 附睾病损切除术 23.064

excision of Müllerian duct cyst 米勒管囊肿切除术 23.132

excision of seminal vesicle 精囊切除术 23.125

excision of seminal vesicle cyst 精囊囊肿切除术 23.128

exhibitionism 露阴症，*露阴癖 19.010

exogenous testosterone therapy 外源性睾酮疗法 13.045

exon 外显子 03.062

expressed prostatic secretion 前列腺液 07.054

expressed prostatic secretion test 前列腺液检查 07.055

expulsion phase of ejaculation 排精期 18.050

external beam radiation therapy 外放射治疗 10.119

external genitalia 外生殖器 02.004

external spermatic fascia 精索外筋膜 02.101

extra-abdominal ectopic testis 腹外型异位睾丸 09.082

extraprostatic extension of prostate cancer 前列腺癌前列腺外侵犯 10.099

extravaginal spermatic cord torsion 鞘膜外精索扭转 09.228

# F

fallopian tube 输卵管 02.141

familial male-limited precocious puberty 家族性男性性早熟 13.009

family planning 计划生育 15.001

family planning service 计划生育技术服务 15.002

fat necrosis of scrotum 阴囊脂肪坏死 09.023

female external genitalia 女性外生殖器 02.149

female genital system 女性生殖系统 02.138

female homosexuality 女同性恋 17.017

female internal genitalia 女性内生殖器 02.139

female orgasmic disorder 女性性高潮障碍 21.005

female orgasmic dysfunction 女性性高潮障碍 21.005

female pseudohermaphroditism *女性假两性畸形 12.031

female reproductive system 女性生殖系统 02.138

female sexual dysfunction 女性性功能障碍 18.054

female sexual function index 女性性功能指数 21.006

female sexual interest/arousal disorder 女性性兴趣或性唤起障碍 21.001

female sexual interest/arousal dysfunction 女性性兴趣或性唤起障碍 21.001

feminization 男性女性化 12.004

fenestration of tunica vaginalis 睾丸鞘膜开窗术 23.047

fertile eunuch syndrome *能育无睾综合征 13.021

fertility preservation 生育力保存 16.001

fertilization 受精 06.045

fertilized ovum 受精卵 06.051

fetishism 恋物症，*恋物癖 19.008

fetishistic transvestism *恋物性异装症 19.009

fibroma of scrotum 阴囊纤维瘤 09.033

fibroma of spermatic cord 精索纤维瘤 09.236

fibrothecoma of testis 睾丸卵泡膜纤维瘤 09.136

filarial epididymitis 丝虫性附睾炎 09.175

filariasis of funiculo-epididymis 精索附睾丝虫病 09.230

filling phase of penis 阴茎充盈期 18.030

firearm wound of penis 阴茎火器伤 08.041

firearm wound of scrotum 阴囊火器伤 09.017

flaccid phase of penis 阴茎疲软期 18.029

flibanserin 氟班色林 21.011

flirtation 调情 17.011

FMPP 家族性男性性早熟 13.009

fMRI 功能性磁共振成像 07.128

focal area of spermatogenesis 局部生精灶 14.027

focal neuroendocrine differentiation in prostatic adenocarcinoma　前列腺腺癌局灶性神经内分泌分化 10.077

focal spermatogenesis　局灶生精　14.026

follicle stimulating hormone　卵泡刺激素，*促卵泡激素　05.026

follicle stimulating hormone receptor　卵泡刺激素受体 05.027

foreskin　［阴茎］包皮　02.055

fornix of vaginal　阴道穹　02.146

Fournier gangrene　富尼埃坏疽　09.027

f-PSA　游离前列腺特异性抗原　07.048

fragile X syndrome　脆性X［染色体］综合征　03.058

frameshift mutation　移码突变　03.090

free prostate-specific antigen　游离前列腺特异性抗原 07.048

free testosterone　游离［型］睾酮　05.047

free/total PSA ratio　游离/总前列腺特异性抗原比 07.050

frenuloplasty of prepuce　包皮系带成形术　23.008

frenulum of prepuce　包皮系带　02.059

frotteurism　摩擦症，*摩擦癖　19.012

FSFI　女性性功能指数　21.006

FSH　卵泡刺激素，*促卵泡激素　05.026

FSH receptor　卵泡刺激素受体　05.027

f/t PSA　游离/总前列腺特异性抗原比　07.050

full erection phase of penis　阴茎完全勃起期　18.032

functional hypogonadism　功能性性腺功能减退［症］ 13.026

functional magnetic resonance imaging　功能性磁共振 成像　07.128

fungal orchitis　真菌性睾丸炎　09.107

funicular hydrocele　精索鞘膜积液　09.055

funiculitis　精索炎　09.229

# G

gamete　配子　06.003

gametogenesis　配子发生　06.001

gay　男同性恋者　17.020

GDPP　*促性腺激素依赖性性早熟　13.004

gender　性别　17.003

gender dysphoria　*性别焦虑　19.002

gender identity　性别认同　17.004

gender identity disorder　*性身份障碍　19.002

gender identity disorder of childhood　童年性别认同障碍　19.006

gender incongruence　性别不一致，*性别认同障碍 19.002

gender role　性别角色　17.005

gene　基因　03.059

gene expression　基因表达　03.067

gene mutation　基因突变　03.084

gene polymorphism　基因多态性　03.093

genetic imprinting　*遗传印记　03.135

genetic polymorphism　*遗传多态性　03.093

genital branch of genitofemoral nerve　生殖股神经生殖支　02.117

genital herpes　生殖器疱疹　22.025

genital lump　生殖器肿块　07.012

genital ridge　生殖［腺］嵴　04.008

genital swelling　生殖隆起　04.043

genital system　生殖系统　02.001

genital tubercle　生殖结节　04.040

genital ulcer　生殖器溃疡　07.015

genitofemoral nerve　生殖股神经　04.030

genito-pelvic pain/penetration disorder　生殖器盆腔疼痛或插入障碍　21.002

genome　基因组　03.068

genomic imprinting　基因组印记　03.135

genotype　基因型　03.072

germ cell　生殖细胞　06.002

germ cell neoplasia in situ　生殖细胞原位瘤　09.116

germ cell tumor of testis　睾丸生殖细胞肿瘤　09.115

GFN　生殖股神经　04.030

GH　生长激素　05.028

GHR　生长激素受体　05.029

GHRH　生长激素释放激素　05.013

giant condyloma acuminatum　巨大［型］尖锐湿疣 08.077

Gilbert-Dreyfus syndrome　吉尔伯特–德赖弗斯综合征 12.026

GIPP　*促性腺激素非依赖性性早熟　13.007

glansectomy 阴茎头切除术 23.025

glans of clitoris 阴蒂头 02.155

glans penis 阴茎头，*龟头 02.051

glans penis augmentation 阴茎头增粗术 23.016

glans penis somatosensory evoked potential 阴茎头躯体感觉诱发电位 20.060

glanuloplasty 阴茎头成形术 23.026

gliding testis 滑动睾丸 09.079

globozoospermia 圆头精子症 14.013

GnRH 促性腺激素释放激素 05.011

GnRH agonist 促性腺激素释放激素激动剂 13.038

GnRH analogue 促性腺激素释放激素类似物 13.037

GnRH antagonist 促性腺激素释放激素拮抗剂 13.039

GnRH receptor 促性腺激素释放激素受体 05.012

GnRH stimulation test 促性腺激素释放激素兴奋试验 13.033

gonad 性腺，*生殖腺 02.002

gonadal descent 性腺下降 04.020

gonadal differentiation 性腺分化 04.014

gonadal function test 性腺功能试验 13.032

gonadal hormone 性腺激素 05.037

gonadoblastoma of testis 睾丸性腺母细胞瘤 09.137

gonadotrophin dependent precocious puberty *促性腺激素依赖性性早熟 13.004

gonadotrophin independent precocious puberty *促性腺激素非依赖性性早熟 13.007

gonadotropin-releasing hormone 促性腺激素释放激素 05.011

gonadotropin-releasing hormone agonist 促性腺激素释放激素激动剂 13.038

gonadotropin-releasing hormone analogue 促性腺激素释放激素类似物 13.037

gonadotropin-releasing hormone antagonist 促性腺激素释放激素拮抗剂 13.039

gonadotropin-releasing hormone receptor 促性腺激素释放激素受体 05.012

gonadotropin-releasing hormone stimulation test 促性腺激素释放激素兴奋试验 13.033

gonadotropin therapy 促性腺激素治疗，*双促治疗 13.040

gonococcal epididymitis 淋球菌性附睾炎 09.169

gonococcal prostatitis 淋球菌性前列腺炎 10.020

gonococcal urethritis 淋球菌性尿道炎 22.016

gonocyte 生殖母细胞 04.011

gonorrhea 淋病 22.014

GPSEP 阴茎头躯体感觉诱发电位 20.060

grading groups system of prostate cancer 前列腺癌分级分组系统 10.093

granulomatous prostatitis 肉芽肿性前列腺炎 10.023

granulosa cell tumor of testis 睾丸颗粒细胞瘤 09.135

greater lip of pudendum 大阴唇 02.151

greater vestibular gland 前庭大腺 02.148

growth hormone 生长激素 05.028

growth hormone receptor 生长激素受体 05.029

growth hormone-releasing hormone 生长激素释放激素 05.013

gubernacular swelling reaction 引带肿胀反应 04.023

gubernaculum 引带 04.022

gynecomastia 男性乳房发育 13.010

# H

*Haemophilus ducreyi* 杜克雷嗜血杆菌 22.028

haploid 单倍体 03.017

hCG 人绒毛膜促性腺激素，*绒促性素 13.041

hCG stimulation test 人绒毛膜促性腺激素兴奋试验 13.034

helicine artery 螺旋动脉 02.079

hemangioma of scrotum 阴囊血管瘤 09.035

hematoma of epididymis 附睾血肿 09.159

hematoma of foreskin 包皮血肿 08.028

hematoma of spermatic cord 精索血肿 09.224

hematospermia 血精 07.018

hemizygote 半合子 03.078

hemospermia 血精 07.018

hereditary liability 遗传易患性 03.121

hereditary prostate cancer 遗传性前列腺癌 10.109

hereditary susceptibility 遗传易感性 03.120

heredity 遗传 03.096

heritability 遗传率，*遗传力，*遗传度 03.123

hermaphroditism *两性畸形 12.001

herpes simplex virus 单纯疱疹病毒 22.026

heteroploid　*异倍体　03.026

heterosexuality　异性恋　17.015

heterozygote　杂合子　03.075

high-flow priapism　*高流量型阴茎异常勃起　08.102

high-grade prostatic intraepithelial neoplasia　高级别前列腺上皮内瘤　10.066

high intra-abdominal testis　高位腹腔内隐睾　09.076

high ligation of spermatic vein　精索静脉高位结扎术　23.085

high-risk prostate cancer　高危型前列腺癌　10.097

high scrotal testis　阴囊高位睾丸　09.077

high-volume disease metastatic prostate cancer　高负荷转移性前列腺癌　10.103

histone modification　组蛋白修饰　03.131

HIV　人类免疫缺陷病毒　22.030

HIV infection　*HIV感染　22.031

HIV infector　*HIV感染者　22.032

hMG　人绝经期促性腺激素　13.042

HoLEP　经尿道钬激光前列腺剜除术　23.106

HoLRP　经尿道钬激光前列腺切除术　23.105

homosexuality　同性恋　17.016

homozygote　纯合子　03.074

hormonal male contraceptives　激素类男性避孕药　15.014

HOST　低渗肿胀试验　07.084

HPV　人乳头状瘤病毒　22.022

17β-HSD deficiency　17β-羟类固醇脱氢酶缺陷症　12.019

HSV　单纯疱疹病毒　22.026

5-HT　5-羟色胺　18.047

human chorionic gonadotropin　人绒毛膜促性腺激素，*绒促性素　13.041

human chorionic gonadotropin stimulation test　人绒毛膜促性腺激素兴奋试验　13.034

human immunodeficiency virus　人类免疫缺陷病毒　22.030

human immunodeficiency virus infection　人类免疫缺陷病毒感染　22.031

human immunodeficiency virus infector　人类免疫缺陷病毒感染者　22.032

human menopausal gonadotropin　人绝经期促性腺激素　13.042

human papilloma virus　人乳头状瘤病毒　22.022

human sperm bank　人类精子库　16.007

hydatid cyst of seminal vesicle　精囊棘球蚴囊肿　11.008

hydrocele　鞘膜积液　09.053

hydrocele aspiration　鞘膜积液抽吸术　23.046

hydrocelectomy　睾丸鞘膜积液切除术　23.048

hydrocele of spermatic cord　*精索水囊肿　09.055

21-hydroxylase deficiency　21-羟化酶缺陷症　12.036

11 β-hydroxylase deficiency　11β-羟化酶缺陷症　12.037

17β-hydroxysteroid dehydrogenase deficiency　17β-羟类固醇脱氢酶缺陷症　12.019

5-hydroxytryptamine　5-羟色胺　18.047

hymen　处女膜　02.145

hyperandrogenism　高雄激素血症　13.030

hyperdiploid　超二倍体　03.031

hyperestrinemia　高雌激素血症　13.031

hyperestrogenemia　高雌激素血症　13.031

hypergonadotropic hypogonadism　高促性腺激素性性腺功能减退症　13.016

hyperprolactinemia　高催乳素血症，*高泌乳素血症　13.023

hypoactive sexual desire disorder　性欲低下障碍　20.001

hypoactive sexual desire dysfunction　性欲低下障碍　20.001

hypodiploid　亚二倍体　03.027

hypogonadism　性腺功能减退［症］　13.011

hypogonadotropic hypogonadism　低促性腺激素性性腺功能减退症　13.017

hypoosmotic swelling test　低渗肿胀试验　07.084

hypophyseal portal system　垂体门脉系统　05.005

hypophysis　垂体　05.003

hypopituitarism　垂体功能减退症　13.029

hypoplasia of vas deferens　输精管发育不全　09.198

hyposexuality　*性欲低下　20.001

hypospermatogenesis　生精功能低下　14.031

hypothalamic hormone　下丘脑激素　05.009

hypothalamic-pituitary-gonadal axis　下丘脑–垂体–性腺轴　05.001

hypothalamic-pituitary-ovarian axis　下丘脑–垂体–卵巢轴　05.008

hypothalamic-pituitary-testicular axis　下丘脑–垂体–睾丸轴　05.007

hypothalamus　下丘脑　05.002

iatrogenic male infertility　医源性男性不育　14.007

ICI　[阴茎]海绵体内注射　20.045

ICSI　卵胞质内单精子注射　14.048

idiopathic central precocious puberty　特发性中枢性性早熟　13.006

idiopathic granulomatous orchitis　特发性肉芽肿性睾丸炎　09.110

idiopathic male infertility　特发性男性不育　14.005

idiopathic scrotal edema　特发性阴囊水肿　09.045

IELT　阴道内射精潜伏时间　20.055

IGF　胰岛素样生长因子　04.051

IgG4 prostatitis　免疫球蛋白G4相关前列腺炎，*IgG4相关前列腺炎　10.026

IHH　孤立性低促性腺激素性性腺功能减退症　13.018

IIEF　国际勃起功能指数　20.014

IIEF-5　国际勃起功能指数-5　20.016

IIEF-EF　国际勃起功能指数–勃起功能专项　20.015

ILND　腹股沟淋巴结清扫术　23.028

IM　[精子]不动　07.081

immotile cilia syndrome　*纤毛不动综合征　14.011

immotility　[精子]不动　07.081

immunobead test　免疫珠试验　07.120

immunological male infertility　免疫性男性不育　14.004

inclusion cyst of penis　阴茎包涵囊肿　08.096

inconspicuous penis　阴茎显露不良　08.013

index of premature ejaculation　早泄指数　20.057

induratio plastica of penis　阴茎[海绵体]硬结症　08.099

infarction of prostate　前列腺梗死　10.010

infarct of prostate　前列腺梗死　10.010

infectious epididymitis　感染性附睾炎　09.165

infectious orchitis　感染性睾丸炎　09.098

inflammatory pseudotumor of prostate　前列腺炎性假瘤　10.025

inflatable penile prosthesis　可膨胀性阴茎假体　23.143

inframe mutation　整码突变　03.091

inguinal lymphadenectomy　腹股沟淋巴结清扫术　23.028

inguinal testis　腹股沟管隐睾　09.074

inguinoscrotal phase of testicular descent　睾丸经腹股沟阴囊下降[阶段]　04.029

inheritance　遗传　03.096

inhibin　抑制素　05.057

injury of spermatic cord　精索损伤　09.222

innervation of penis　阴茎神经支配　02.093

innervation of scrotum　阴囊神经支配　02.115

insertion of prostatic stent　前列腺支架置入术　23.118

insertion of testicular prosthesis　睾丸假体置入术　23.063

INSL3　胰岛素样因子3　04.027

insulin-like factor 3　胰岛素样因子3　04.027

insulin-like growth factor　胰岛素样生长因子　04.051

intermediate-risk prostate cancer　中危型前列腺癌　10.096

intermittent androgen deprivation therapy for prostate cancer　前列腺癌间歇性雄激素剥夺治疗　10.127

intermittent hormone therapy for prostate cancer　*前列腺癌间歇内分泌治疗　10.127

intermittent priapism　间歇性阴茎异常勃起　08.104

internal spermatic fascia　精索内筋膜　02.105

international index of erectile function　国际勃起功能指数　20.014

international index of erectile function-5　国际勃起功能指数-5　20.016

international prostate symptom score　国际前列腺症状评分　10.035

intra-abdominal ectopic testis　腹内型异位睾丸　09.081

intra-abdominal testis　腹腔内隐睾　09.075

intracavernous injection　[阴茎]海绵体内注射　20.045

intra-cavernous pressure　海绵窦内压　18.016

intracytoplasmic sperm injection　卵胞质内单精子注射　14.048

intraductal carcinoma of prostate　前列腺导管内癌　10.067

intratesticular obstruction　睾丸内梗阻　09.147

intratesticular testosterone　睾丸内睾酮　05.049

intraurethral alprostadil administration　前列地尔尿道内给药　20.046

intrauterine insemination　宫腔内人工授精　14.046

intravaginal ejaculation latency time　阴道内射精潜伏时间　20.055

intravaginal spermatic cord torsion 鞘膜内精索扭转 09.227

intravesical prostatic protrusion 膀胱内前列腺突出 10.046

intrinsic testosterone production 内源性睾酮生成 13.046

intron 内含子 03.063

*in vitro* fertilization-embryo transfer 体外受精–胚胎移植 14.047

IPE 早泄指数 20.057

IPP 膀胱内前列腺突出 10.046

IPSS 国际前列腺症状评分 10.035

ischaemic priapism 缺血性阴茎异常勃起 08.101

ischiocavernosus muscle 坐骨海绵体肌 02.072

isochromosome 等臂染色体 03.039

isolated follicle stimulating hormone deficiency 孤立性卵泡刺激素缺乏症 13.022

isolated hypogonadotropic hypogonadism 孤立性低促性腺激素性性腺功能减退症 13.018

isolated luteinizing hormone deficiency 孤立性黄体生成素缺乏症 13.021

IUI 宫腔内人工授精 14.046

IVF-ET 体外受精–胚胎移植 14.047

# J

Johnson score ［睾丸活检］约翰逊评分 14.037

# K

Kallmann syndrome *卡尔曼综合征 13.019

karyotype 核型，*染色体组型 03.012

karyotype analysis 核型分析 07.043

karyotyping 核型分析 07.043

Kegel exercise 凯格尔运动 21.009

Klinefelter syndrome 克兰费尔特综合征 12.008

# L

labial swelling 阴唇隆起 04.044

labia majora 大阴唇 02.151

labia minora 小阴唇 02.152

labioscrotal swelling *阴唇阴囊隆起 04.043

labium majus 大阴唇 02.151

labium minus 小阴唇 02.152

laparoscopic excision of Müllerian duct cyst 腹腔镜米勒管囊肿切除术 23.133

laparoscopic excision of seminal vesicle 腹腔镜精囊切除术 23.126

laparoscopic excision of seminal vesicle cyst 腹腔镜精囊囊肿切除术 23.130

laparoscopic high ligation of spermatic vein 腹腔镜精索静脉高位结扎术 23.086

laparoscopic orchiectomy 腹腔镜睾丸切除术 23.059

laparoscopic orchiopexy 腹腔镜睾丸固定术 23.056

laparoscopic radical prostatectomy 腹腔镜根治性前列腺切除术 23.114

laparoscopic seminal vesiculectomy 腹腔镜精囊切除术 23.126

laparoscopic simple prostatectomy 腹腔镜单纯前列腺切除术 23.110

large Y chromosome 大Y染色体 03.014

laser photoselective vaporization of prostate 选择性激光前列腺汽化术 23.107

late maturation arrest of spermatogenesis 晚期生精成熟阻滞 14.034

latent syphilis 潜伏梅毒 22.010

late-onset hypogonadism 迟发性性腺功能减退［症］ 13.027

late syphilis *晚期梅毒 22.013

law of independent assortment 自由组合定律 03.100

law of inheritance 遗传定律 03.098

law of linkage 连锁定律 03.101

law of segregation　分离定律　03.099

left renal vein entrapment syndrome　左肾静脉压迫综合征　09.216

leiomyoma of spermatic cord　精索平滑肌瘤　09.237

leiomyosarcoma of prostate　前列腺平滑肌肉瘤　10.084

leptin　瘦素，*瘦蛋白　04.052

leptonema　细线期　06.007

leptotene　细线期　06.007

lesbian　女同性恋者　17.018

lesser lip of pudendum　小阴唇　02.152

leukocytospermia　白细胞精液症　14.028

levator prostate　前列腺提肌　02.043

Leydig cell　睾丸间质细胞　02.018

Leydig cell hypoplasia　[睾丸]间质细胞发育不全　12.029

Leydig cell tumor of testis　睾丸间质细胞瘤　09.131

LH　黄体生成素　05.024

LH receptor　黄体生成素受体　05.025

LHRH　*黄体生成素释放激素　05.011

liability threshold　易患性阈值　03.122

libido　性欲　18.009

LI-ESWT　低强度体外冲击波治疗　20.043

ligation of processus vaginalis　鞘突高位结扎术　23.050

lipoma of spermatic cord　精索脂肪瘤　09.234

LI-PUS　低强度脉冲式超声波治疗　20.044

liquefaction of ejaculate　精液液化　07.063

liquefaction of semen　精液液化　07.063

lobule of testis　睾丸小叶　02.011

local excision of penile lesion　阴茎病损局部切除术　23.023

localized prostate cancer　局限性前列腺癌　10.094

locally advanced prostate cancer　局部进展性前列腺癌　10.098

local recurrence of prostate cancer after radical prostatectomy　前列腺癌根治性切除术后局部复发　10.114

local recurrence of prostate cancer after radiotherapy　前列腺癌放射治疗后局部复发　10.115

local spermatogenic foci　局部生精灶　14.027

locus　基因座　03.069

LOH　迟发性性腺功能减退[症]　13.027

long loop vas deferens　长襻输精管　09.201

loss of sexual desire　性欲缺失，*无性欲　20.002

low-energy extracorporeal shock wave therapy　*低能量体外冲击波治疗　20.043

lower urinary tract symptom　下尿路症状　07.019

low-flow priapism　*低流量型阴茎异常勃起　08.101

low-grade prostatic intraepithelial neoplasia　低级别前列腺上皮内瘤　10.065

low-intensity extracorporeal shockwave therapy　低强度体外冲击波治疗　20.043

low-intensity pulsed ultrasound shockwave therapy　低强度脉冲式超声波治疗　20.044

low-risk prostate cancer　低危型前列腺癌　10.095

low-volume disease metastatic prostate cancer　低负荷转移性前列腺癌　10.102

Lubs syndrome　鲁布斯综合征　12.028

luteinizing hormone　黄体生成素　05.024

luteinizing hormone receptor　黄体生成素受体　05.025

luteinizing hormone releasing hormone　*黄体生成素释放激素　05.011

LUTS　下尿路症状　07.019

lymphangioma of scrotum　阴囊淋巴管瘤　09.037

lymphatic drainage of penis　阴茎淋巴引流　02.092

lymphatic drainage of scrotum　阴囊淋巴引流　02.114

lymphogranuloma venereum　性病[性]淋巴肉芽肿　22.019

# M

macropenis　巨阴茎　08.012

macrozoospermia　大头精子症　14.014

Madigan prostatectomy　*马迪根式前列腺切除术　23.098

magnetic resonance imaging of male genitalia　生殖器官磁共振成像　07.127

MAIS　轻度雄激素不敏感综合征　13.025

malakoplakia of prostate　前列腺软斑　10.024

malakoplakia of testis　睾丸软斑　09.106

male contraception　男性避孕　15.006

male contraceptive　男用避孕药，*男性避孕药　15.013

male contraceptive device　男用节育器　15.008

male external genitalia　男性外生殖器　02.049

male external urethral orifice　男性尿道[外]口　02.127

素细胞激素释放因子　05.017

melanoma of prostate　前列腺黑素瘤　10.138

melanosis of prostate　前列腺黑素沉着病，*前列腺黑变病　10.136

membranous part of urethra　尿道膜部　02.133

menarche　[月经]初潮　04.062

Mendel's first law　*孟德尔第一定律　03.099

Mendel's second law　*孟德尔第二定律　03.100

menotropin　*尿促性素　13.042

MESA　显微附睾精子抽吸术　23.070

mesenchymal tumor of penis　阴茎间叶性肿瘤　08.086

mesonephric duct　中肾管　04.034

mesonephric tubule　中肾小管　04.035

mesothelioma of tunica vaginalis　鞘膜间皮瘤　09.060

metastatic castration-resistant prostate cancer　转移性去势抵抗性前列腺癌　10.108

metastatic hormone sensitive prostate cancer　转移性激素敏感性前列腺癌　10.104

metastatic prostate cancer　转移性前列腺癌　10.100

MGD　混合型性腺发育不全　12.009

mHSPC　转移性激素敏感性前列腺癌　10.104

microdissection testicular sperm extraction　显微[外科]睾丸取精术，*显微取精　23.073

micropenis　小阴茎　08.011

*Microspironema pallidum*　梅毒螺旋体　22.003

microsurgical denervation of spermatic cord　显微[外科]精索去神经术　23.089

microsurgical epididymal sperm aspiration　显微附睾精子抽吸术　23.070

microsurgical partial orchiectomy　显微[外科]睾丸部分切除术　23.062

microsurgical spermatic cord denervation　显微[外科]精索去神经术　23.089

microsurgical testicular sperm extraction　显微[外科]睾丸取精术，*显微取精　23.073

microsurgical varicocelectomy　显微[外科]精索静脉结扎术　23.087

microsurgical vasoepididymostomy　显微[外科]输精管附睾吻合术　23.082

microsurgical vasovasostomy　显微[外科]输精管吻合术　23.081

microwave therapy of prostate　前列腺微波治疗　23.119

middle piece of sperm tail　精子尾中段　06.033

mild androgen insensitivity syndrome　轻度雄激素不敏感综合征　13.025

mILND　改良腹股沟淋巴结清扫术　23.029

mini-puberty　小青春期　04.047

Minnesota multiphasic personality inventory　明尼苏达多相人格调查表　20.019

minor gene　微效基因　03.116

MIS　*米勒管抑制物质　04.028

missense mutation　错义突变　03.087

mitochondrial disorder　线粒体病　03.128

mitochondrial DNA　线粒体DNA　03.125

mitochondrial inheritance　线粒体遗传　03.124

mixed antiglobulin reaction test　混合抗球蛋白反应试验　07.119

mixed ED　混合性勃起功能障碍　20.013

mixed erectile dysfunction　混合性勃起功能障碍　20.013

mixed germ cell tumor of testis　睾丸混合性生殖细胞瘤　09.129

mixed gonadal dysgenesis　混合型性腺发育不全　12.009

MMAF　精子鞭毛多发形态异常　14.019

MMPI　明尼苏达多相人格调查表　20.019

modified inguinal lymphadenectomy　改良腹股沟淋巴结清扫术　23.029

Mondor disease of penis　阴茎蒙多病　08.064

monogenic disorder　单基因遗传病，*单基因病　03.102

monogenic inheritance　单基因遗传　03.097

monorchidism　单睾症　09.071

monosome　单体　03.029

monosomy　单体性　03.030

monospermy　单精受精，*单精入卵　06.049

mons pubis　阴阜　02.150

morning erection　晨间勃起　18.036

mosaic　同源嵌合体　03.034

mp-MRI　前列腺多参数磁共振成像　10.088

MRI of male genitalia　生殖器官磁共振成像　07.127

MRI-targeted biopsy　磁共振成像靶向活检术　23.094

MRI-ultrasound fusion biopsy technique　磁共振成像–超声融合活检术　23.095

MSH　促黑素细胞激素　05.034

MSHQ　男性性健康问卷　20.018

mtDNA　线粒体DNA　03.125

mTESE　显微[外科]睾丸取精术，*显微取精　23.073

Müllerian duct　米勒管　04.036

Müllerian duct cyst　米勒管囊肿　10.006

Müllerian inhibition substance　*米勒管抑制物质

04.028

Müllerian tubercle　*米勒结节　04.037

multi-parametric prostate magnetic resonance imaging　前列腺多参数磁共振成像　10.088

multiple morphological abnormality of sperm flagella　精子鞭毛多发形态异常　14.019

mumps epididymitis　腮腺炎性附睾炎　09.172

mumps orchitis　腮腺炎性睾丸炎　09.100

muscular branch of perineal nerve　会阴神经肌支　02.096

mycoplasmal epididymitis　支原体性附睾炎　09.174

myoid cell　[生精小管]肌样细胞　02.016

# N

natural family planning　自然避孕，*安全期避孕法　15.011

navicular fossa of urethra　尿道舟状窝　02.128

neck of penis　阴茎颈　02.053

neck of sperm tail　精子尾颈段，*精子尾连接段　06.032

necrophilia　恋尸癖　19.017

necrotizing fasciitis of perineum and external genitalia　*会阴及外生殖器坏死性筋膜炎　09.027

necrozoospermia　死精子症　14.021

Neisseria gonorrhoeae　淋病奈瑟球菌，*淋球菌　22.015

neoadjuvant androgen deprivation therapy for prostate cancer　前列腺癌新辅助雄激素剥夺治疗　10.129

neoadjuvant hormonal therapy for prostate cancer　*前列腺癌新辅助内分泌治疗　10.129

nerve-sparing radical prostatectomy　保留神经的根治性前列腺切除术　23.113

neuroendocrine tumor of prostate　前列腺神经内分泌肿瘤　10.076

neurofibroma of scrotum　阴囊神经纤维瘤　09.034

neurogenic ED　神经性勃起功能障碍　20.009

neurogenic erectile dysfunction　神经性勃起功能障碍　20.009

neurohypophysis　神经垂体　05.006

neurosyphilis　神经梅毒　22.007

NFP　自然避孕，*安全期避孕法　15.011

nIHH　嗅觉正常型孤立性低促性腺激素性性腺功能减退症　13.020

nipple　乳头　02.169

nitric oxide　一氧化氮　18.021

nitric oxide synthase　一氧化氮合酶　18.022

nmCRPC　非转移性去势抵抗性前列腺癌　10.107

NO　一氧化氮　18.021

NOA　非梗阻性无精子症　14.025

nocturnal emission　遗精　04.061

nocturnal penile tumescence and rigidity test　夜间阴茎胀大及硬度试验　20.025

nocturnal penile tumescence test　夜间阴茎胀大试验　20.024

nocturnal spontaneous erection　夜间自发性勃起　18.035

nodular hyperplasia of prostate　前列腺结节状增生　10.030

non-allele　非等位基因　03.071

non-coding region　非编码区　03.064

non-coding RNA　非编码RNA　03.133

non-hormonal male contraceptives　非激素类男性避孕药　15.015

noninfectious epididymitis　非感染性附睾炎　09.176

noninfectious orchitis　非感染性睾丸炎　09.109

nonischemic priapism　非缺血性阴茎异常勃起　08.102

non-metastatic castration-resistant prostate cancer　非转移性去势抵抗性前列腺癌　10.107

non-obstructive azoospermia　非梗阻性无精子症　14.025

nonpermeable cryoprotectant　非渗透性冷冻保护剂　16.013

non-progressive motility　[精子]非前向运动　07.080

nonsense mutation　无义突变　03.088

nonunion of epididymis and testis　附睾睾丸不连接　09.154

norepinephrine　去甲肾上腺素　18.025

normal sperm morphology　正常精子形态　07.087

normosmic form of isolated hypogonadotropic hypogonadism　嗅觉正常型孤立性低促性腺激素性性腺功能减退症　13.020

normozoospermia　正常精子[状态]　14.008

NOS　一氧化氮合酶　18.022

no-scalpel vasectomy　直视钳穿法输精管结扎术　23.079

NP　[精子]非前向运动　07.080

NPT　夜间阴茎胀大试验　20.024

NPTR 夜间阴茎胀大及硬度试验 20.025
nullisome 缺体 03.028

nutcracker phenomenon 胡桃夹现象 09.215
nutcracker syndrome *胡桃夹综合征 09.216

# O

OA 梗阻性无精子症 14.024
OAB 膀胱过度活动症 10.037
OABSS 膀胱过度活动症状评分 10.036
obstruction of vas deferens 输精管梗阻 09.207
obstructive azoospermia 梗阻性无精子症 14.024
oligoasthenoteratozoospermia 少弱畸形精子症 14.020
oligoasthenozoospermia 少弱精子症 14.016
oligometastatic prostate cancer 寡转移性前列腺癌 10.101
oligoteratozoospermia 少畸精子症 14.017
oligozoospermia 少精子症 14.009
onset of puberty 青春期启动 04.049
oogonium 卵原细胞 04.013
oosperm 受精卵 06.051
opened scrotal injury 阴囊开放伤 09.013
open testis biopsy 睾丸切开活检术 23.052
oral intercourse 口交 17.027
oral sex 口交 17.027
orchidopexy 睾丸固定术 23.055
orchiectomy 睾丸切除术 23.058
orchiopexy 睾丸固定术 23.055

orchitis 睾丸炎 09.095
organic central precocious puberty 器质性中枢性性早熟 13.005
organic ED 器质性勃起功能障碍 20.005
organic erectile dysfunction 器质性勃起功能障碍 20.005
organic hypogonadism 器质性性腺功能减退［症］ 13.015
orgasm 性高潮 18.051
orgasmic disorder 性高潮障碍 20.074
orgasmic dysfunction 性高潮障碍 20.074
ovarian descent 卵巢下降 04.032
ovarian development 卵巢发生 04.017
ovary 卵巢 02.140
overactive bladder 膀胱过度活动症 10.037
overactive bladder symptom score 膀胱过度活动症状评分 10.036
oviduct 输卵管 02.141
ovotestis 卵睾 12.005
oxytocin 缩宫素，*催产素 05.036

# P

pachynema 粗线期 06.009
pachytene 粗线期 06.009
Paget disease of scrotum 阴囊佩吉特病，*阴囊湿疹样癌 09.041
painful ejaculation 射精痛 07.010
pain in erect penis 阴茎勃起疼痛 07.004
pain in flaccid penis 阴茎疲软疼痛 07.003
PAIS 部分型雄激素不敏感综合征 12.024
pale type A spermatogonium Ap型精原细胞，*亮A型精原细胞 06.020
pampiniform plexus 蔓状静脉丛 02.023
papillary cystadenoma of epididymis 附睾乳头状囊腺瘤 09.184

paracentric inversion of chromosome 染色体臂内倒位 03.042
paradidymal tumor 睾丸旁肿瘤 09.242
paraganglioma of prostate 前列腺副神经节瘤 10.056
parameatal urethral cyst 尿道口旁囊肿 08.094
paramesonephric duct *中肾旁管 04.036
paramesonephric duct cyst *中肾旁管囊肿 10.006
paraphilic disorder 性欲倒错障碍 19.007
paraphimosis 包皮嵌顿 08.006
parasitic orchitis 寄生虫性睾丸炎 09.108
parasitic seminal vesiculitis 寄生虫性精囊炎 11.007
paraurethral duct 尿道旁管 02.131
parental imprinting *亲本印记 03.135

partial androgen insensitivity syndrome　部分型雄激素不敏感综合征　12.024

partial monosomy 5p syndrome　5p部分单体综合征　03.055

partial orchiectomy　睾丸部分切除术　23.061

partial penectomy　阴茎部分切除术　23.024

partial scrotectomy　阴囊部分切除术　23.042

Patau syndrom　*帕托综合征　03.054

paternal inheritance　父系遗传　03.127

PCD　原发性纤毛运动障碍　14.011

PDE5　5型磷酸二酯酶　20.041

PDE5i　5型磷酸二酯酶抑制剂　20.040

PE　早泄　20.048

peak systolic velocity　收缩期峰值流速　20.029

pearly penile papule　珍珠样阴茎丘疹，*阴茎珍珠斑　08.106

pedophilia　恋童症，*恋童癖　19.013

PEDT　早泄诊断工具　20.058

pelvic lymphadenectomy　盆腔淋巴结清扫术　23.030

pelvic pain　盆腔疼痛　07.001

penetrating injury of penis　阴茎穿透伤　08.040

penetrating injury of scrotum　阴囊穿透伤　09.016

penetrating injury of testis　睾丸穿透伤　09.091

penetrating penile trauma　阴茎穿透伤　08.040

penetrating scrotal trauma　阴囊穿透伤　09.016

penetrating testicular trauma　睾丸穿透伤　09.091

penile agenesis　阴茎缺如　08.009

penile amputation　阴茎离断　08.038

penile angioma　阴茎血管瘤　08.069

penile arteriography　阴茎动脉造影　20.034

penile artery　阴茎动脉　02.077

penile basal cell carcinoma　阴茎基底细胞癌　08.084

penile biopsy　阴茎活检　23.009

penile biothesiometry　阴茎生物[感觉]阈值测定　20.062

penile bite injury　阴茎咬伤　08.039

penile burn　阴茎烧伤　08.042

penile cancer　阴茎癌　08.073

penile cavernosal-dorsal vein shunt　阴茎海绵体–背静脉分流术　23.035

penile cavernosal-saphenous vein shunt　阴茎海绵体–隐静脉分流术　23.036

penile CDDU　阴茎双功能彩色多普勒超声检查　20.028

penile cellulitis　阴茎蜂窝织炎　08.065

penile closed injury　阴茎闭合伤　08.027

penile color Doppler duplex ultrasound　阴茎双功能彩色多普勒超声检查　20.028

penile condyloma acuminatum　阴茎尖锐湿疣　22.023

penile contusion　阴茎挫伤　08.029

penile corporal aspiration and irrigation　阴茎海绵体抽吸冲洗术　23.031

penile curvature　阴茎弯曲　08.018

penile cyst　阴茎囊肿　08.092

penile deformity　阴茎畸形　08.001

penile degloving injury　阴茎脱套伤　08.036

penile dislocation　阴茎脱位　08.037

penile distal shunt　阴茎远端分流术　23.033

penile dorsal nerve conduction velocity　阴茎背神经传导速度　20.039

penile duplication　*重复阴茎　08.010

penile ectopic sebaceous gland　阴茎异位皮脂腺　08.107

penile elephantiasis　阴茎象皮病，*阴茎象皮肿　08.105

penile epidermoid cyst　阴茎表皮样囊肿　08.095

penile erection　阴茎勃起　18.014

penile erysipelas　阴茎丹毒　08.066

penile fibrosis　阴茎纤维化　08.050

penile filling phase　阴茎充盈期　18.030

penile firearm wound　阴茎火器伤　08.041

penile flaccid phase　阴茎疲软期　18.029

penile fracture　阴茎折断　08.030

penile frenulum tear　阴茎系带撕裂　08.033

penile full erection phase　阴茎完全勃起期　18.032

penile gangrene　阴茎坏疽　08.049

penile girth augmentation　阴茎增粗术　23.015

penile girth enhancement　阴茎增粗术　23.015

penile girth enlargement　阴茎增粗术　23.015

penile hemangioma　阴茎血管瘤　08.069

penile inclusion cyst　阴茎包涵囊肿　08.096

penile inflammation　阴茎炎　08.051

penile injury　阴茎损伤　08.025

penile intraepithelial neoplasia　阴茎上皮内瘤变　08.079

penile lengthening　阴茎延长术　23.011

penile lump　阴茎肿块　07.013

penile lymphoma　阴茎淋巴瘤　08.087

penile malformation　阴茎畸形　08.001

penile median raphe cyst　阴茎中缝囊肿　08.093

penile melanosis　阴茎黑素沉着症　08.108

penile necrosis　阴茎坏死　08.048

penile neoplasm　阴茎肿瘤　08.067

penile opened injury　阴茎开放伤　08.032

penile orificial tuberculosis　阴茎尿道口结核　08.053

penile pain　阴茎疼痛　07.002

penile pain syndrome　阴茎疼痛综合征　08.109

penile papilloma　阴茎乳头状瘤　08.071

penile pause-squeeze technique　阴茎挤捏疗法　20.064

penile prosthesis　阴茎假体　23.142

penile prosthesis implantation　阴茎假体植入术　23.141

penile proximal shunt　阴茎近端分流术　23.034

penile raphe　阴茎缝　02.061

penile reconstruction　阴茎再造术　23.021

penile rigid erection phase　阴茎坚硬勃起期　18.033

penile shunt　阴茎分流术　23.032

penile skin zipper injury　阴茎皮肤拉链伤　08.034

penile squamous cell carcinoma　阴茎鳞状细胞癌，*阴茎鳞癌　08.083

penile straightening　阴茎矫直术　23.014

penile strangulation　阴茎绞窄　08.031

penile sympathetic skin response　阴茎皮肤交感反应　20.061

penile torsion　阴茎扭转　08.023

penile transplantation　阴茎移植术　23.022

penile transplant surgery　阴茎移植术　23.022

penile trauma　阴茎创伤　08.026

penile tuberculid　阴茎结核疹　08.054

penile tuberculosis　阴茎结核　08.052

penile tumescence phase　阴茎胀大期　18.031

penile tunical lengthening　阴茎白膜延长术　23.018

penile tunical shortening　阴茎白膜缩短术　23.017

penile ultrasonography　阴茎超声检查　07.123

penile veno-occlusive dysfunction　*阴茎静脉闭塞功能障碍　20.008

penile vibratory stimulation　阴茎振动刺激　20.071

penis　阴茎　02.050

penis defect　阴茎缺损　08.047

penis lengthening　阴茎延长术　23.011

penis lump　阴茎肿块　07.013

penis ulcer　阴茎溃疡　07.016

penoscrotal fusion　*阴茎阴囊融合　08.017

penoscrotal transposition　阴茎阴囊转位　08.024

PEP　早泄简表　20.056

percutaneous epididymal sperm aspiration　经皮附睾精子抽吸术　23.069

percutaneous testicular aspiration biopsy　经皮睾丸针吸活检术　23.054

percutaneous testis biopsy　经皮睾丸穿刺活检术　23.053

pericentric inversion of chromosome　染色体臂间倒位　03.041

perinatal spermatic cord torsion　*围生期精索扭转　09.228

perineal artery　会阴动脉　02.163

perineal body　*会阴体　02.167

perineal branch of posterior femoral cutaneous nerve　股后皮神经会阴支　02.119

perineal central tendon　会阴中心腱　02.167

perineal nerve　会阴神经　02.164

peripheral precocious puberty　外周性性早熟　13.007

permeable cryoprotectant　渗透性冷冻保护剂　16.012

persistent Müllerian duct syndrome　米勒管永存综合征，*持续性米勒管综合征　12.030

persistent processus vaginalis　鞘突存留　02.124

PESA　经皮附睾精子抽吸术　23.069

Peyronie disease　*佩伦涅病　08.099

PGT　植入前遗传学检测　14.049

PGT-A　植入前非整倍体检测　14.050

PGT-M　植入前单基因遗传病检测　14.051

PGT-SR　植入前染色体结构重排检测　14.052

phenotype　表型　03.073

phenotyping of pelvic pain　盆腔疼痛表型　10.028

phimosis　包茎　08.003

phosphodiesterase type 5　5型磷酸二酯酶　20.041

phosphodiesterase type 5 inhibitor　5型磷酸二酯酶抑制剂　20.040

photopleythysmography　光体积描记图　21.007

physical ablation of prostatic cancer　前列腺癌物理消融术　23.121

PI-RADS　前列腺影像报告与数据系统　10.089

pituitary gland　垂体　05.003

pituitary gonadotropin　垂体促性腺激素　05.023

pituitary hormone　垂体激素　05.022

pituitary hormone release inhibiting hormone　垂体激素释放抑制激素　05.018

pituitary hormone-releasing hormone　垂体激素释放激素　05.010

pituitary stimulating test　*垂体兴奋试验　13.033

PKMB　云母状角化性假上皮瘤样阴茎头炎　08.076

plasma cell balanitis　浆细胞性阴茎头炎　08.061

point mutation　点突变　03.085

PRL 催乳素，*泌乳素 05.030

PRLR 催乳素受体 05.031

process of ejaculation 射精过程 18.048

process of penile erection 阴茎勃起过程 18.028

progesterone 孕酮，*黄体酮 05.055

progressive motility ［精子］前向运动 07.076

prolactin 催乳素，*泌乳素 05.030

prolactin receptor 催乳素受体 05.031

prolactin release inhibiting factor *催乳素释放抑制因子 05.020

prolactin release inhibiting hormone 催乳素释放抑制激素 05.020

prolactin-releasing factor *催乳素释放因子 05.014

prolactin-releasing hormone 催乳素释放激素 05.014

proliferative funiculitis 增生性精索炎 09.231

prostaglandin E 前列腺素E 18.023

prostaglandin F 前列腺素F 18.027

prostate 前列腺 02.037

prostate adenocarcinoma 前列腺腺癌 10.069

prostate artery embolization 前列腺动脉栓塞术 23.120

prostate atrophy 前列腺萎缩 10.134

prostate basal cell carcinoma 前列腺基底细胞癌 10.075

prostate blue nevus 前列腺蓝痣 10.137

prostate branch of inferior vesical artery 膀胱下动脉前列腺支 02.044

prostate calculus 前列腺结石 10.131

prostate cancer Gleason score system 前列腺癌格利森评分系统 10.092

prostate cancer screening 前列腺癌筛查 10.087

prostate carcinoid tumor 前列腺类癌 10.078

prostate carcinoma 前列腺癌 10.068

prostatectomy 前列腺切除术 23.096

prostatectomy with preservation of urethra 保留尿道前列腺切除术 23.098

prostate cyst 前列腺囊肿 10.004

prostate cystadenoma 前列腺囊腺瘤 10.055

prostate ductal adenocarcinoma 前列腺导管腺癌 10.070

prostate groove 前列腺沟 02.039

prostate imaging reporting and date system 前列腺影像报告与数据系统 10.089

prostate intraductal carcinoma 前列腺导管内癌 10.067

prostate intraepithelial neoplasia 前列腺上皮内瘤 10.064

prostate leiomyoma 前列腺平滑肌瘤 10.058

prostate leiomyosarcoma 前列腺平滑肌肉瘤 10.084

prostate massage 前列腺按摩 07.038

prostate melanoma 前列腺黑素瘤 10.138

prostate melanosis 前列腺黑素沉着病，*前列腺黑变病 10.136

prostate needle biopsy 前列腺穿刺活检术 23.092

prostate neoplasm 前列腺肿瘤 10.053

prostate neuroendocrine neoplasm 前列腺神经内分泌肿瘤 10.076

prostate nodule 前列腺结节 10.133

prostate paraganglioma 前列腺副神经节瘤 10.056

prostate phyllodes tumor 前列腺叶状［肿］瘤 10.062

prostate rhabdomyosarcoma 前列腺横纹肌肉瘤 10.085

prostate small cell carcinoma 前列腺小细胞癌 10.079

prostate-specific antigen 前列腺特异性抗原 07.046

prostate-specific antigen density 前列腺特异性抗原密度 07.051

prostate-specific antigen doubling time 前列腺特异性抗原倍增时间 07.053

prostate-specific antigen persistence after radical prostatectomy 前列腺癌根治性切除术后前列腺特异性抗原持续 10.112

prostate-specific antigen velocity 前列腺特异性抗原速率 07.052

prostate specific membrane antigen 前列腺特异性膜抗原 10.091

prostate specific membrane antigen positron emission tomography/computed tomography 前列腺特异性膜抗原正电子发射体层成像/计算机体层成像 10.090

prostate squamous cell carcinoma 前列腺鳞状细胞癌，*前列腺鳞癌 10.073

prostate squamous cell neoplasm 前列腺鳞状细胞肿瘤 10.072

prostate stromal sarcoma 前列腺间质肉瘤 10.082

prostate tuberculosis *前列腺结核 10.019

prostate urothelial carcinoma 前列腺尿路上皮癌 10.071

prostate well differentiated neuroendocrine tumor *前列腺高分化神经内分泌肿瘤 10.078

prostatic abscess 前列腺脓肿 10.013

prostatic absence 前列腺缺如 10.002

prostatic capsule 前列腺囊 02.040

prostatic clear cell adenocarcinoma 前列腺透明细胞腺癌 10.080

prostatic concretion 前列腺凝固体 10.132

prostatic cyst　前列腺囊肿　10.004

prostatic deformity　前列腺畸形　10.001

prostatic infarct　前列腺梗死　10.010

prostatic injury　前列腺损伤　10.008

prostatic intraepithelial neoplasia　前列腺上皮内瘤
　　10.064

prostatic malformation　前列腺畸形　10.001

prostatic nodule　前列腺结节　10.133

prostatic pain　前列腺疼痛　07.009

prostatic part of urethra　尿道前列腺部　02.134

prostatic plexus　前列腺丛　02.047

prostatic retention cyst　前列腺潴留囊肿　10.007

prostatic sheath　前列腺鞘　02.041

prostatic squamous cell metaplasia　前列腺鳞状细胞化
　　生　10.135

prostatic stromal proliferation of uncertain malignant
　　potential　恶性潜能未定型前列腺间质增生　10.083

prostatic trauma　前列腺创伤　10.009

prostatic urethral lift　前列腺部尿道悬吊术　23.116

prostatic utricle　前列腺小囊　02.137

prostatic utricle cyst　前列腺小囊囊肿　10.005

prostatic venous plexus　前列腺静脉丛　02.045

prostatitis　前列腺炎　10.011

prostatorrhea　前列腺溢液，*尿道滴白　07.030

pruritus scroti　阴囊瘙痒[症]　09.042

PSA　前列腺特异性抗原　07.046

PSAD　前列腺特异性抗原密度　07.051

PSA-DT　前列腺特异性抗原倍增时间　07.053

PSA persistence after radical prostatectomy　前列腺癌
　　根治性切除术后前列腺特异性抗原持续　10.112

PSAV　前列腺特异性抗原速率　07.052

pseudoautosomal region　假常染色体区，*拟常染色体
　　区　03.009

pseudoepitheliomatous keratotic and micaceous balanitis
　　云母状角化性假上皮瘤样阴茎头炎　08.076

PSMA　前列腺特异性膜抗原　10.091

PSMA-PET/CT　前列腺特异性膜抗原正电子发射体
　　层成像/计算机体层成像　10.090

PSSR　阴茎皮肤交感反应　20.061

psychoanalytic psychotherapy　精神分析性心理治疗
　　19.022

psychoanalytic therapy　精神分析治疗　19.023

psychodynamic psychotherapy　*心理动力性心理治疗
　　19.022

psychodynamic therapy　心理动力学治疗　19.024

psychogenic ED　心因性勃起功能障碍　20.012

psychogenic erectile dysfunction　心因性勃起功能障碍
　　20.012

psychogenic erection　心因性勃起　18.038

psychosexual activity　性心理活动　17.007

psychosexual counseling　性心理咨询　19.019

psychosexual development　性心理发育　17.002

psychosexual disorder　性心理障碍　19.001

psychosexual therapy　性心理治疗　19.020

pubertal change　青春期变化　04.053

puberty　青春[发育]期　04.048

pubic hair　阴毛　04.058

puboprostatic ligament　耻骨前列腺韧带　02.042

PUL　前列腺部尿道悬吊术　23.116

pulsatile GnRH therapy　脉冲式促性腺激素释放激素
　　治疗　13.035

pulsatile gonadotropin-releasing hormone therapy　脉冲
　　式促性腺激素释放激素治疗　13.035

purulent urethral discharge　尿道流脓　07.028

PVR　残余尿量　07.023

pyospermia　*脓性精液症　14.028

## Q

qualitative character　质量性状　03.117

qualitative trait　质量性状　03.117

quantitative character　数量性状　03.118

quantitative trait　数量性状　03.118

## R

radiation burn of penis　阴茎放射性烧伤　08.045

radiation burn of scrotum　阴囊放射性烧伤　09.021

radical orchiectomy　根治性睾丸切除术　23.060

radical prostatectomy　根治性前列腺切除术　23.112

radiotherapy for prostate cancer　前列腺癌放射治疗　10.118

radix penis　阴茎根　02.070

RALP　机器人辅助腹腔镜根治性前列腺切除术　23.115

raphe of scrotum　阴囊缝　02.098

rapid freezing　快速冷冻　16.015

rapidly progressive motility　［精子］快速前向运动　07.077

rate of sperm chromosomal aberration　精子染色体畸变率　07.107

reanastomosis of amputated penis　阴茎离断再植术　23.020

α₁ receptor blocker　*α₁受体阻滞剂　10.051

recessive character　隐性性状　03.082

recessive gene　隐性基因　03.083

reciprocal translocation of chromosome　染色体相互易位　03.044

recurrence of prostate cancer after treatment with curative intent　前列腺癌治愈性治疗后复发　10.110

recurrent varicocele　复发性精索静脉曲张　09.219

5α-reductase　5α-还原酶　05.042

5α-reductase deficiency　5α-还原酶缺乏症　12.021

5α-reductase inhibitor　5α-还原酶抑制剂　10.052

redundant prepuce　包皮过长　08.002

referred scrotal pain　阴囊牵涉痛　07.007

reflexogenic erection　反射性勃起　18.037

regulator gene　调节基因　03.065

regulatory gene　调节基因　03.065

Reifenstein syndrome　赖芬斯坦综合征　12.025

repair of albuginea of penis cavernous body　阴茎［海绵体］白膜修补术　23.019

reproduction　生殖　01.001

reproductive behavior　生殖行为　01.002

reproductive duct　生殖管道　02.003

reproductive health　生殖健康　01.003

reproductive health service　生殖健康服务　01.004

reproductive system　生殖系统　02.001

resection of funicular hydrocele　精索鞘膜积液切除术，*精索水囊肿切除术　23.049

retarded ejaculation　*射精迟缓　20.068

retention cyst of prostate　前列腺潴留囊肿　10.007

rete testis　睾丸网　02.020

rete testis adenocarcinoma　睾丸网腺癌　09.141

rete testis adenoma　睾丸网腺瘤　09.140

retractile testis　可回缩睾丸　09.078

retrograde ejaculation　逆行射精，*逆向射精　20.072

rhabdomyosarcoma of prostate　前列腺横纹肌肉瘤　10.085

rigid erection phase of penis　阴茎坚硬勃起期　18.033

ring chromosome　环状染色体　03.038

Robertsonian translocation　罗伯逊易位　03.046

robot-assisted laparoscopic excision of seminal vesicle cyst　机器人辅助腹腔镜精囊囊肿切除术　23.131

robot-assisted laparoscopic radical prostatectomy　机器人辅助腹腔镜根治性前列腺切除术　23.115

robot-assisted laparoscopic seminal vesiculectomy　机器人辅助腹腔镜精囊切除术　23.127

robot-assisted laparoscopic simple prostatectomy　机器人辅助腹腔镜单纯前列腺切除术　23.111

root of penis　阴茎根　02.070

Rosewater syndrome　罗斯沃特综合征　12.027

# S

sadism　施虐症，*施虐癖　19.016

sadomasochism　施虐受虐症　19.014

safe sex action　安全性行为　17.030

same-sense mutation　同义突变　03.086

sarcoma of spermatic cord　精索肉瘤　09.239

SAS　焦虑自评量表　20.022

SCD　精子染色质扩散法　07.101

SCL-90　90项症状自评量表　20.020

sclerosing adenosis of prostate　前列腺硬化性腺病　10.059

sclerosing lymphangitis of penis　阴茎硬化性淋巴管炎　08.063

screening for prostate cancer　前列腺癌筛查　10.087

scrotal abscess　阴囊脓肿　09.028

scrotal agenesis　阴囊不发育　09.006

scrotal amputation　阴囊离断　09.015

scrotal biopsy 阴囊活检术 23.040

scrotal burn 阴囊烧伤 09.018

scrotal cellulitis 阴囊蜂窝织炎 09.026

scrotal contusion 阴囊挫伤 09.010

scrotal eczema 阴囊湿疹 09.043

scrotal edema 阴囊水肿 09.044

scrotal elephantiasis 阴囊象皮病，*阴囊象皮肿 09.048

scrotal epidermoid cyst 阴囊表皮样囊肿 09.031

scrotal exploration 阴囊探查术 23.038

scrotal fibroma 阴囊纤维瘤 09.033

scrotal firearm wound 阴囊火器伤 09.017

scrotal hematoma 阴囊血肿 09.011

scrotal hemorrhage 阴囊出血 09.012

scrotal hypoplasia 阴囊发育不全 09.005

scrotal injury 阴囊损伤 09.007

scrotal lump 阴囊肿块 07.014

scrotal lymphangioma 阴囊淋巴管瘤 09.037

scrotal lymphedema 阴囊淋巴水肿 09.046

scrotal neoplasm 阴囊肿瘤 09.029

scrotal pain 阴囊[区]疼痛 07.005

scrotal pain syndrome 阴囊疼痛综合征 09.049

scrotal pruritus 阴囊瘙痒[症] 09.042

scrotal raphe 阴囊缝 02.098

scrotal swelling 阴囊隆起 04.045

scrotal trauma 阴囊创伤 09.008

scrotal ulcer 阴囊溃疡 07.017

scrotal ultrasonography 阴囊超声检查 07.124

scrotitis 阴囊炎 09.024

scrotocopy 阴囊镜术 23.039

scrotoplasty 阴囊成形术 23.044

scrotoschisis 阴囊裂 09.003

scrotum 阴囊 02.097

scrotum deformity 阴囊畸形 09.001

scrotum malformation 阴囊畸形 09.001

scrotum neoplasm 阴囊肿瘤 09.029

SCSA 精子染色质结构分析法 07.100

SDF 精子DNA碎片 07.098

SDI 精子畸形指数 07.090，性欲量表 20.003

SDS 抑郁自评量表 20.021

sebaceous cyst of scrotum 阴囊皮脂腺囊肿 09.032

secondary autoimmune orchitis 继发性自身免疫性睾丸炎 09.113

secondary cryptorchidism *继发性隐睾 09.084

secondary hypogonadism *继发性性腺功能减退[症] 13.017

secondary male infertility 继发性男性不育 14.003

secondary phimosis 继发性包茎 08.005

secondary premature ejaculation 继发性早泄 20.050

secondary sex characteristic 第二性征，*副性征 04.057

secondary sex cord 次级性索 04.018

secondary spermatocyte 次级精母细胞 06.024

secondary syphilis 二期梅毒 22.012

secondary tumor of penis 阴茎继发性肿瘤 08.088

secondary tumor of prostate 前列腺继发性肿瘤 10.086

secondary tumor of spermatic cord 精索继发性肿瘤 09.241

secondary tumor of testis 睾丸继发性肿瘤 09.145

secondary varicocele 继发性精索静脉曲张 09.214

secretory center of ejaculatory 泌精中枢 18.042

selective dorsal nerve neurotomy 选择性阴茎背神经切断术 23.145

selective estrogen receptor modulator 选择性雌激素受体调节剂 14.038

selective internal pudendal arteriography 选择性阴部内动脉造影 20.035

selective penile arterial embolization 选择性阴茎动脉栓塞术 23.037

selective serotonin reuptake inhibitor 选择性5-羟色胺再摄取抑制药 20.066

self-rating anxiety scale 焦虑自评量表 20.022

self-rating depression scale 抑郁自评量表 20.021

semen 精液 07.058

semen analysis 精液分析 07.059

semen appearance 精液外观 07.065

semen coagulation 精液凝固 07.062

semen liquefaction 精液液化 07.063

semen non-sperm cell [精液]非精子细胞 07.091

semen odor 精液气味 07.067

semen parameter 精液参数 07.061

semen pH 精液pH 07.068

semen round cell [精液]圆细胞 07.092

semen viscosity 精液黏稠度 07.069

semen volume 精液体积 07.066

seminal colliculus 精阜 02.136

seminal megavesicle 巨精囊 11.013

seminal plasma 精浆 07.110

seminal reactive oxygen species testing 精浆活性氧检测 07.117

seminal ROS testing　精浆活性氧检测　07.117

seminal vesicle　精囊［腺］　02.036

seminal vesicle abscess　精囊脓肿　11.005

seminal vesicle agenesia　精囊发育不全　11.001

seminal vesicle atrophy　精囊萎缩　11.020

seminal vesicle cyst　精囊囊肿　11.010

seminal vesicle malignancy　精囊恶性肿瘤　11.018

seminal vesicle schistosomiasis　精囊血吸虫病　11.009

seminal vesicle tuberculosis　精囊结核　11.006

seminal vesiculectomy　精囊切除术　23.125

seminal vesiculitis　精囊炎　11.004

seminal vesiculoscopic lithotripsy　精囊镜碎石取石术　23.136

seminal vesiculoscopic recanalization of ejaculatory duct obstruction　精囊镜射精管梗阻疏通术　23.135

seminal vesiculoscopy　精囊镜术　23.134

seminiferous cord　生精小管索　04.016

seminiferous epithelium　生精上皮　02.013

seminiferous tubule　生精小管，*曲细精管，*曲精小管，*精曲小管　02.012

seminiferous tubule epithelial cycle　生精上皮周期　06.036

seminoma　精原细胞瘤　09.117

semirigid penile prosthesis　半硬性阴茎假体　23.144

sensate focus exercise　性感集中训练　19.026

sensory perception　感知觉　17.008

septulum testis　睾丸小隔　02.010

septum of penis　阴茎中隔　02.067

septum of scrotum　阴囊中隔　02.100

SERM　选择性雌激素受体调节剂　14.038

serotonin　*血清素　18.047

serous cystadenoma of epididymis　附睾浆液性囊腺瘤　09.185

Sertoli cell　睾丸支持细胞　02.015

Sertoli cell only syndrome　唯支持细胞综合征　14.035

Sertoli cell tumor of testis　睾丸支持细胞瘤　09.133

sex　性　01.006

sex characteristics　性征　04.055

sex chromatin　性染色质　03.003

sex chromosome　性染色体　03.008

sex chromosome disorder　性染色体病　03.056

sex chromosome disorder of sex development　性染色体型性发育异常　12.006

sex cord stromal tumor of testis　睾丸性索间质瘤　09.130

sex desire　性欲　18.009

sex determination　性别决定　04.002

sex-determining region of Y　Y染色体性别决定区　04.003

sex-determining region of Y chromosome　Y染色体性别决定区　04.003

sex differentiation　性［别］分化　04.005

sex education　性教育　01.009

sex fantasy　性幻想　17.012

sex hormone　性激素　07.042

sex hormone-binding globulin　性激素结合球蛋白　05.045

sex maturity　性成熟　04.046

sex medicine　性医学　01.010

sex orientation　性取向，*性倾向　17.014

sex psychology　性心理　17.001

sex reassignment surgery　性别重置术，*变性手术　23.146

sex role　性别角色　17.005

sexual abstinence　性禁欲　17.032

sexual activity in dream　*梦交　17.013

sexual arousal　性唤起，*性唤醒　18.010

sexual arousal phase　性兴奋期　18.003

sexual behavior　性行为　17.024

sexual desire inventory　性欲量表　20.003

sexual development　性发育　04.001

sexual differentiation　性［别］分化　04.005

sexual dream　性梦　17.013

sexual dysfunction　性功能障碍　18.052

sexual excitement phase　性兴奋期　18.003

sexual fantasy　性幻想　17.012

sexual function　性功能　18.008

sexual health　性健康　01.008

sexual imprinting　性印记，*性铭印　17.009

sexual intercourse　性交　17.025

sexuality　性素质　01.007

sexually bipotential stage　*双相潜能期　04.006

sexually transmitted disease　性传播疾病，*性病　22.001

sexually undifferentiated stage　性未分化期　04.006

sexual maturation　性成熟　04.046

sexual maturity rating　*性成熟度评分　04.054

sexual medicine　性医学　01.010

sexual orgasm phase　性高潮期　18.005

sexual orientation　性取向，*性倾向　17.014

sexual plateau phase　性持续期，*性平台期，*性高涨期 18.004

sexual psychology　性心理 17.001

sexual refractory period　性不应期 18.007

sexual resolution phase　性消退期 18.006

sexual response　性反应 18.001

sexual response cycle　性反应周期 18.002

sexual stimulation　性刺激 18.011

shaft of penis　阴茎体 02.060

SHBG　性激素结合球蛋白 05.045

SHBG-bound testosterone　性激素结合球蛋白结合[型]睾酮 05.044

sheath of prostate　前列腺鞘 02.041

shortening of frenulum prepuce　包皮系带短缩 08.008

silent mutation　*沉默突变 03.086

single gene inheritance　单基因遗传 03.097

single nucleotide polymorphism　单核苷酸多态性 03.094

sinus tubercle　窦结节 04.037

SIPA　选择性阴部内动脉造影 20.035

skeletal-retated events of prostate cancer　前列腺癌骨相关事件 10.105

sleeve circumcision　袖套式包皮环切术 23.005

slow freezing　慢速冷冻 16.016

slowly progressive motility　[精子]慢速前向运动 07.078

small cell carcinoma of prostate　前列腺小细胞癌 10.079

small penis syndrome　阴茎短小综合征 08.110

smegma　包皮垢 02.057

SMR　*性成熟度评分 04.054

SNP　单核苷酸多态性 03.094

somatostatin　生长抑素 05.019

somatotropin　生长激素 05.028

sperm　精子 06.027

sperm agglutination　精子凝集 07.071

sperm aggregation　精子聚集 07.070

sperm aneuploidy test　精子非整倍体检测 07.106

spermatic cord　精索 02.120

spermatic cord block　精索阻滞 23.083

spermatic cord torsion　精索扭转 09.226

spermatic vein　精索静脉 02.121

spermatic venography　精索静脉造影 09.221

spermatid　精子细胞 06.025

spermatocele　精子囊肿 09.157

spermatocelectomy　精子囊肿切除术 23.066

spermatocyte　精母细胞 06.022

spermatocytic germ cell tumor of testis　睾丸精母细胞型生殖细胞肿瘤 09.128

spermatogenesis　精子发生 06.016

spermatogenesis maturation arrest　生精成熟阻滞 14.032

spermatogenic cell　生精细胞 02.014

spermatogenic dysfunction　生精功能障碍 14.030

spermatogenic wave　生精波 06.037

spermatogonia stem cell　精原干细胞 06.017

spermatogonium　精原细胞 06.018

spermatozoon　精子 06.027

sperm capacitation　精子获能 06.042

sperm chemotaxis　精子趋化 06.043

sperm chromatin dispersion assay　精子染色质扩散法 07.101

sperm chromatin structure assay　精子染色质结构分析法 07.100

sperm concentration　精子浓度 07.073

sperm count　精子计数 07.072

sperm deformity index　精子畸形指数 07.090

sperm density gradient centrifugation　精子密度梯度离心法 16.006

sperm DFI　精子DNA碎片指数，*精子DNA碎片率 07.104

sperm DNA fragmentation　精子DNA碎片 07.098

sperm DNA fragmentation index　精子DNA碎片指数，*精子DNA碎片率 07.104

sperm DNA fragmentation testing　精子DNA碎片检测 07.099

sperm granuloma　精子肉芽肿 09.203

sperm head　精子头 06.028

sperm hyperactivation　精子超活化 06.044

spermiation　精子释放 06.038

spermicide　杀精子剂 15.012

spermiogenesis　精子形成 06.026

sperm maturation　精子成熟 06.040

sperm morphology　精子形态 07.085

sperm morphology assessment　精子形态学评估 07.086

sperm motility　精子活动力 07.075

sperm optimization　精子优选 16.003

sperm-ovum interaction　精子卵子相互作用 06.046

sperm retrieval rate　精子获取率 23.074

sperm retrieval technique　取精[技]术 23.068

sperm selection　精子优选 16.003

sperm simple washing technique　精子简单洗涤法 16.004

sperm swim-up technique 精子上游法 16.005

sperm tail 精子尾 06.031

sperm transport 精子转运 06.041

sperm vitality 精子[存]活率 07.082

spinal ejaculation center 脊髓射精中枢 18.041

spinal ejaculatory generator 脊髓射精发生器 18.043

spinal erection center 脊髓勃起中枢 18.019

SPL 阴茎拉伸长度 07.031

splenogonadal fusion 脾性腺融合 09.070

spontaneous erection 自发性勃起 04.060

squamous cell carcinoma of prostate 前列腺鳞状细胞癌，*前列腺鳞癌 10.073

squamous cell carcinoma of scrotum 阴囊鳞状细胞癌，*阴囊鳞癌 09.039

squamous cell metaplasia of prostate 前列腺鳞状细胞化生 10.135

squamous cell neoplasm of prostate 前列腺鳞状细胞肿瘤 10.072

SRR 精子获取率 23.074

SRS 性别重置术，*变性手术 23.146

SRY Y染色体性别决定区 04.003

*SRY* gene *SRY*基因 04.004

SSC 精原干细胞 06.017

SSRI 选择性5-羟色胺再摄取抑制药 20.066

StAR 类固醇激素合成急性调节蛋白 05.038

StAR deficiency 类固醇激素合成急性调节蛋白缺乏症 12.020

start-stop technique 动-停疗法 20.063

STD 性传播疾病，*性病 22.001

sterilization of vas deferens 输精管绝育术 23.076

steroi-dogenic acute regulatory protein 类固醇激素合成急性调节蛋白 05.038

steroidogenic acute regulatory protein deficiency 类固醇激素合成急性调节蛋白缺乏症 12.020

stone of tunica vaginalis 鞘膜结石 09.059

storage symptom 储尿期症状 07.020

straight tubule 直精小管 02.019

stretched penile length 阴茎拉伸长度 07.031

stricture of ejaculatory duct 射精管狭窄 11.024

stromal sarcoma of prostate 前列腺间质肉瘤 10.082

structural gene 结构基因 03.060

stuttering priapism 间歇性阴茎异常勃起 08.104

subclinical form of hypogonadism *亚临床型性腺功能减退症 13.028

subclinical varicocele 亚临床型精索静脉曲张 09.217

subjective premature ejaculation 主观性早泄 20.052

superficial dorsal vein of penis 阴茎背浅静脉 02.085

superficial fascia of penis 阴茎浅筋膜 02.062

superficial fascia of perineum 会阴浅筋膜 02.161

superficial perineal space 会阴浅隙 02.162

supermale syndrome *超雄综合征 03.057

supportive psychotherapy 支持性心理治疗 19.021

suprapubic prostatectomy 耻骨上前列腺切除术 23.097

surgical castration 外科去势 10.122

suspensory ligament of penis 阴茎悬韧带 02.075

Swyer syndrome *斯威伊尔综合征 12.014

symptom checklist-90 90项症状自评量表 20.020

synonymous mutation 同义突变 03.086

synorchidism 睾丸融合 09.069

syphilis 梅毒 22.002

# T

Tanner stage 坦纳分期 04.054

technical service of family planning 计划生育技术服务 15.002

teratozoospermia 畸形精子症 14.012

teratozoospermia index 畸形精子指数 07.089

terminal-deoxynucleotidyl transferase-mediated dUTP-biotin nick end labeling assay 原位末端转移酶标记法，*TUNEL检测 07.102

termination codon mutation 终止密码突变 03.089

tertiary syphilis 三期梅毒 22.013

TESA [经皮]睾丸精子抽吸术 23.071

TESE 睾丸取精术 23.072

testicle pain 睾丸疼痛 07.008

testicular abscess 睾丸脓肿 09.102

testicular agenesis 睾丸不发育 09.065

testicular artery 睾丸动脉 02.022

testicular atrophy 睾丸萎缩 09.093

testicular biopsy 睾丸活检术 23.051

testicular carcinoid 睾丸类癌 09.143

testicular choriocarcinoma 睾丸绒毛膜癌 09.123

testicular contusion 睾丸挫伤 09.087

testicular cord *睾丸索 04.016

testicular deformity 睾丸畸形 09.063

testicular descent 睾丸下降 04.024

testicular detorsion 睾丸扭转复位术 23.090

testicular development 睾丸发生 04.015

testicular dislocation 睾丸脱位 09.089

testicular dysgenesis 睾丸发育不全 09.064

testicular ectopia *睾丸异位 09.080

testicular embryonal carcinoma 睾丸胚胎[性]癌 09.118

testicular exstrophy *睾丸外翻 09.003

testicular feminization syndrome *睾丸女性化综合征 12.023

testicular fibrosis 睾丸纤维化 09.094

testicular fibrothecoma 睾丸卵泡膜纤维瘤 09.136

testicular fracture 睾丸破裂 09.090

testicular germ cell tumor 睾丸生殖细胞肿瘤 09.115

testicular gonadoblastoma 睾丸性腺母细胞瘤 09.137

testicular hematoma 睾丸血肿 09.088

testicular hydrocele 睾丸鞘膜积液 09.056

testicular hypoplasia 睾丸发育不良 09.068

testicular injury 睾丸损伤 09.085

testicular lymphoma 睾丸淋巴瘤 09.144

testicular malakoplakia 睾丸软斑 09.106

testicular malformation 睾丸畸形 09.063

testicular microlithiasis 睾丸微石症 09.146

testicular necrosis 睾丸坏死 09.092

testicular pain 睾丸疼痛 07.008

testicular pain syndrome 睾丸疼痛综合征 09.151

testicular plexus 睾丸丛 02.025

testicular regression syndrome 睾丸退化综合征 12.016

testicular reticulum fluid 睾网液 06.039

testicular rupture 睾丸破裂 09.090

testicular sperm aspiration [经皮]睾丸精子抽吸术 23.071

testicular sperm extraction 睾丸取精术 23.072

testicular syphilis 睾丸梅毒 22.005

testicular teratoma 睾丸畸胎瘤 09.124

testicular teratoma with somatic-type malignancy 睾丸畸胎瘤伴体细胞型恶性肿瘤 09.127

testicular torsion *睾丸扭转 09.226

testicular trauma 睾丸创伤 09.086

testicular tuberculosis 睾丸结核 09.103

testicular tumor 睾丸肿瘤 09.114

testicular tumor of ovarian epithelial type 睾丸卵巢上皮型肿瘤 09.138

testicular vein 睾丸静脉 02.024

testicular volume 睾丸体积 07.032

testis 睾丸 02.007

testis biopsy 睾丸活检术 23.051

testosterone 睾酮 05.039

testosterone deficiency 睾酮缺乏症 13.013

testosterone therapy 睾酮疗法 13.044

tetraploid 四倍体 03.024

TFS *睾丸女性化综合征 12.023

thawing of frozen semen 冷冻精液解冻 16.021

thelarche 乳房初发育 04.063

thermal burn of penis 阴茎热烧伤 08.043

thermal burn of scrotum 阴囊热烧伤 09.019

ThuLEP 经尿道铥激光前列腺剜除术 23.109

ThuLRP 经尿道铥激光前列腺切除术 23.108

thyroid-stimulating hormone 促甲状腺[激]素 05.032

thyrotropin-releasing hormone 促甲状腺素释放激素 05.015

tiny Y chromosome 小Y染色体 03.015

topical anesthesia 表面麻醉 20.065

torsion of appendix epididymis 附睾附件扭转 09.190

torsion of appendix testis 睾丸附件扭转 09.150

torsion of spermatic cord 精索扭转 09.226

torsion of testis *睾丸扭转 09.226

total number of progressively motile spermatozoa 前向运动精子总数 07.079

total number of spermatozoa 精子总数 07.074

total penectomy 阴茎全切除术 23.027

total prostate-specific antigen 总前列腺特异性抗原 07.047

total scrotectomy 阴囊全切除术 23.043

total sperm number 精子总数 07.074

t-PSA 总前列腺特异性抗原 07.047

trait 性状 03.079

transabdominal phase of testicular descent 睾丸经腹腔下降[阶段] 04.025

transgender person 跨性别者 19.004

transgender surgery *性别转换术 23.146

transillumination test of scrotum 阴囊透光试验 07.036

transplantation of testis 睾丸移植术 23.057

transrectal ultrasonography 经直肠超声检查 07.121

transrectal ultrasound-guided aspiration of seminal vesicle 经直肠超声引导精囊抽吸术 23.124

transrectal ultrasound-guided biopsy of seminal vesicle 经直肠超声引导精囊活检术 23.123

transsexualism 易性症，*易性癖 19.003

transsexuality 易性症，*易性癖 19.003

transurethral balloon dilation of prostate 经尿道前列腺球囊扩张术 23.117

transurethral holmium laser enucleation of prostate 经尿道钬激光前列腺剜除术 23.106

transurethral holmium laser resection of prostate 经尿道钬激光前列腺切除术 23.105

transurethral incision of prostate 经尿道前列腺切开术 23.099

transurethral plasma kinetic enucleation of prostate 经尿道等离子前列腺剜除术 23.104

transurethral plasma kinetic prostatectomy 经尿道等离子前列腺切除术 23.103

transurethral resection of ejaculatory duct 经尿道射精管切开术 23.137

transurethral resection of prostate 经尿道前列腺切除术 23.100

transurethral resection syndrome 经尿道电切综合征 23.101

transurethral thulium laser enucleation of prostate 经尿道铥激光前列腺剜除术 23.109

transurethral thulium laser resection of prostate 经尿道铥激光前列腺切除术 23.108

transurethral unroofing of seminal vesicle cyst 经尿道精囊囊肿去顶术 23.129

transurethral vaporization of prostate 经尿道前列腺汽化术 23.102

transvaginal ultrasonography 经阴道超声检查 07.122

transversal ectopic testis 横过异位睾丸 09.083

transvestism 异装症，*异装癖 19.009

trapped penis 束缚阴茎 08.016

trauma of seminal vesicle 精囊创伤 11.003

trauma of spermatic cord 精索创伤 09.223

traumatic avulsion of penile skin 阴茎皮肤撕脱伤 08.035

traumatic ED 创伤性勃起功能障碍 20.011

traumatic erectile dysfunction 创伤性勃起功能障碍 20.011

*Treponema pallidum* *苍白密螺旋体 22.003

TRH 促甲状腺素释放激素 05.015

trichomonal balanitis 滴虫性阴茎头炎 08.060

trichomonal prostatitis 滴虫性前列腺炎 10.022

triploid 三倍体 03.021

trisome 三体 03.032

trisomy 三体性 03.033

trisomy 13 syndrome 13三体综合征 03.054

trisomy 18 syndrome 18三体综合征 03.053

trisomy 21 syndrome 21三体综合征 03.052

trophoblastic tumor of testis 睾丸滋养细胞肿瘤 09.122

true hermaphroditism *真两性畸形 12.010

true hermaphroditism *真两性畸形 12.017

true hermaphroditism *真两性畸形 12.034

TRUS 经直肠超声检查 07.121

TSH 促甲状腺[激]素 05.032

tuberculosis of ductus deferens 输精管结核 09.206

tuberculosis of epididymis 附睾结核 09.168

tuberculosis of seminal vesicle 精囊结核 11.006

tuberculosis of testis 睾丸结核 09.103

tuberculosis of vas deferens 输精管结核 09.206

tuberculous epididymitis *结核性附睾炎 09.168

tuberculous prostatitis 结核性前列腺炎 10.019

tuberculous sinus tract of scrotum 阴囊结核性窦道 09.025

TUDP 经尿道前列腺球囊扩张术 23.117

TUIP 经尿道前列腺切开术 23.099

TUKEP 经尿道等离子前列腺剜除术 23.104

tumescence phase of penis 阴茎胀大期 18.031

tumor of epididymis 附睾肿瘤 09.180

tumor of penis 阴茎肿瘤 08.067

tumor of rete testis 睾丸网肿瘤 09.139

tumor of scrotum 阴囊肿瘤 09.029

tumor of seminal vesicle 精囊肿瘤 11.015

tumor of spermatic cord 精索肿瘤 09.232

tumor of testis 睾丸肿瘤 09.114

tumor of vas deferens 输精管肿瘤 09.211

TUNEL assay 原位末端转移酶标记法，*TUNEL检测 07.102

tunica albuginea [睾丸]白膜 02.008

tunica vaginalis of testis 睾丸鞘膜 02.106

TUPKP 经尿道等离子前列腺切除术 23.103

TURED 经尿道射精管切开术 23.137

Turner syndrome 特纳综合征，*先天性卵巢发育不全 12.007

TURP 经尿道前列腺切除术 23.100

TURS 经尿道电切综合征 23.101
TUVP 经尿道前列腺汽化术 23.102

type B spermatogonium B型精原细胞 06.021
TZI 畸形精子指数 07.089

# U

ultrasonography of spermatic vein 精索静脉超声检查 09.220

ultrasound-estimated bladder weight 膀胱重量超声评估 10.047

ultrasound-guided prostate needle biopsy 超声引导下前列腺穿刺活检术 23.093

undescended testis *睾丸未降 09.073

undifferentiated gonad 未分化性腺 04.007

unexplained male infertility 原因不明性男性不育 14.006

unsafe sex action 不安全性行为 17.031

urethral artery 尿道动脉 02.083

urethral bulbar artery 尿道球动脉 02.082

urethral bulbar vein 尿道球静脉 02.090

urethral crest 尿道嵴 02.135

urethral discharge 尿道分泌物 07.027

urethral gland 尿道腺 02.130

urethremorrhage 尿道出血 07.029

urethrorrhagia 尿道出血 07.029

urethrovaginal sphincter 尿道阴道括约肌 02.147

urinary retention 尿潴留 07.024

urodynamics study 尿[流]动力学检查 10.040

uroflowmetry 尿流率测定 10.041

urofollitropin 尿促卵泡素 13.043

urogenital diaphragm 尿生殖膈 02.160

urogenital fold 尿生殖褶 04.041

urogenital groove 尿生殖沟 04.042

urogenital region 尿生殖区 02.159

urogenital sinus 尿生殖窦 04.039

urogenital triangle *尿生殖三角 02.159

urothelial carcinoma of prostate 前列腺尿路上皮癌 10.071

uterine tube 输卵管 02.141

uterus 子宫 02.142

# V

vacuum erection device 真空勃起装置 20.042

vagina 阴道 02.143

vaginal cavity 鞘膜腔 02.107

vaginale ligament *鞘韧带 02.123

vaginal fornix 阴道穹 02.146

vaginal intercourse 阴道[性]交 17.026

vaginal orifice 阴道口 02.144

vaginal process [腹膜]鞘突 02.122

vaginal vestibule 阴道前庭 02.153

vaginismus 阴道痉挛 21.004

Valsalva maneuver 瓦尔萨尔瓦动作 07.034

variable premature ejaculation 变异性早泄 20.051

varicocele 精索静脉曲张 09.212

varicocele embolization 精索静脉曲张栓塞术 23.088

varicocele repair 精索静脉曲张修复术 23.084

vasal sterilization 输精管绝育术 23.076

vascular erectile dysfunction 血管性勃起功能障碍 20.006

vasculogenic ED 血管性勃起功能障碍 20.006

vasculogenic erectile dysfunction 血管性勃起功能障碍 20.006

vas deferens 输精管 02.030

vas deferens ectopic 异位输精管 09.200

vas deferens hypoplasia 输精管发育不全 09.198

vas deferens obstruction 输精管梗阻 09.207

vas deferens puncture 输精管穿刺术 23.075

vas deferens trauma 输精管创伤 09.202

vasectomy 输精管结扎术 23.078

vasectomy reversal *输精管复通术 23.080

vasitis 输精管炎 09.204

vasitis nodosa 结节性输精管炎 09.205

vasoactive intestinal peptide 血管活性肠肽 18.024

vas occlusion 输精管栓堵术 23.077

vasography 输精管造影 09.209

vasopressin *[血管]加压素 05.035

vaso-seminal vesiculography 输精管精囊造影 09.210

vasovasostomy 输精管吻合术 23.080

venogenic ED 静脉性勃起功能障碍 20.008

venogenic erectile dysfunction 静脉性勃起功能障碍 20.008

venous drainage of penis 阴茎静脉回流 02.084

venous drainage of scrotum 阴囊静脉回流 02.111

verumontanum 精阜 02.136

vestibular bulb 前庭球 02.158

vestige of vaginal process 鞘突剩件 02.123

vibrator therapy 振动器治疗 21.010

VIP 血管活性肠肽 18.024

viral epididymitis 病毒性附睾炎 09.171

viral orchitis 病毒性睾丸炎 09.099

virilism 女性男性化 12.003

virilization 女性男性化 12.003

vitrification 玻璃化 16.018

vitrification cryopreservation 玻璃化冷冻保存 16.017

voiding diary 排尿日记 10.038

voiding frequency volume charts 排尿频率–容量表 10.039

voiding symptom 排尿期症状 07.021

voyeurism 窥阴症，*窥阴癖 19.011

vulvae *女外阴 02.149

# W

watchful waiting of benign prostatic hyperplasia 前列腺增生观察等待 10.049

watchful waiting of prostate cancer 前列腺癌等待观察 10.116

webbed penis 蹼状阴茎 08.017

Wolffian duct *沃尔夫管 04.034

# X

xanthogranulomatous orchitis 黄色肉芽肿性睾丸炎 09.105

X chromatin X染色质，*X小体 03.004

X chromosome X染色体 03.010

X-chromosome inactivation X染色体失活 03.134

XD X连锁显性遗传 03.107

X-linked dominant disorder X连锁显性遗传病 03.108

X-linked dominant inheritance X连锁显性遗传 03.107

X-linked recessive disorder X连锁隐性遗传病 03.110

X-linked recessive inheritance X连锁隐性遗传 03.109

XR X连锁隐性遗传 03.109

46, XX disorder of sex development 46, XX型性发育异常 12.031

46, XX gonadal dysgenesis 46, XX性腺发育不全 12.032

46, XX male syndrome *46, XX男性综合征 12.033

46, XX ovotesticular disorder of sex development 46, XX卵睾型性发育异常 12.034

46, XX sex reversal *46, XX性反转 12.033

46, XX testicular disorder of sex development 46, XX睾丸型性发育异常 12.033

46, XY complete gonadal dysgenesis 46, XY完全型性腺发育不全 12.014

46, XY disorder of sex development 46, XY型性发育异常 12.011

46, XY gonadal dysgenesis 46, XY性腺发育不全 12.013

46, XY ovotesticular disorder of sex development 46, XY卵睾型性发育异常 12.017

46, XY partial gonadal dysgenesis 46, XY部分型性腺发育不全 12.015

46, XY sex reversal *46, XY性反转 12.014

XYY syndrome XYY综合征 03.057

# Y

Y chromatin　Y染色质　03.005

Y chromosome　Y染色体　03.011

Y chromosome microdeletion　Y染色体微缺失　03.113

Y chromosome microdeletion test　Y染色体微缺失检测　07.045

Y-linked disorder　Y连锁遗传病　03.112

Y-linked inheritance　Y连锁遗传　03.111

yolk sac tumor of testis　睾丸卵黄囊瘤　09.119

Young syndrome　扬氏综合征　09.179

# Z

Zinner syndrome　津纳综合征　11.012

zipper injury of penis skin　阴茎皮肤拉链伤　08.034

zona reaction　透明带反应　06.048

Zoon balanitis　*佐恩阴茎头炎　08.061

zoophilia　恋兽癖　19.018

zygonema　偶线期　06.008

zygotene　偶线期　06.008

# 汉 英 索 引

## A

阿米巴性阴茎头炎　amoebic balanitis　08.059

*艾滋病　acquired immunodeficiency syndrome，AIDS　22.029

*爱德华兹综合征　Edwards syndrome　03.053

*安全期避孕法　natural family planning，NFP　15.011

安全性行为　safe sex action　17.030

胺碘酮诱导性附睾炎　amiodarone-induced epididymitis　09.177

*暗A型精原细胞　dark type A spermatogonium　06.019

## B

*巴克筋膜　Buck fascia　02.063

*巴氏腺　Bartholin's gland　02.148

白蛋白结合［型］睾酮　albumin-bound testosterone　05.046

白细胞精液症　leukocytospermia　14.028

半合子　hemizygote　03.078

半硬性阴茎假体　semirigid penile prosthesis　23.144

包茎　phimosis　08.003

包皮垢　smegma　02.057

包皮过长　redundant prepuce　08.002

包皮环切术　circumcision　23.003

包皮结石　preputial calculus　08.007

包皮口　preputial ostium　02.058

包皮淋巴水肿　preputial lymphedema　08.090

包皮嵌顿　paraphimosis　08.006

包皮嵌顿手法复位术　manual reduction for paraphimosis　23.001

包皮切开术　prepucotomy　23.002

包皮水肿　preputial edema　08.089

包皮系带　frenulum of prepuce　02.059

包皮系带成形术　frenuloplasty of prepuce，preputial frenuloplasty　23.008

包皮系带短缩　shortening of frenulum prepuce　08.008

包皮腺　preputial gland　02.056

包皮腺囊肿　preputial gland cyst　08.098

包皮血管神经性水肿　preputial angioneurotic edema　08.091

包皮血肿　hematoma of foreskin　08.028

包皮潴留囊肿　preputial retention cyst　08.097

保留尿道前列腺切除术　prostatectomy with preservation of urethra　23.098

保留神经的根治性前列腺切除术　nerve-sparing radical prostatectomy　23.113

鲍恩样丘疹病　Bowenoid papulosis　08.078

背侧静脉复合体　dorsal vein complex　02.046

背侧切开包皮环切术　dorsal slit circumcision　23.004

逼尿肌过度活动　detrusor overactivity　10.044

逼尿肌活动低下　detrusor underactivity　10.045

*闭合性阴囊损伤　closed scrotal injury　09.009

避孕　contraception　15.004

避孕套　condom　15.009

避孕行为　contraception behavior　15.005

避孕疫苗　contraceptive vaccine　15.016

编码区　coding region　03.061

*变性手术　sex reassignment surgery，SRS　23.146

变异性早泄　variable premature ejaculation　20.051

表观遗传　epigenetic inheritance　03.129

表面麻醉　topical anesthesia　20.065

表型　phenotype　03.073

病毒性附睾炎　viral epididymitis　09.171

病毒性睾丸炎　viral orchitis　09.099

玻璃化　vitrification　16.018

玻璃化冷冻保存　vitrification cryopreservation　16.017

勃起功能障碍　erectile dysfunction，ED　20.004

勃起神经递质　erection neurotransmitter　18.020

勃起硬度评分　erection hardness score，EHS　20.017

勃起中枢　erection center　18.017

勃起组织　erectile tissue　18.015

不安全性行为　unsafe sex action　17.031

不射精［症］　anejaculation　20.069

布鲁氏菌性附睾炎　brucella epididymitis　09.170

布鲁氏菌性睾丸炎　brucella orchitis　09.104

*布施克－勒文施泰因瘤　Buschke-Löwenstein tumor　08.077

部分型雄激素不敏感综合征　partial androgen insensitivity syndrome，PAIS　12.024

5p部分单体综合征　partial monosomy 5p syndrome　03.055

46，XY部分型性腺发育不全　46，XY partial gonadal dysgenesis　12.015

# C

残余尿量　postvoid residual urine，PVR　07.023

*苍白密螺旋体　*Treponema pallidum*　22.003

长襻输精管　long loop vas deferens　09.201

常染色体　autosome　03.007

常染色体病　autosomal chromosome disorder，autosomal disease　03.051

常染色体显性遗传　autosomal dominant inheritance，AD　03.103

常染色体显性遗传病　autosomal dominant disorder　03.104

常染色体隐性遗传　autosomal recessive inheritance，AR　03.105

常染色体隐性遗传病　autosomal recessive disorder　03.106

常染色质　euchromatin　03.002

超二倍体　hyperdiploid　03.031

超声引导下前列腺穿刺活检术　ultrasound-guided prostate needle biopsy　23.093

*超雄综合征　supermale syndrome　03.057

*沉默突变　silent mutation　03.086

晨间勃起　morning erection　18.036

迟发性性腺功能减退［症］　late-onset hypogonadism，LOH　13.027

*持续性米勒管综合征　persistent Müllerian duct syndrome　12.030

耻骨前列腺韧带　puboprostatic ligament　02.042

耻骨上前列腺切除术　suprapubic prostatectomy　23.097

重复输精管　duplication of vas deferens，duplicated vas deferens　09.199

*重复阴茎　penile duplication，duplication of penis　08.010

初级精母细胞　primary spermatocyte　06.023

初级性索　primary sex cord　04.009

储尿期症状　storage symptom　07.020

处女膜　hymen　02.145

创伤性勃起功能障碍　traumatic erectile dysfunction，traumatic ED　20.011

垂体　hypophysis，pituitary gland　05.003

垂体促性腺激素　pituitary gonadotropin　05.023

垂体功能减退症　hypopituitarism　13.029

垂体激素　pituitary hormone　05.022

垂体激素释放激素　pituitary hormone-releasing hormone　05.010

垂体激素释放抑制激素　pituitary hormone release inhibiting hormone　05.018

垂体门脉系统　hypophyseal portal system　05.005

*垂体兴奋试验　pituitary stimulating test　13.033

纯合子　homozygote　03.074

磁共振成像靶向活检术　MRI-targeted biopsy　23.094

磁共振成像－超声融合活检术　MRI-ultrasound fusion biopsy technique　23.095

雌二醇　estradiol　05.052

雌激素受体　estrogen receptor，ER　05.053

次级精母细胞　secondary spermatocyte　06.024

次级性索　secondary sex cord　04.018

粗线期　pachytene，pachynema　06.009

促黑素细胞激素　melanocyte stimulating hormone，MSH　05.034

促黑素细胞激素释放抑制因子　melanocyte stimulating hormone release inhibiting factor　05.021

促黑素细胞激素释放因子　melanocyte stimulating hormone releasing factor　05.017

促甲状腺[激]素 thyroid-stimulating hormone, TSH 05.032

促甲状腺素释放激素 thyrotropin-releasing hormone, TRH 05.015

*促卵泡激素 follicle stimulating hormone, FSH 05.026

促肾上腺皮质激素 adrenocorticotropic hormone, ACTH 05.033

促肾上腺皮质激素释放激素 corticotropin-releasing hormone, CRH 05.016

*促性腺激素非依赖性性早熟 gonadotrophin independent precocious puberty, GIPP 13.007

促性腺激素释放激素 gonadotropin-releasing hormone, GnRH 05.011

促性腺激素释放激素激动剂 gonadotropin-releasing hormone agonist, GnRH agonist 13.038

促性腺激素释放激素拮抗剂 gonadotropin-releasing hormone antagonist, GnRH antagonist 13.039

促性腺激素释放激素类似物 gonadotropin-releasing hormone analogue, GnRH analogue 13.037

促性腺激素释放激素受体 gonadotropin-releasing hormone receptor, GnRH receptor 05.012

促性腺激素释放激素兴奋试验 gonadotropin-releasing hormone stimulation test, GnRH stimulation test 13.033

*促性腺激素依赖性性早熟 gonadotrophin dependent precocious puberty, GDPP 13.004

促性腺激素治疗 gonadotropin therapy 13.040

*催产素 oxytocin 05.036

催乳素 prolactin, PRL 05.030

催乳素释放激素 prolactin-releasing hormone 05.014

催乳素释放抑制激素 prolactin release inhibiting hormone 05.020

*催乳素释放抑制因子 prolactin release inhibiting factor 05.020

*催乳素释放因子 prolactin-releasing factor 05.014

催乳素受体 prolactin receptor, PRLR 05.031

脆性X[染色体]综合征 fragile X syndrome 03.058

错义突变 missense mutation 03.087

# D

达泊西汀 dapoxetine 20.067

大脑性功能相关中枢 brain center involved in sexual function 18.018

大Y染色体 large Y chromosome 03.014

大头精子症 macrozoospermia 14.014

大阴唇 labium majus, labia majora, greater lip of pudendum 02.151

代偿型性腺功能减退[症] compensated form of hypogonadism 13.028

单倍体 haploid 03.017

单纯疱疹病毒 herpes simplex virus, HSV 22.026

单睾症 monorchidism 09.071

单核苷酸多态性 single nucleotide polymorphism, SNP 03.094

*单基因病 monogenic disorder 03.102

单基因遗传 monogenic inheritance, single gene inheritance 03.097

单基因遗传病 monogenic disorder 03.102

*单精入卵 monospermy 06.049

单精受精 monospermy 06.049

单体 monosome 03.029

单体性 monosomy 03.030

等臂染色体 isochromosome 03.039

等位基因 allele 03.070

低促性腺激素性性腺功能减退症 hypogonadotropic hypogonadism 13.017

低负荷转移性前列腺癌 low-volume disease metastatic prostate cancer 10.102

低级别前列腺上皮内瘤 low-grade prostatic intraepithelial neoplasia 10.065

*低流量型阴茎异常勃起 low-flow priapism 08.101

*低能量体外冲击波治疗 low-energy extracorporeal shock wave therapy 20.043

低强度脉冲式超声波治疗 low-intensity pulsed ultrasound shockwave therapy, LI-PUS 20.044

低强度体外冲击波治疗 low-intensity extracorporeal shockwave therapy, LI-ESWT 20.043

低渗肿胀试验 hypoosmotic swelling test, HOST 07.084

低危型前列腺癌 low-risk prostate cancer 10.095

*低温损伤 cryoinjury 16.008

滴虫性前列腺炎 trichomonal prostatitis 10.022

滴虫性阴茎头炎　trichomonal balanitis　08.060
第二性征　secondary sex characteristic　04.057
第一性征　primary sex characteristic　04.056
点突变　point mutation　03.085
电刺激取精术　electroejaculation　20.070
顶体反应　acrosome reaction　06.047
顶体酶　acrosomal enzyme, acrosin　06.030
动脉-海绵体腔内瘘　arteriocavernosal fistula　08.103
动脉性勃起功能障碍　arteriogenic erectile dysfunction, arteriogenic ED　20.007
动脉阻力指数　artery resistance index, artery RI　20.031
动态灌注阴茎海绵体测压造影术　dynamic infusion cavernosometry and cavernosography　20.033

动态突变　dynamic mutation　03.092
动-停疗法　start-stop technique　20.063
窦结节　sinus tubercle　04.037
杜克雷嗜血杆菌　*Haemophilus ducreyi*　22.028
*断头精子症　acephalic spermatozoa　14.015
多巴胺　dopamine　18.046
多巴胺受体激动剂　dopamine receptor agonist　14.040
多倍体　polyploidy　03.025
多睾症　polyorchidism　09.072
多基因遗传　polygenic inheritance　03.115
多基因遗传病　polygenic disorder　03.119
*多精入卵　polyspermy　06.050
多精受精　polyspermy　06.050

# E

恶性潜能未定型前列腺间质增生　prostatic stromal proliferation of uncertain malignant potential　10.083

二倍体　diploid　03.016
二期梅毒　secondary syphilis　22.012

# F

反射性勃起　reflexogenic erection　18.037
芳香化酶　aromatase　05.054
芳香化酶缺乏症　aromatase deficiency　12.038
芳香化酶抑制剂　aromatase inhibitor　14.039
非编码RNA　non-coding RNA　03.133
非编码区　non-coding region　03.064
非等位基因　non-allele　03.071
非感染性附睾炎　noninfectious epididymitis　09.176
非感染性睾丸炎　noninfectious orchitis　09.109
非梗阻性无精子症　non-obstructive azoospermia, NOA　14.025
非激素类男性避孕药　non-hormonal male contraceptives　15.015
非缺血性阴茎异常勃起　nonischemic priapism　08.102
非渗透性冷冻保护剂　nonpermeable cryoprotectant　16.013
非整倍体　aneuploidy　03.026
非转移性去势抵抗性前列腺癌　non-metastatic castration-resistant prostate cancer, nmCRPC　10.107
分离定律　law of segregation　03.099
缝合器包皮环切术　circumcision with suture device 23.007
夫精人工授精　artificial insemination by husband, AIH　14.044
氟班色林　flibanserin　21.011
*辅助生育技术　assisted reproductive technology, ART　14.042
辅助生殖技术　assisted reproductive technology, ART　14.042
父系遗传　paternal inheritance　03.127
附睾　epididymis　02.026
附睾闭锁　epididymal atresia　09.155
附睾病损切除术　excision of epididymal lesion　23.064
附睾创伤　epididymal trauma　09.158
附睾恶性肿瘤　malignant tumor of epididymis　09.186
附睾附件　appendix epididymis, appendix of epididymis　02.029
附睾附件扭转　torsion of appendix epididymis　09.190
附睾睾丸不连接　nonunion of epididymis and testis　09.154
附睾梗阻　epididymal obstruction　09.178
附睾管　epididymal duct　02.028

附睾畸形 epididymal malformation, epididymal deformity 09.152

附睾浆液性囊腺瘤 serous cystadenoma of epididymis 09.185

附睾结核 tuberculosis of epididymis, epididymal tuberculosis 09.168

附睾良性肿瘤 benign tumor of epididymis 09.181

附睾囊肿 epididymal cyst 09.156

附睾囊肿切除术 excision of epididymal cyst 23.065

附睾脓肿 abscess of epididymis 09.167

附睾平滑肌瘤 epididymal leiomyoma 09.183

附睾破裂 epididymal rupture 09.160

附睾切除术 epididymectomy 23.067

附睾缺如 absence of epididymis 09.153

附睾肉瘤 epididymal sarcoma 09.188

附睾乳头状囊腺瘤 papillary cystadenoma of epididymis 09.184

附睾疼痛综合征 epididymal pain syndrome 09.191

附睾腺癌 adenocarcinoma of epididymis 09.187

附睾腺瘤样瘤 adenomatoid tumor of epididymis 09.182

附睾血肿 epididymal hematoma, hematoma of epididymis 09.159

附睾炎 epididymitis 09.161

附睾淤积症 epididymal stasis syndrome 09.189

附睾肿瘤 epididymal tumor, tumor of epididymis 09.180

复发性精索静脉曲张 recurrent varicocele 09.219

复合杂合子 compound heterozygote 03.076

DNA复制 DNA replication 03.066

*副性征 secondary sex characteristic 04.057

富尼埃坏疽 Fournier gangrene 09.027

腹壁下动脉–阴茎背动脉吻合术 anastomosis of inferior epigastric artery to dorsal artery of penis 23.139

腹壁下动脉–阴茎背深静脉吻合术 anastomosis of inferior epigastric artery to deep dorsal vein of penis 23.138

腹股沟管隐睾 inguinal testis 09.074

腹股沟淋巴结清扫术 inguinal lymphadenectomy, ILND 23.028

腹股沟疝修补术后阴囊疼痛综合征 post-inguinal hernia repair scrotal pain syndrome 09.051

[腹膜]鞘突 vaginal process 02.122

腹内型异位睾丸 intra-abdominal ectopic testis 09.081

腹腔镜单纯前列腺切除术 laparoscopic simple prostatectomy 23.110

腹腔镜睾丸固定术 laparoscopic orchiopexy 23.056

腹腔镜睾丸切除术 laparoscopic orchiectomy 23.059

腹腔镜根治性前列腺切除术 laparoscopic radical prostatectomy 23.114

腹腔镜精囊囊肿切除术 laparoscopic excision of seminal vesicle cyst 23.130

腹腔镜精囊切除术 laparoscopic seminal vesiculectomy, laparoscopic excision of seminal vesicle 23.126

腹腔镜精索静脉高位结扎术 laparoscopic high ligation of spermatic vein 23.086

腹腔镜米勒管囊肿切除术 laparoscopic excision of Müllerian duct cyst 23.133

腹腔内隐睾 intra-abdominal testis 09.075

腹外型异位睾丸 extra-abdominal ectopic testis 09.082

腹阴囊鞘膜积液 abdominoscrotal hydrocele 09.057

# G

改良腹股沟淋巴结清扫术 modified inguinal lymphadenectomy, mILND 23.029

*HIV感染 HIV infection 22.031

感染性附睾炎 infectious epididymitis 09.165

感染性睾丸炎 infectious orchitis 09.098

*HIV感染者 HIV infector 22.032

感知觉 sensory perception 17.008

干燥闭塞性阴茎头炎 balanitis xerotica obliterans 08.062

肛交 anal intercourse, anal sex 17.028

肛门反射 anal reflex 07.039

肛门尖锐湿疣 anal condyloma acuminatum 22.024

高雌激素血症 hyperestrogenemia, hyperestrinemia 13.031

高促性腺激素性性腺功能减退症 hypergonadotropic hypogonadism 13.016

高催乳素血症 hyperprolactinemia 13.023

高负荷转移性前列腺癌 high-volume disease metastatic

prostate cancer　10.103

高级别前列腺上皮内瘤　high-grade prostatic intraepithelial neoplasia　10.066

*高流量型阴茎异常勃起　high-flow priapism　08.102

*高泌乳素血症　hyperprolactinemia　13.023

高危型前列腺癌　high-risk prostate cancer　10.097

高位腹腔内隐睾　high intra-abdominal testis　09.076

高雄激素血症　hyperandrogenism　13.030

睾提肌　cremaster muscle　02.102

睾提肌动脉　cremasteric artery　02.103

睾提肌静脉　cremasteric vein　02.104

睾酮　testosterone　05.039

睾酮疗法　testosterone therapy　13.044

睾酮缺乏症　testosterone deficiency　13.013

睾丸　testis　02.007

[睾丸]白膜　tunica albuginea　02.008

睾丸表皮样囊肿　epidermoid cyst of testis　09.142

睾丸不发育　testicular agenesis　09.065

睾丸部分切除术　partial orchiectomy　23.061

睾丸穿透伤　penetrating injury of testis，penetrating testicular trauma　09.091

睾丸创伤　testicular trauma　09.086

睾丸丛　testicular plexus　02.025

睾丸挫伤　testicular contusion　09.087

睾丸动脉　testicular artery　02.022

睾丸恶性间质细胞瘤　malignant Leydig cell tumor of testis　09.132

睾丸恶性支持细胞瘤　malignant Sertoli cell tumor of testis　09.134

睾丸发生　testicular development　04.015

睾丸发育不良　testicular hypoplasia　09.068

睾丸发育不全　testicular dysgenesis　09.064

睾丸发育障碍　disorder of testicular development　12.012

睾丸附件　appendix testis，appendix of testis　02.021

睾丸附件扭转　torsion of appendix testis　09.150

睾丸固定术　orchiopexy，orchidopexy　23.055

睾丸坏死　testicular necrosis　09.092

睾丸混合性生殖细胞瘤　mixed germ cell tumor of testis　09.129

睾丸活检术　testicular biopsy，testis biopsy　23.051

[睾丸活检]约翰逊评分　Johnson score　14.037

睾丸畸胎瘤　testicular teratoma　09.124

睾丸畸胎瘤伴体细胞型恶性肿瘤　testicular teratoma with somatic-type malignancy　09.127

睾丸畸形　testicular malformation，testicular deformity　09.063

睾丸继发性肿瘤　secondary tumor of testis　09.145

睾丸假体置入术　insertion of testicular prosthesis　23.063

睾丸间质细胞　Leydig cell　02.018

[睾丸]间质细胞发育不全　Leydig cell hypoplasia　12.029

睾丸间质细胞瘤　Leydig cell tumor of testis　09.131

睾丸结核　testicular tuberculosis，tuberculosis of testis　09.103

睾丸经腹股沟阴囊下降[阶段]　inguinoscrotal phase of testicular descent　04.029

睾丸经腹腔下降[阶段]　transabdominal phase of testicular descent　04.025

睾丸精母细胞型生殖细胞肿瘤　spermatocytic germ cell tumor of testis　09.128

睾丸静脉　testicular vein　02.024

睾丸颗粒细胞瘤　granulosa cell tumor of testis　09.135

睾丸类癌　testicular carcinoid　09.143

睾丸淋巴瘤　testicular lymphoma　09.144

睾丸卵巢上皮型肿瘤　testicular tumor of ovarian epithelial type　09.138

睾丸卵黄囊瘤　yolk sac tumor of testis　09.119

睾丸卵泡膜纤维瘤　testicular fibrothecoma，fibrothecoma of testis　09.136

睾丸梅毒　testicular syphilis　22.005

睾丸内睾酮　intratesticular testosterone　05.049

睾丸内梗阻　intratesticular obstruction　09.147

*睾丸扭转　testicular torsion，torsion of testis　09.226

睾丸扭转复位术　testicular detorsion　23.090

睾丸脓肿　testicular abscess　09.102

*睾丸女性化综合征　testicular feminization syndrome，TFS　12.023

睾丸旁肿瘤　paradidymal tumor　09.242

睾丸胚胎[性]癌　embryonal carcinoma of testis，testicular embryonal carcinoma　09.118

睾丸破裂　testicular rupture，testicular fracture　09.090

睾丸鞘膜　tunica vaginalis of testis　02.106

睾丸鞘膜活检术　biopsy of tunica vaginalis　23.045

睾丸鞘膜积液　testicular hydrocele　09.056

睾丸鞘膜积液切除术　hydrocelectomy　23.048

睾丸鞘膜开窗术　fenestration of tunica vaginalis　23.047

睾丸切除术　orchiectomy　23.058

睾丸切开活检术　open testis biopsy　23.052

# H

海绵窦内压　intra-cavernous pressure　18.016

海绵体肌电图　corpus cavernosum electromyogram, CC-EMG　20.037

核型　karyotype　03.012

核型分析　karyotype analysis, karyotyping　07.043

横过异位睾丸　transversal ectopic testis　09.083

后尿道　posterior urethra　02.132

胡桃夹现象　nutcracker phenomenon　09.215

*胡桃夹综合征　nutcracker syndrome　09.216

滑动睾丸　gliding testis　09.079

5α-还原酶　5α-reductase　05.042

5α-还原酶缺乏症　5α-reductase deficiency　12.021

5α-还原酶抑制剂　5α-reductase inhibitor　10.052

环套器包皮环切术　circumcision with ring device　23.006

环状染色体　ring chromosome　03.038

黄色肉芽肿性睾丸炎　xanthogranulomatous orchitis　09.105

黄体生成素　luteinizing hormone, LH　05.024

*黄体生成素释放激素　luteinizing hormone releasing hormone, LHRH　05.011

黄体生成素受体　luteinizing hormone receptor, LH receptor　05.025

*黄体酮　progesterone　05.055

会阴动脉　perineal artery　02.163

会阴动脉阴囊后支　posterior scrotal branch of perineal artery　02.110

*会阴及外生殖器坏死性筋膜炎　necrotizing fasciitis of perineum and external genitalia　09.027

会阴浅筋膜　superficial fascia of perineum　02.161

会阴浅隙　superficial perineal space　02.162

会阴深筋膜　deep fascia of perineum　02.165

会阴深隙　deep perineal space　02.166

会阴神经　perineal nerve　02.164

会阴神经肌支　muscular branch of perineal nerve　02.096

*会阴体　perineal body　02.167

会阴中心腱　perineal central tendon　02.167

彗星试验　comet assay　07.103

混合抗球蛋白反应试验　mixed antiglobulin reaction test　07.119

混合型性腺发育不全　mixed gonadal dysgenesis, MGD　12.009

混合性勃起功能障碍　mixed erectile dysfunction, mixed ED　20.013

*活化素　activin　05.056

获得性精囊囊肿　acquired cyst of seminal vesicle　11.014

获得性免疫缺陷综合征　acquired immunodeficiency syndrome, AIDS　22.029

获得性阴茎弯曲　acquired penile curvature　08.022

获得性隐睾　acquired cryptorchidism　09.084

# J

机器人辅助腹腔镜单纯前列腺切除术　robot-assisted laparoscopic simple prostatectomy　23.111

机器人辅助腹腔镜根治性前列腺切除术　robot-assisted laparoscopic radical prostatectomy, RALP　23.115

机器人辅助腹腔镜精囊囊肿切除术　robot-assisted laparoscopic excision of seminal vesicle cyst　23.131

机器人辅助腹腔镜精囊切除术　robot-assisted laparoscopic seminal vesiculectomy　23.127

基因　gene　03.059

SRY基因　*SRY* gene　04.004

基因表达　gene expression　03.067

基因多态性　gene polymorphism　03.093

基因突变　gene mutation　03.084

基因型　genotype　03.072

基因组　genome　03.068

基因组印记　genomic imprinting　03.135

基因座　locus　03.069

畸形精子症　teratozoospermia　14.012

畸形精子指数　teratozoospermia index, TZI　07.089

激活蛋白　activin　05.056

*激活素　activin　05.056

激素类男性避孕药　hormonal male contraceptives

15.014

吉尔伯特-德赖弗斯综合征 Gilbert-Dreyfus syndrome 12.026

急性附睾睾丸炎 acute epididymo-orchitis 09.163

急性附睾炎 acute epididymitis 09.162

急性睾丸炎 acute orchitis 09.096

急性尿潴留 acute urinary retention, acute retention of urine 07.025

*急性细菌性前列腺炎 acute bacterial prostatitis 10.012

脊髓勃起中枢 spinal erection center 18.019

脊髓射精发生器 spinal ejaculatory generator 18.043

脊髓射精中枢 spinal ejaculation center 18.041

计划生育 family planning 15.001

计划生育技术服务 technical service of family planning, family planning service 15.002

计算机辅助精子分析 computer-assisted sperm analysis, CASA 07.060

继发性包茎 secondary phimosis 08.005

继发性精索静脉曲张 secondary varicocele 09.214

继发性男性不育 secondary male infertility 14.003

*继发性性腺功能减退［症］ secondary hypogonadism 13.017

*继发性隐睾 secondary cryptorchidism 09.084

继发性早泄 secondary premature ejaculation 20.050

继发性自身免疫性睾丸炎 secondary autoimmune orchitis 09.113

寄生虫性睾丸炎 parasitic orchitis 09.108

寄生虫性精囊炎 parasitic seminal vesiculitis 11.007

家族性男性性早熟 familial male-limited precocious puberty, FMPP 13.009

DNA甲基化 DNA methylation 03.130

假常染色体区 pseudoautosomal region 03.009

尖锐湿疣 condyloma acuminatum 22.021

间歇性阴茎异常勃起 stuttering priapism, intermittent priapism 08.104

*TUNEL检测 terminal-deoxynucleotidyl transferase-mediated dUTP-biotin nick end labeling assay, TUNEL assay 07.102

减数分裂 meiosis 06.004

减数分裂Ⅰ meiosisⅠ 06.005

减数分裂Ⅱ meiosisⅡ 06.015

［减数分裂］后期Ⅰ ［meiosis］anaphaseⅠ 06.013

［减数分裂］末期Ⅰ ［meiosis］telophaseⅠ 06.014

减数分裂前期Ⅰ meiosis prophaseⅠ 06.006

［减数分裂］中期Ⅰ ［meiosis］metaphaseⅠ 06.012

浆细胞性阴茎头炎 plasma cell balanitis, balanitis plasmacellularis 08.061

降钙素基因相关肽 calcitonin gene-related peptide, CGRP 04.031

交配前行为 precopulatory behavior 18.013

交通性鞘膜积液 communicating hydrocele 09.054

焦虑自评量表 self-rating anxiety scale, SAS 20.022

节育 birth control 15.003

结构基因 structural gene 03.060

结合前列腺特异性抗原 complexed prostate-specific antigen, C-PSA 07.049

结合［型］睾酮 combined testosterone 05.043

*结核性附睾炎 tuberculous epididymitis 09.168

结核性前列腺炎 tuberculous prostatitis 10.019

结节性输精管炎 vasitis nodosa 09.205

津纳综合征 Zinner syndrome 11.012

近距离放射治疗 brachytherapy 10.120

经尿道等离子前列腺切除术 transurethral plasma kinetic prostatectomy, TUPKP 23.103

经尿道等离子前列腺剜除术 transurethral plasma kinetic enucleation of prostate, TUKEP 23.104

经尿道电切综合征 transurethral resection syndrome, TURS 23.101

经尿道铥激光前列腺切除术 transurethral thulium laser resection of prostate, ThuLRP 23.108

经尿道铥激光前列腺剜除术 transurethral thulium laser enucleation of prostate, ThuLEP 23.109

经尿道钬激光前列腺切除术 transurethral holmium laser resection of prostate, HoLRP 23.105

经尿道钬激光前列腺剜除术 transurethral holmium laser enucleation of prostate, HoLEP 23.106

经尿道精囊囊肿去顶术 transurethral unroofing of seminal vesicle cyst 23.129

经尿道前列腺汽化术 transurethral vaporization of prostate, TUVP 23.102

经尿道前列腺切除术 transurethral resection of prostate, TURP 23.100

经尿道前列腺切开术 transurethral incision of prostate, TUIP 23.099

经尿道前列腺球囊扩张术 transurethral balloon dilation of prostate, TUDP 23.117

经尿道射精管切开术 transurethral resection of ejaculatory duct, TURED 23.137

经皮附睾精子抽吸术　percutaneous epididymal sperm aspiration, PESA　23.069

经皮睾丸穿刺活检术　percutaneous testis biopsy　23.053

[经皮]睾丸精子抽吸术　testicular sperm aspiration, TESA　23.071

经皮睾丸针吸活检术　percutaneous testicular aspiration biopsy　23.054

经阴道超声检查　transvaginal ultrasonography　07.122

经直肠超声检查　transrectal ultrasonography, TRUS　07.121

经直肠超声引导精囊抽吸术　transrectal ultrasound-guided aspiration of seminal vesicle　23.124

经直肠超声引导精囊活检术　transrectal ultrasound-guided biopsy of seminal vesicle　23.123

精阜　seminal colliculus, verumontanum　02.136

精浆　seminal plasma　07.110

精浆果糖测定　measurement of seminal fructose, measurement of fructose in seminal plasma　07.115

精浆活性氧检测　seminal reactive oxygen species testing, seminal ROS testing　07.117

精浆肉碱测定　measurement of seminal carnitine, measurement of carnitine in seminal plasma　07.112

精浆生化分析　biochemical assay of seminal plasma　07.111

精浆弹性蛋白酶测定　measurement of seminal elastase, measurement of elastase in seminal plasma　07.116

精浆锌测定　measurement of seminal zinc, measurement of zinc in seminal plasma　07.114

精浆中性α-葡糖苷酶测定　measurement of seminal neutral α-glucosidase, measurement of neutral α-glucosidase in seminal plasma　07.113

精母细胞　spermatocyte　06.022

精囊创伤　trauma of seminal vesicle　11.003

精囊淀粉样变　amyloid of seminal vesicle　11.022

精囊恶性肿瘤　malignant tumor of seminal vesicle, seminal vesicle malignancy　11.018

精囊发育不全　seminal vesicle agenesia　11.001

精囊棘球蚴囊肿　hydatid cyst of seminal vesicle　11.008

精囊结核　tuberculosis of seminal vesicle, seminal vesicle tuberculosis　11.006

精囊结石　calculus of seminal vesicle　11.021

精囊镜射精管梗阻疏通术　seminal vesiculoscopic recanalization of ejaculatory duct obstruction　23.135

精囊镜术　seminal vesiculoscopy　23.134

精囊镜碎石取石术　seminal vesiculoscopic lithotripsy　23.136

精囊良性肿瘤　benign tumor of seminal vesicle　11.016

精囊囊腺瘤　cystadenoma of seminal vesicle　11.017

精囊囊肿　seminal vesicle cyst, cyst of seminal vesicle　11.010

精囊囊肿切除术　excision of seminal vesicle cyst　23.128

精囊脓肿　seminal vesicle abscess　11.005

精囊切除术　seminal vesiculectomy, excision of seminal vesicle　23.125

精囊缺如　absence of seminal vesicle　11.002

精囊萎缩　seminal vesicle atrophy　11.020

精囊[腺]　seminal vesicle　02.036

精囊血吸虫病　seminal vesicle schistosomiasis　11.009

精囊炎　seminal vesiculitis, cystospermitis　11.004

精囊肿瘤　tumor of seminal vesicle　11.015

*精曲小管　seminiferous tubule　02.012

精神分析性心理治疗　psychoanalytic psychotherapy　19.022

精神分析治疗　psychoanalytic therapy　19.023

精索　spermatic cord　02.120

精索创伤　trauma of spermatic cord　09.223

精索恶性纤维组织细胞瘤　malignant fibrous histiocytoma of spermatic cord　09.240

精索恶性肿瘤　malignant tumor of spermatic cord　09.238

精索附睾丝虫病　filariasis of funiculo-epididymis　09.230

精索继发性肿瘤　secondary tumor of spermatic cord　09.241

精索静脉　spermatic vein　02.121

精索静脉超声检查　ultrasonography of spermatic vein　09.220

精索静脉高位结扎术　high ligation of spermatic vein　23.085

精索静脉曲张　varicocele　09.212

精索静脉曲张栓塞术　varicocele embolization　23.088

精索静脉曲张修复术　varicocele repair　23.084

精索静脉造影　spermatic venography　09.221

精索离断　amputation of spermatic cord　09.225

精索良性肿瘤　benign tumor of spermatic cord　09.233

精索内筋膜　internal spermatic fascia　02.105

精索扭转 spermatic cord torsion，torsion of spermatic cord 09.226

精索平滑肌瘤 leiomyoma of spermatic cord 09.237

精索鞘膜积液 funicular hydrocele 09.055

精索鞘膜积液切除术 resection of funicular hydrocele 23.049

精索肉瘤 sarcoma of spermatic cord 09.239

*精索水囊肿 hydrocele of spermatic cord 09.055

*精索水囊肿切除术 resection of funicular hydrocele 23.049

精索损伤 injury of spermatic cord 09.222

精索外筋膜 external spermatic fascia 02.101

精索纤维瘤 fibroma of spermatic cord 09.236

精索血管黏液脂肪瘤 angiomyxolipoma of spermatic cord 09.235

精索血肿 hematoma of spermatic cord 09.224

精索炎 funiculitis 09.229

精索脂肪瘤 lipoma of spermatic cord 09.234

精索肿瘤 tumor of spermatic cord 09.232

精索阻滞 spermatic cord block 23.083

精液 semen 07.058

精液pH semen pH，ejaculate pH 07.068

精液白细胞检测 assessment of leukocytes in semen 07.093

精液参数 semen parameter 07.061

[精液]非精子细胞 semen non-sperm cell 07.091

精液分析 semen analysis 07.059

精液黏稠度 semen viscosity，ejaculate viscosity 07.069

精液凝固 semen coagulation，coagulation of semen，coagulation of ejaculate 07.062

精液气味 semen odor，ejaculate odor 07.067

精液体积 semen volume，ejaculate volume 07.066

精液外观 semen appearance，appearance of semen，appearance of ejaculate 07.065

精液液化 semen liquefaction，liquefaction of semen，liquefaction of ejaculate 07.063

精液液化延迟 delayed liquefaction of semen，delayed liquefaction of ejaculate 07.064

[精液]圆细胞 semen round cell 07.092

精原干细胞 spermatogonia stem cell，SSC，primitive spermatogonium 06.017

精原细胞 spermatogonium 06.018

精原细胞瘤 seminoma 09.117

精子 spermatozoon，sperm 06.027

精子鞭毛多发形态异常 multiple morphological abnormality of sperm flagella，MMAF 14.019

[精子]不动 immotility，IM 07.081

精子超活化 sperm hyperactivation 06.044

精子超微结构评估 assessment of sperm ultrastructure 07.109

精子成熟 sperm maturation 06.040

精子[存]活率 sperm vitality 07.082

[精子]顶体 acrosome 06.029

[精子]顶体反应检测 assay of acrosome reaction 07.094

[精子]顶体酶活性检测 acrosin activity assay 07.097

[精子]顶体完整率检测 acrosome integrity assay 07.096

[精子]顶体状态检测 acrosome status assay 07.095

精子发生 spermatogenesis 06.016

[精子]非前向运动 non-progressive motility，NP 07.080

精子非整倍体检测 sperm aneuploidy test 07.106

精子活动力 sperm motility 07.075

精子获能 sperm capacitation 06.042

精子获取率 sperm retrieval rate，SRR 23.074

精子畸形指数 sperm deformity index，SDI 07.090

精子计数 sperm count 07.072

精子简单洗涤法 sperm simple washing technique 16.004

精子聚集 aggregation of spermatozoa，sperm aggregation 07.070

[精子]快速前向运动 rapidly progressive motility 07.077

精子冷冻保存 cryopreservation of spermatozoa 16.014

精子卵子相互作用 sperm-ovum interaction 06.046

[精子]慢速前向运动 slowly progressive motility 07.078

精子密度梯度离心法 sperm density gradient centrifugation 16.006

精子囊肿 spermatocele 09.157

精子囊肿切除术 spermatocelectomy 23.066

精子凝集 agglutination of spermatozoa，sperm agglutination 07.071

精子浓度 sperm concentration 07.073

[精子]前向运动 progressive motility，PR 07.076

精子趋化 sperm chemotaxis 06.043

精子染色体畸变率 rate of sperm chromosomal aberration 07.107

精子染色质结构分析法 sperm chromatin structure

assay，SCSA 07.100

精子染色质扩散法 sperm chromatin dispersion assay，SCD 07.101

精子染色质评估 assessment of sperm chromatin 07.105

精子肉芽肿 sperm granuloma 09.203

精子上游法 sperm swim-up technique 16.005

精子释放 spermiation 06.038

精子DNA碎片 sperm DNA fragmentation，SDF 07.098

精子DNA碎片检测 sperm DNA fragmentation testing 07.099

*精子DNA碎片率 sperm DNA fragmentation index，sperm DFI 07.104

精子DNA碎片指数 sperm DNA fragmentation index，sperm DFI 07.104

精子头 sperm head 06.028

精子尾 sperm tail 06.031

精子尾颈段 neck of sperm tail 06.032

*精子尾连接段 neck of sperm tail 06.032

精子尾末段 end piece of sperm tail 06.035

精子尾中段 middle piece of sperm tail 06.033

精子尾主段 principal piece of sperm tail 06.034

精子细胞 spermatid 06.025

精子线粒体DNA检测 assessment of sperm mitochondrial DNA 07.108

精子形成 spermiogenesis 06.026

精子形态 sperm morphology 07.085

精子形态学评估 assessment of sperm morphology，sperm morphology assessment 07.086

精子优选 sperm optimization，sperm selection 16.003

精子转运 sperm transport 06.041

精子总数 total sperm number，total number of spermatozoa 07.074

静脉性勃起功能障碍 venogenic erectile dysfunction，venogenic ED 20.008

局部进展性前列腺癌 locally advanced prostate cancer 10.098

局部生精灶 local spermatogenic foci，focal area of spermatogenesis 14.027

局限性前列腺癌 localized prostate cancer 10.094

局灶生精 focal spermatogenesis 14.026

巨大［型］尖锐湿疣 giant condyloma acuminatum 08.077

巨精囊 seminal megavesicle 11.013

巨阴茎 macropenis，megalopenis 08.012

# K

*卡尔曼综合征 Kallmann syndrome 13.019

凯格尔运动 Kegel exercise 21.009

凯拉增生性红斑 erythroplasia of Queyrat 08.081

抗精子抗体 anti-sperm antibody 07.118

抗精子疫苗 antisperm vaccine 15.017

抗利尿激素 antidiuretic hormone，ADH 05.035

抗米勒管激素 anti-Müllerian hormone，AMH 04.028

抗雄激素撤退综合征 antiandrogen withdrawal syndrome 10.126

*抗雄激素类药 antiandrogens 10.124

抗氧化剂 antioxidant 14.041

*抗中肾旁管激素 antiparamesonephric hormone，APH 04.028

拷贝数变异 copy number variation，CNV 03.095

*科利斯筋膜 Colles fascia 02.161

可回缩睾丸 retractile testis 09.078

可膨胀性阴茎假体 inflatable penile prosthesis 23.143

*可塑性阴茎假体 malleable penile prosthesis 23.144

克兰费尔特综合征 Klinefelter syndrome 12.008

口交 oral intercourse，oral sex 17.027

跨性别者 transgender person 19.004

快速冷冻 rapid freezing 16.015

快速冷冻损伤 cryoinjury of rapid freezing 16.009

*窥阴癖 voyeurism 19.011

窥阴症 voyeurism 19.011

# L

赖芬斯坦综合征 Reifenstein syndrome 12.025

类固醇激素合成急性调节蛋白 steroi-dogenic acute

regulatory protein，StAR 05.038

类固醇激素合成急性调节蛋白缺乏症 steroidogenic acute regulatory protein deficiency，StAR deficiency 12.020

冷冻保护剂 cryoprotectant 16.011

冷冻精液解冻 thawing of frozen semen 16.021

冷冻损伤 cryodamage 16.008

连锁定律 law of linkage 03.101

X连锁显性遗传 X-linked dominant inheritance，XD 03.107

X连锁显性遗传病 X-linked dominant disorder 03.108

Y连锁遗传 Y-linked inheritance 03.111

Y连锁遗传病 Y-linked disorder 03.112

X连锁隐性遗传 X-linked recessive inheritance，XR 03.109

X连锁隐性遗传病 X-linked recessive disorder 03.110

恋尸癖 necrophilia 19.017

恋兽癖 zoophilia 19.018

*恋童癖 pedophilia 19.013

恋童症 pedophilia 19.013

*恋物癖 fetishism 19.008

*恋物性异装症 fetishistic transvestism 19.009

恋物症 fetishism 19.008

良性前列腺梗阻 benign prostatic obstruction，BPO 10.034

良性前列腺增生 benign prostatic hyperplasia，BPH 10.029

*两性畸形 hermaphroditism 12.001

*亮A型精原细胞 pale type A spermatogonium 06.020

临床型精索静脉曲张 clinical varicocele 09.218

淋病 gonorrhea 22.014

淋病奈瑟球菌 Neisseria gonorrhoeae 22.015

*淋球菌 Neisseria gonorrhoeae 22.015

淋球菌性附睾炎 gonococcal epididymitis 09.169

淋球菌性尿道炎 gonococcal urethritis 22.016

淋球菌性前列腺炎 gonococcal prostatitis 10.020

*露阴癖 exhibitionism 19.010

露阴症 exhibitionism 19.010

颅侧悬韧带 cranial suspensory ligament 04.021

鲁布斯综合征 Lubs syndrome 12.028

卵胞质内单精子注射 intracytoplasmic sperm injection，ICSI 14.048

卵巢 ovary 02.140

卵巢发生 ovarian development 04.017

卵巢下降 ovarian descent 04.032

卵睾 ovotestis 12.005

46, XY卵睾型性发育异常 46, XY ovotesticular disorder of sex development 12.017

46, XX卵睾型性发育异常 46, XX ovotesticular disorder of sex development 12.034

卵泡刺激素 follicle stimulating hormone，FSH 05.026

卵泡刺激素受体 follicle stimulating hormone receptor，FSH receptor 05.027

卵原细胞 oogonium 04.013

罗伯逊易位 Robertsonian translocation 03.046

罗斯沃特综合征 Rosewater syndrome 12.027

螺旋动脉 helicine artery 02.079

# M

*马迪根式前列腺切除术 Madigan prostatectomy 23.098

埋藏阴茎 buried penis 08.014

*麦丘恩-奥尔布赖特综合征 McCune-Albright syndrome，MAS 13.008

脉冲式促性腺激素释放激素治疗 pulsatile gonadotropin-releasing hormone therapy，pulsatile GnRH therapy 13.035

蔓状静脉丛 pampiniform plexus 02.023

慢速冷冻 slow freezing 16.016

慢速冷冻损伤 cryoinjury of slow freezing 16.010

慢性附睾炎 chronic epididymitis 09.164

慢性睾丸炎 chronic orchitis 09.097

慢性尿潴留 chronic urinary retention，chronic retention of urine 07.026

*慢性前列腺炎/慢性盆腔疼痛综合征 chronic prostatitis/chronic pelvic pain syndrome，CP/CPPS 10.015

慢性前列腺炎症状指数 chronic prostatitis symptom index，CPSI 10.027

*慢性细菌性前列腺炎 chronic bacterial prostatitis 10.014

*猫叫综合征 cri du chat syndrome 03.055

梅毒　syphilis　22.002

梅毒螺旋体　*Microspironema pallidum*　22.003

梅亚雷斯-斯塔米四杯试验　Meares-Stamey 4-glass test　07.056

*孟德尔第二定律　Mendel's second law　03.100

*孟德尔第一定律　Mendel's first law　03.099

*梦交　sexual activity in dream　17.013

米勒管　Müllerian duct　04.036

米勒管囊肿　Müllerian duct cyst　10.006

米勒管囊肿切除术　excision of Müllerian duct cyst　23.132

米勒管抑制物质　Müllerian inhibition substance，MIS　04.028

米勒管永存综合征　persistent Müllerian duct syndrome 12.030

*米勒结节　Müllerian tubercle　04.037

泌精期　emission phase of ejaculation　18.049

泌精中枢　secretory center of ejaculatory　18.042

*泌乳素　prolactin，PRL　05.030

免疫球蛋白G4相关前列腺炎　IgG4 prostatitis　10.026

免疫性男性不育　immunological male infertility　14.004

免疫珠试验　immunobead test　07.120

明尼苏达多相人格调查表　Minnesota multiphasic personality inventory，MMPI　20.019

*摩擦癖　frotteurism　19.012

摩擦症　frotteurism　19.012

*母体遗传　maternal inheritance　03.126

母系遗传　maternal inheritance　03.126

## N

男科学　andrology　01.005

男同性恋　male homosexuality　17.019

男同性恋者　gay　17.020

男性避孕　male contraception　15.006

*男性避孕药　male contraceptive　15.013

男性不育[症]　male infertility　14.001

*男性更年期　andropause　13.027

*男性假两性畸形　male pseudohermaphroditism　12.011

男性内生殖器　male internal genitalia　02.006

男性尿道　male urethra　02.125

男性尿道[外]口　male urinary meatus，male external urethral orifice　02.127

男性女性化　feminization　12.004

男性乳房发育　gynecomastia　13.010

男性生育力保存　male fertility preservation　16.002

男性生殖系统　male genital system，male reproductive system　02.005

男性外生殖器　male external genitalia　02.049

男性性功能障碍　male sexual dysfunction　18.053

男性性健康问卷　male sexual health questionnaire，MSHQ　20.018

男性性腺功能减退[症]　male hypo-gonadism　13.012

*46，XX男性综合征　46，XX male syndrome　12.033

男用避孕药　male contraceptive　15.013

男用节育器　male contraceptive device　15.008

囊性纤维化跨膜转导调节因子　cystic fibrosis trans-membrane transduction regulator，CFTR　09.196

内分泌性勃起功能障碍　endocrinogenic erectile dysfunction，endocrinogenic ED　20.010

内含子　intron　03.063

内皮素　endothelin　18.026

内源性睾酮生成　intrinsic testosterone production　13.046

*能育无睾综合征　fertile eunuch syndrome　13.021

*拟常染色体区　pseudoautosomal region　03.009

*逆向射精　retrograde ejaculation　20.072

逆行射精　retrograde ejaculation　20.072

念珠菌性阴茎头炎　candidal balanitis　08.058

尿促卵泡素　urofollitropin　13.043

*尿促性素　menotropin　13.042

尿道出血　urethremorrhage，urethro-rrhagia　07.029

*尿道滴白　prostatorrhea　07.030

尿道动脉　urethral artery　02.083

尿道分泌物　urethral discharge　07.027

尿道海绵体　corpus spongiosum，cavernous body of urethra，corpus cavernosum urethrae　02.069

尿道海绵体白膜　albuginea of urethra cavernous body　02.066

*尿道海绵体部　cavernous part of urethra　02.126

尿道嵴　urethral crest　02.135

尿道口旁囊肿　parameatal urethral cyst　08.094

尿道流脓　purulent urethral discharge　07.028

尿道膜部　membranous part of urethra　02.133

尿道旁管　paraurethral duct　02.131

尿道前列腺部　prostatic part of urethra　02.134

尿道球　bulb of urethra　02.073

尿道球部　bulbous urethra　02.129

尿道球动脉　bulbourethral artery, urethral bulbar artery　02.082

尿道球静脉　urethral bulbar vein　02.090

尿道球腺　bulbourethral gland　02.048

尿道腺　urethral gland　02.130

尿道阴道括约肌　urethrovaginal sphincter　02.147

尿道舟状窝　navicular fossa of urethra　02.128

尿[流]动力学检查　urodynamics study　10.040

尿流率测定　uroflowmetry　10.041

尿生殖窦　urogenital sinus　04.039

尿生殖膈　urogenital diaphragm　02.160

尿生殖沟　urogenital groove　04.042

尿生殖区　urogenital region　02.159

*尿生殖三角　urogenital triangle　02.159

尿生殖褶　urogenital fold　04.041

尿痛　dysuria　07.011

尿潴留　urinary retention　07.024

*脓性精液症　pyospermia　14.028

女同性恋　female homosexuality　17.017

女同性恋者　lesbian　17.018

*女外阴　vulvae　02.149

*女性假两性畸形　female pseudohermaphroditism　12.031

女性男性化　virilism, virilization, masculinization　12.003

女性内生殖器　female internal genitalia　02.139

女性生殖系统　female genital system, female reproductive system　02.138

女性外生殖器　female external genitalia　02.149

女性性高潮障碍　female orgasmic dysfunction, female orgasmic disorder　21.005

女性性功能障碍　female sexual dysfunction　18.054

女性性功能指数　female sexual function index, FSFI　21.006

女性性兴趣或性唤起障碍　female sexual interest/arousal dysfunction, female sexual interest/arousal disorder　21.001

# O

偶线期　zygotene, zygonema　06.008

# P

*帕托综合征　Patau syndrom　03.054

排精期　expulsion phase of ejaculation　18.050

排精中枢　mechanical center of ejaculatory　18.044

排尿后期症状　post micturition symptom　07.022

排尿频率-容量表　voiding frequency volume charts　10.039

排尿期症状　voiding symptom　07.021

排尿日记　voiding diary　10.038

*膀胱肠裂　cloacal exstrophy　12.039

膀胱出口梗阻　bladder outlet obstruction, BOO　10.043

膀胱过度活动症　overactive bladder, OAB　10.037

膀胱过度活动症状评分　overactive bladder symptom score, OABSS　10.036

膀胱内前列腺突出　intravesical prostatic protrusion, IPP　10.046

膀胱下动脉前列腺支　prostate branch of inferior vesical artery　02.044

膀胱重量超声评估　ultrasound-estimated bladder weight　10.047

[胚胎]睾丸退化　embryonic testicular regression　09.066

*佩伦涅病　Peyronie disease　08.099

配子　gamete　06.003

配子发生　gametogenesis　06.001

盆腔淋巴结清扫术　pelvic lymphadenectomy　23.030

盆腔疼痛　pelvic pain　07.001

盆腔疼痛表型　phenotyping of pelvic pain　10.028

皮肤梅毒　cutaneous syphilis　22.006

*皮质索　cortical cord　04.018

脾性腺融合　splenogonadal fusion　09.070
屏障避孕法　barrier contraception　15.007
普拉德睾丸测量计　Prader orchidometer　07.033

*普雷恩征　Prehn sign　07.035
普林斯顿共识　Princeton consensus　20.023
蹼状阴茎　webbed penis　08.017

# Q

器质性勃起功能障碍　organic erectile dysfunction,
　organic ED　20.005
器质性性腺功能减退［症］　organic hypogonadism
　13.015
器质性中枢性性早熟　organic central precocious puberty
　13.005
前精原细胞　prespermatogonia　04.012
前列地尔尿道内给药　intraurethral alprostadil admin-
　istration　20.046
前列腺　prostate　02.037
前列腺癌　prostate carcinoma　10.068
前列腺癌等待观察　watchful waiting of prostate cancer
　10.116
前列腺癌放射治疗　radiotherapy for prostate cancer
　10.118
前列腺癌放射治疗后局部复发　local recurrence of
　prostate cancer after radiotherapy　10.115
前列腺癌放射治疗后生化复发　biochemical recurrence
　of prostate cancer after radiotherapy, post-radiotherapy
　biochemical recurrence of prostate cancer　10.113
前列腺癌分级分组系统　grading groups system of pros-
　tate cancer　10.093
前列腺癌辅助内分泌治疗　adjuvant hormonal therapy
　for prostate cancer　10.128
前列腺癌格利森评分系统　prostate cancer Gleason
　score system　10.092
前列腺癌根治性切除术后局部复发　local recurrence
　of prostate cancer after radical prostatectomy　10.114
前列腺癌根治性切除术后前列腺特异性抗原持续
　prostate-specific antigen persistence after radical pros-
　tatectomy, PSA persistence after radical prostatectomy
　10.112
前列腺癌根治性切除术后生化复发　biochemical re-
　currence after radical prostatectomy, post-radical
　prostatectomy biochemical recurrence　10.111
前列腺癌骨相关事件　skeletal-related events of prostate
　cancer　10.105

前列腺癌化学治疗　chemotherapy for prostatic cancer
　10.130
*前列腺癌间歇内分泌治疗　intermittent hormone
　therapy for prostate cancer　10.127
前列腺癌间歇性雄激素剥夺治疗　intermittent andro-
　gen deprivation therapy for prostate cancer　10.127
前列腺癌前列腺外侵犯　extraprostatic extension of
　prostate cancer, EPE of prostate cancer　10.099
前列腺癌筛查　prostate cancer screening, screening for
　prostate cancer　10.087
*前列腺癌完全性雄激素阻断　complete androgen
　blockade for prostate cancer　10.125
前列腺癌物理消融术　physical ablation of prostatic
　cancer　23.121
*前列腺癌新辅助内分泌治疗　neoadjuvant hormonal
　therapy for prostate cancer　10.129
前列腺癌新辅助雄激素剥夺治疗　neoadjuvant androgen
　deprivation therapy for prostate cancer　10.129
前列腺癌雄激素剥夺治疗　androgen deprivation therapy
　for prostate cancer　10.121
前列腺癌治愈性治疗后复发　recurrence of prostate
　cancer after treatment with curative intent　10.110
前列腺癌主动监测　active surveillance of prostate cancer
　10.117
前列腺癌最大限度雄激素阻断　maximum androgen
　blockade for prostate cancer　10.125
前列腺按摩　prostate massage　07.038
前列腺按摩前后两杯试验　pre-massage and post-massage
　2-glass test　07.057
前列腺不典型腺瘤样增生　atypical adenomatous hy-
　perplasia of prostate　10.033
前列腺部尿道悬吊术　prostatic urethral lift, PUL　23.116
前列腺穿刺活检术　prostate needle biopsy　23.092
前列腺创伤　prostatic trauma　10.009
前列腺丛　prostatic plexus　02.047
前列腺导管内癌　intraductal carcinoma of prostate,
　prostate intraductal carcinoma　10.067

前列腺导管腺癌　prostate ductal adenocarcinoma, ductal adenocarcinoma of prostate　10.070

前列腺动脉栓塞术　prostate artery embolization　23.120

前列腺多参数磁共振成像　multi-parametric prostate magnetic resonance imaging，mp-MRI　10.088

前列腺恶性间叶性肿瘤　malignant mesenchymal tumor of prostate　10.081

前列腺恶性肿瘤　malignant tumor of prostate　10.063

前列腺副神经节瘤　prostate paraganglioma, paraganglioma of prostate　10.056

*前列腺高分化神经内分泌肿瘤　prostate well differentiated neuroendocrine tumor　10.078

前列腺梗死　infarction of prostate, infarct of prostate, prostatic infarct　10.010

前列腺沟　prostate groove　02.039

*前列腺黑变病　prostate melanosis, melanosis of prostate　10.136

前列腺黑素沉着病　prostate melanosis, melanosis of prostate　10.136

前列腺黑素瘤　prostate melanoma, melanoma of prostate　10.138

前列腺横纹肌肉瘤　prostate rhabdomyosarcoma, rhabdomyosarcoma of prostate　10.085

前列腺基底细胞癌　prostate basal cell carcinoma, basal cell carcinoma of prostate　10.075

前列腺基底细胞增生　basal cell hyperplasia of prostate　10.032

前列腺畸形　prostatic malformation, prostatic deformity　10.001

前列腺继发性肿瘤　secondary tumor of prostate　10.086

前列腺间质肉瘤　prostate stromal sarcoma, stromal sarcoma of prostate　10.082

前列腺交界性肿瘤　borderline tumor of prostate　10.061

*前列腺结核　prostate tuberculosis　10.019

前列腺结节　prostate nodule, prostatic nodule　10.133

前列腺结节状增生　nodular hyperplasia of prostate　10.030

前列腺结石　prostate calculus, calculus of prostate　10.131

前列腺解剖分区　anatomic zones of prostate　02.038

前列腺静脉丛　prostatic venous plexus　02.045

前列腺蓝痣　prostate blue nevus, blue nevus of prostate　10.137

前列腺类癌　prostate carcinoid tumor, carcinoid tumor of prostate　10.078

前列腺良性间叶性肿瘤　benign mesenchymal tumor of prostate　10.057

前列腺良性肿瘤　benign tumor of prostate　10.054

*前列腺鳞癌　prostate squamous cell carcinoma, squamous cell carcinoma of prostate　10.073

前列腺鳞状细胞癌　prostate squamous cell carcinoma, squamous cell carcinoma of prostate　10.073

前列腺鳞状细胞化生　prostatic squamous cell metaplasia, squamous cell metaplasia of prostate　10.135

前列腺鳞状细胞肿瘤　squamous cell neoplasm of prostate, prostate squamous cell neoplasm　10.072

前列腺囊　prostatic capsule, capsule of prostate　02.040

前列腺囊腺瘤　prostate cystadenoma　10.055

前列腺囊肿　cyst of prostate, prostatic cyst, prostate cyst　10.004

前列腺尿路上皮癌　prostate urothelial carcinoma, urothelial carcinoma of prostate　10.071

前列腺凝固体　prostatic concretion　10.132

前列腺脓肿　abscess of prostate, prostatic abscess　10.013

前列腺脓肿引流术　drainage of prostatic abscess　23.122

前列腺平滑肌瘤　prostate leiomyoma　10.058

前列腺平滑肌肉瘤　prostate leiomyosarcoma, leiomyosarcoma of prostate　10.084

前列腺鞘　prostatic sheath, sheath of prostate　02.041

前列腺切除术　prostatectomy　23.096

前列腺缺如　prostatic absence　10.002

前列腺软斑　malakoplakia of prostate　10.024

前列腺上皮内瘤　prostate intraepithelial neoplasia, prostatic intraepithelial neoplasia　10.064

前列腺神经内分泌肿瘤　prostate neuroendocrine neoplasm, neuroen-docrine tumor of prostate　10.076

前列腺术后梭形细胞结节　post-operation spindle nodule in prostate　10.060

前列腺素E　prostaglandin E　18.023

前列腺素F　prostaglandin F　18.027

前列腺损伤　prostatic injury　10.008

前列腺特异性抗原　prostate-specific antigen, PSA　07.046

前列腺特异性抗原倍增时间　prostate-specific antigen doubling time，PSA-DT　07.053

前列腺特异性抗原密度　prostate-specific antigen density, PSAD　07.051

前列腺特异性抗原速率　prostate-specific antigen ve-

testis 09.125

青春期前型睾丸卵黄囊瘤 pre-pubertal type yolk sac tumor of testis 09.120

青春期延迟 delayed puberty 13.001

青少年 adolescent 04.064

青少年发育 adolescent development 04.066

青少年期 adolescence 04.065

青少年行为 adolescent behavior 04.067

轻度雄激素不敏感综合征 mild androgen insensitivity syndrome，MAIS 13.025

*求爱 courtship 17.010

求偶 courtship 17.010

球海绵体肌 bulbocavernosus muscle 02.074

球海绵体肌反射 bulbocavernosus reflex，BCR 07.040

球海绵体肌反射潜伏时间 bulboca-vernosus reflex latency time，BCR latency time 20.038

*AZF区 azoospermia factor region，AZF region 03.114

*曲精小管 seminiferous tubule 02.012

*曲细精管 seminiferous tubule 02.012

取精［技］术 sperm retrieval technique 23.068

去甲肾上腺素 norepinephrine 18.025

去势抵抗性前列腺癌 castrate-resistant prostate cancer，CRPC 10.106

缺体 nullisome 03.028

缺血性阴茎异常勃起 ischaemic priapism 08.101

# R

染料排斥试验 dye exclusion test 07.083

染色体 chromosome 03.006

X染色体 X chromosome 03.010

Y染色体 Y chromosome 03.011

染色体臂间倒位 pericentric inversion of chromosome 03.041

染色体臂内倒位 paracentric inversion of chromosome 03.042

染色体病 chromosome disorder，chromosomal disease 03.050

染色体插入 chromosome insertion 03.049

染色体倒位 chromosome inversion 03.040

染色体多态性 chromosome polymorphism 03.013

染色体复杂易位 complex translocation of chromosome 03.047

染色体畸变 chromosome aberration 03.018

染色体结构畸变 chromosome structural aberration 03.036

染色体卵睾型性发育异常 chromosomal ovotesticular disorder of sex development 12.010

染色体平衡易位 balanced translocation of chromo-some 03.045

染色体缺失 chromosome deletion 03.037

X染色体失活 X-chromosome inactivation 03.134

染色体数目畸变 chromosome numerical aberration 03.019

*染色体数目异常 chromosome numerical aberration 03.019

Y染色体微缺失 Y chromosome microdeletion 03.113

Y染色体微缺失检测 Y chromosome microdeletion test 07.045

染色体显带技术 chromosome banding technique 07.044

染色体相互易位 reciprocal translocation of chromosome 03.044

Y染色体性别决定区 sex-determining region of Y，sex-determining region of Y chromosome，SRY 04.003

染色体易位 chromosome translocation 03.043

*染色体组型 karyotype 03.012

染色质 chromatin 03.001

X染色质 X chromatin 03.004

Y染色质 Y chromatin 03.005

染色质重塑 chromatin remodeling 03.132

人工授精 artificial insemination，AI 14.043

人工下丘脑 artificial hypothalamus 13.036

人绝经期促性腺激素 human menopausal gonadotro-pin，hMG 13.042

人类精子库 human sperm bank 16.007

人类免疫缺陷病毒 human immunodeficiency virus，HIV 22.030

人类免疫缺陷病毒感染 human immunodeficiency virus infection 22.031

人类免疫缺陷病毒感染者 human immunodeficiency virus infector 22.032

人绒毛膜促性腺激素　human chorionic gonadotropin，hCG　13.041

人绒毛膜促性腺激素兴奋试验　human chorionic gonadotropin stimulation test，hCG stimulation test　13.034

人乳头状瘤病毒　human papilloma virus，HPV　22.022

认知行为疗法　cognitive behavioral therapy　19.027

*绒促性素　human chorionic gonadotropin，hCG　13.041

肉芽肿性前列腺炎　granulomatous prostatitis　10.023

乳房　breast　02.168

乳房初发育　thelarche，breast budding　04.063

乳头　nipple　02.169

软下疳　chancroid　22.027

弱畸精子症　asthenoteratozoospermia　14.018

弱精子症　asthenozoospermia　14.010

# S

腮腺炎性附睾炎　mumps epididymitis　09.172

腮腺炎性睾丸炎　mumps orchitis　09.100

三倍体　triploid　03.021

三期梅毒　tertiary syphilis　22.013

三体　trisome　03.032

三体性　trisomy　03.033

13三体综合征　trisomy 13 syndrome　03.054

18三体综合征　trisomy 18 syndrome　03.053

21三体综合征　trisomy 21 syndrome　03.052

杀精子剂　spermicide　15.012

沙眼衣原体　*Chlamydia trachomatis*　22.018

沙眼衣原体感染　*Chlamydia trachomatis* infection　22.017

少畸精子症　oligoteratozoospermia　14.017

少精子症　oligozoospermia　14.009

少弱畸形精子症　oligoasthenoteratozoo-spermia　14.020

少弱精子症　oligoasthenozoospermia　14.016

射精　ejaculation　18.039

*射精迟缓　retarded ejaculation　20.068

射精功能障碍　ejaculatory dysfunction　20.047

射精管　ejaculatory duct　02.035

射精管梗阻　ejaculatory duct obstruction　11.023

射精管结石　calculus of ejaculatory duct　11.025

射精管囊肿　cyst of ejaculatory duct　11.026

射精管狭窄　stricture of ejaculatory duct　11.024

射精过程　process of ejaculation　18.048

射精潜伏期　ejaculatory latency　20.054

射精神经递质　ejaculation neurotransmitter　18.045

射精痛　ejaculation pain，painful ejaculation　07.010

*射精延迟　delayed ejaculation　20.068

射精阈值　ejaculatory threshold　20.053

射精中枢　ejaculation center　18.040

神经垂体　neurohypophysis　05.006

神经梅毒　neurosyphilis　22.007

神经性勃起功能障碍　neurogenic erectile dysfunction，neurogenic ED　20.009

肾上腺功能初现　adrenarche　04.050

*肾上腺生殖综合征　adrenogenital syndrome　12.035

$\alpha_1$肾上腺素能受体阻滞剂　$\alpha_1$ adrenergic receptor blocker　10.051

*肾上腺性征综合征　congenital adrenal hyperplasia，CAH　12.035

渗透性冷冻保护剂　permeable cryoprotectant　16.012

生精波　spermatogenic wave　06.037

生精成熟阻滞　maturation arrest of spermatogenesis，spermatogenesis maturation arrest　14.032

生精功能低下　hypospermatogenesis　14.031

生精功能障碍　spermatogenic dysfunction　14.030

生精上皮　seminiferous epithelium　02.013

生精上皮周期　cycle of seminiferous epithelium，seminiferous tubule epithelial cycle　06.036

生精细胞　spermatogenic cell　02.014

生精小管　seminiferous tubule　02.012

[生精小管]肌样细胞　myoid cell　02.016

生精小管索　seminiferous cord　04.016

生物可利用睾酮　bioavailable testosterone　05.048

*生育控制　birth control　15.003

生育力保存　fertility preservation　16.001

生长激素　growth hormone，GH，somatotropin　05.028

生长激素释放激素　growth hormone-releasing hormone，GHRH　05.013

生长激素受体　growth hormone receptor，GHR　05.029

生长抑素　somatostatin　05.019

生殖　reproduction　01.001

生殖股神经 genitofemoral nerve，GFN 04.030

生殖股神经生殖支 genital branch of genitofemoral nerve 02.117

生殖管道 reproductive duct 02.003

生殖管道分化 differentiation of reproductive duct 04.033

生殖健康 reproductive health 01.003

生殖健康服务 reproductive health service 01.004

生殖结节 genital tubercle 04.040

生殖隆起 genital swelling 04.043

生殖母细胞 gonocyte 04.011

生殖器官CT检查 CT scan of male genitalia 07.126

生殖器官磁共振成像 magnetic resonance imaging of male genitalia，MRI of male genitalia 07.127

生殖器溃疡 genital ulcer 07.015

生殖器疱疹 genital herpes 22.025

生殖器盆腔疼痛或插入障碍 genito-pelvic pain/penetration disorder 21.002

生殖器肿块 genital lump 07.012

生殖系统 genital system, reproductive system 02.001

生殖细胞 germ cell 06.002

生殖细胞原位瘤 germ cell neoplasia *in situ* 09.116

*生殖腺 gonad 02.002

生殖[腺]嵴 genital ridge 04.008

生殖行为 reproductive behavior 01.002

*施虐癖 sadism 19.016

施虐受虐症 sadomasochism 19.014

施虐症 sadism 19.016

视听性刺激试验 audiovisual sexual stimulation test，AVSS 20.026

收缩期峰值流速 peak systolic velocity 20.029

手法睾丸扭转复位术 manual testicular detorsion，manual detorsion in testicular torsion 23.091

*手淫 masturbation 17.029

受精 fertilization 06.045

受精卵 fertilized ovum, oosperm 06.051

*受虐癖 masochism 19.015

受虐症 masochism 19.015

*α₁受体阻滞剂 α₁ receptor blocker 10.051

*瘦蛋白 leptin 04.052

瘦素 leptin 04.052

舒张末期流速 end diastolic velocity 20.030

输精管 vas deferens, ductus deferens 02.030

输精管闭锁 atresia of vas deferens 09.193

输精管插管术 catheterization of vas deferens 09.208

输精管穿刺术 vas deferens puncture 23.075

输精管创伤 vas deferens trauma 09.202

输精管丛 deferential plexus 02.034

输精管动脉 deferential artery 02.032

输精管发育不全 hypoplasia of vas deferens, vas deferens hypoplasia 09.198

*输精管复通术 vasectomy reversal 23.080

输精管梗阻 vas deferens obstruction，obstruction of vas deferens 09.207

输精管壶腹 ampulla of vas deferens 02.031

输精管畸形 deformity of vas deferens, malformation of vas deferens 09.192

输精管结核 tuberculosis of vas deferens, tuberculosis of ductus deferens 09.206

输精管结扎术 vasectomy 23.078

输精管结扎术后阴囊疼痛综合征 post-vasectomy scrotal pain syndrome 09.050

输精管精囊造影 vaso-seminal vesiculography 09.210

输精管静脉 deferential vein 02.033

输精管绝育术 sterilization of vas deferens, vasal sterilization 23.076

输精管栓堵术 vas occlusion 23.077

输精管吻合术 vasovasostomy 23.080

输精管炎 deferentitis, vasitis 09.204

输精管造影 vasography 09.209

输精管肿瘤 tumor of vas deferens 09.211

输卵管 uterine tube, fallopian tube, oviduct 02.141

束缚阴茎 trapped penis 08.016

数量性状 quantitative character, quantitative trait 03.118

*双重异装癖 dual-role transvestism 19.005

双重异装症 dual-role transvestism 19.005

双重杂合子 double heterozygote 03.077

双雌受精 digyny 03.023

*双促治疗 gonadotropin therapy 13.040

双氢睾酮 dihydrotestosterone, DHT 05.041

双线期 diplotene, diplonema 06.010

*双相潜能期 sexually bipotential stage 04.006

双性恋 bisexuality 17.021

双性恋者 bisexual person 17.022

双雄受精 diandry 03.022

双阴茎畸形 diphallia 08.010

双着丝粒染色体 dicentric chromosome 03.048

丝虫性附睾炎　filarial epididymitis　09.175
*斯威伊尔综合征　Swyer syndrome　12.014
死精子症　necrozoospermia　14.021

四倍体　tetraploid　03.024
缩宫素　oxytocin　05.036

# T

*胎传梅毒　congenital syphilis　22.009
坦纳分期　Tanner stage　04.054
*唐氏综合征　Down syndrome　03.052
特发性男性不育　idiopathic male infertility　14.005
特发性肉芽肿性睾丸炎　idiopathic granulomatous orchitis　09.110
特发性阴囊水肿　idiopathic scrotal edema　09.045
特发性中枢性性早熟　idiopathic central precocious puberty　13.006
特纳综合征　Turner syndrome　12.007
提睾反射　cremasteric reflex　07.041
*提睾肌　cremaster muscle　02.102
*提睾肌动脉　cremasteric artery　02.103
*提睾肌静脉　cremasteric vein　02.104
体外受精–胚胎移植　in vitro fertilization-embryo

transfer, IVF-ET　14.047
*体质性青春期发育延迟　constitutional delay of puberty, CDP　13.002
体质性生长与青春期延迟　constitutional delay of growth and puberty, CDGP　13.002
调节基因　regulatory gene, regulator gene　03.065
调情　flirtation　17.011
同性恋　homosexuality　17.016
同义突变　synonymous mutation, same-sense mutation　03.086
同源嵌合体　mosaic　03.034
童年性别认同障碍　gender identity disorder of childhood　19.006
透明带反应　zona reaction　06.048
脱氢表雄酮　dehydroepiandrosterone, DHEA　05.051

# W

瓦尔萨尔瓦动作　Valsalva maneuver　07.034
外放射治疗　external beam radiation therapy, EBRT　10.119
外科去势　surgical castration　10.122
外生殖器　external genitalia　02.004
外生殖器分化　differentiation of external genitalia　04.038
外生殖器模糊　ambiguous genitalia　12.002
外显子　exon　03.062
外源性睾酮疗法　exogenous testosterone therapy　13.045
外周性性早熟　peripheral precocious puberty　13.007
46, XY完全型性腺发育不全　46, XY complete gonadal dysgenesis　12.014
完全型雄激素不敏感综合征　complete androgen insensitivity syndrome, CAIS　12.023
*晚期梅毒　late syphilis　22.013
晚期生精成熟阻滞　late maturation arrest of spermatogenesis　14.034

微量精子冷冻保存　cryopreservation of trace sperm　16.019
微效基因　minor gene　03.116
*围生期精索扭转　perinatal spermatic cord torsion　09.228
唯支持细胞综合征　Sertoli cell only syndrome　14.035
未分化性腺　undifferentiated gonad　04.007
*沃尔夫管　Wolffian duct　04.034
*无睾畸形　anorchia, anorchidism　09.067
无睾症　anorchia, anorchidism　09.067
无睾状态男性　eunuchism　13.014
无精液症　aspermia　14.029
无精子症　azoospermia　14.023
无精子症因子区　azoospermia factor region, AZF region　03.114
无尿道下裂阴茎下弯　chordee without hypospadias　08.019
无头精子症　acephalic spermatozoa　14.015

无性恋　asexuality　17.023

*无性欲　anaphrodisia, loss of sexual desire　20.002

无义突变　nonsense mutation　03.088

*无阴茎　aphallia　08.009

*无症状前列腺炎　asymptomatic inflammatory prostatitis　10.018

# X

细菌性附睾炎　bacterial epididymitis　09.166

细菌性睾丸炎　bacterial orchitis　09.101

细菌性阴茎头炎　bacterial balanitis　08.057

细线期　leptotene, leptonema　06.007

下尿路症状　lower urinary tract symptom，LUTS　07.019

下丘脑　hypothalamus　05.002

下丘脑-垂体-睾丸轴　hypothalamic-pituitary-testicular axis　05.007

下丘脑-垂体-卵巢轴　hypothalamic-pituitary-ovarian axis　05.008

下丘脑-垂体-性腺轴　hypothalamic-pituitary-gonadal axis　05.001

下丘脑激素　hypothalamic hormone　05.009

先天性单侧输精管缺如　congenital unilateral absence of vas deferens，CUAVD　09.197

先天性短尿道　congenital short urethra　08.021

*先天性睾丸缺如　anorchia, anorchidism　09.067

先天性精囊囊肿　congenital cyst of seminal vesicle　11.011

*先天性卵巢发育不全　Turner syndrome　12.007

先天性梅毒　congenital syphilis　22.009

先天性肾上腺皮质增生症　congenital adrenal hyperplasia，CAH　12.035

先天性输精管缺如　congenital absence of vas deferens，CAVD　09.194

先天性双侧输精管缺如　congenital bilateral absence of vas deferens，CBAVD　09.195

先天性阴茎弯曲　congenital penile curvature　08.020

*纤毛不动综合征　immotile cilia syndrome　14.011

纤维性骨营养不良综合征　McCune-Albright syndrome，MAS　13.008

显微附睾精子抽吸术　microsurgical epididymal sperm aspiration，MESA　23.070

*显微取精　microdissection testicular sperm extraction, microsurgical testicular sperm extraction，mTESE　23.073

显微[外科]睾丸部分切除术　microsurgical partial orchiectomy　23.062

显微[外科]睾丸取精术　microdissection testicular sperm extraction, microsurgical testicular sperm extraction，mTESE　23.073

显微[外科]精索静脉结扎术　microsurgical varicocelectomy　23.087

显微[外科]精索去神经术　microsurgical denervation of spermatic cord, microsurgical spermatic cord denervation　23.089

显微[外科]输精管附睾吻合术　microsurgical vasoepididymostomy　23.082

显微[外科]输精管吻合术　microsurgical vasovasostomy　23.081

显性基因　dominant gene　03.081

显性性状　dominant character　03.080

线粒体DNA　mitochondrial DNA, mtDNA　03.125

线粒体病　mitochondrial disorder　03.128

线粒体遗传　mitochondrial inheritance　03.124

腺垂体　adenohypophysis　05.004

*IgG4相关前列腺炎　IgG4 prostatitis　10.026

90项症状自评量表　symptom checklist-90, SCL-90　20.020

小青春期　mini-puberty　04.047

小Y染色体　tiny Y chromosome　03.015

*X小体　X chromatin　03.004

小阴唇　labium minus, labia minora, lesser lip of pudendum　02.152

小阴茎　micropenis　08.011

泄殖腔外翻　cloacal exstrophy　12.039

*心理动力性心理治疗　psychodynamic psychotherapy　19.022

心理动力学治疗　psychodynamic therapy　19.024

心血管梅毒　cardiovascular syphilis　22.008

心因性勃起　psychogenic erection　18.038

心因性勃起功能障碍　psychogenic erectile dysfunction, psychogenic ED　20.012

12.032

46, XY性腺发育不全 46, XY gonadal dysgenesis 12.013

性腺分化 gonadal differentiation 04.014

性腺功能减退[症] hypogonadism 13.011

性腺功能试验 gonadal function test 13.032

性腺激素 gonadal hormone 05.037

性腺下降 gonadal descent 04.020

性消退期 sexual resolution phase 18.006

性心理 sexual psychology, sex psychology 17.001

性心理发育 psychosexual development 17.002

性心理活动 psychosexual activity 17.007

性心理障碍 psychosexual disorder 19.001

性心理治疗 psychosexual therapy 19.020

性心理咨询 psychosexual counseling 19.019

性行为 sexual behavior 17.024

性兴奋期 sexual arousal phase, sexual excitement phase 18.003

性医学 sexual medicine, sex medicine 01.010

性印记 sexual imprinting 17.009

性欲 libido, sex desire 18.009

性欲倒错障碍 paraphilic disorder 19.007

*性欲低下 hyposexuality 20.001

性欲低下障碍 hypoactive sexual desire dysfunction, hypoactive sexual desire disorder 20.001

性欲量表 sexual desire inventory, SDI 20.003

性欲缺失 anaphrodisia, loss of sexual desire 20.002

性早熟 precocious puberty 13.003

性征 sex characteristics 04.055

性状 character, trait 03.079

雄激素 androgen, androgenic hormone 04.026

雄激素不敏感综合征 androgen insensitivity syndrome, AIS 12.022

雄激素抵抗 androgen resistance 13.024

*雄激素抵抗综合征 androgen resistance syndrome

12.022

雄激素合成障碍 androgen biosynthesis defect 12.018

雄激素拮抗剂 androgen antagonist 10.124

雄激素结合蛋白 androgen binding protein, ARP 05.050

雄激素受体 androgen receptor 05.040

袖套式包皮环切术 sleeve circumcision 23.005

嗅觉缺失型孤立性低促性腺激素性性腺功能减退症 anosmic form of isolated hypogonadotropic hypogonadism 13.019

嗅觉正常型孤立性低促性腺激素性性腺功能减退症 normosmic form of isolated hypogonadotropic hypogonadism, nIHH 13.020

选择性雌激素受体调节剂 selective estrogen receptor modulator, SERM 14.038

选择性激光前列腺汽化术 laser photoselective vaporization of prostate 23.107

选择性5-羟色胺再摄取抑制药 selective serotonin reuptake inhibitor, SSRI 20.066

选择性阴部内动脉造影 selective internal pudendal arteriography, SIPA 20.035

选择性阴茎背神经切断术 selective dorsal nerve neurotomy 23.145

选择性阴茎动脉栓塞术 selective penile arterial embolization 23.037

血睾屏障 blood-testis barrier 02.017

血管活性肠肽 vasoactive intestinal peptide, VIP 18.024

*[血管]加压素 vasopressin 05.035

*[血管]升压素 antidiuretic hormone, ADH 05.035

血管性勃起功能障碍 vasculogenic erectile dysfunction, vasculogenic ED, vascular erectile dysfunction 20.006

血精 hemospermia, hematospermia 07.018

*血清素 serotonin 18.047

# Y

压力–流率测定 pressure-flow study 10.042

亚二倍体 hypodiploid 03.027

亚临床型精索静脉曲张 subclinical varicocele 09.217

*亚临床型性腺功能减退症 subclinical form of hypogonadism 13.028

延迟射精 delayed ejaculation 20.068

扬氏综合征 Young syndrome 09.179

药物去势 medical castration 10.123

夜间阴茎胀大及硬度试验 nocturnal penile tumescence and rigidity test, NPTR 20.025

阴茎蒙多病　Mondor disease of penis　08.064

阴茎囊肿　penile cyst　08.092

阴茎尿道口结核　penile orificial tuberculosis　08.053

阴茎扭转　penile torsion　08.023

阴茎扭转矫正术　correction of penile distortion　23.012

阴茎皮肤交感反应　penile sympathetic skin response, PSSR　20.061

阴茎皮肤拉链伤　penile skin zipper injury, zipper injury of penis skin　08.034

阴茎皮肤撕脱伤　traumatic avulsion of penile skin　08.035

阴茎皮角　cutaneous horn of penis　08.075

阴茎疲软期　penile flaccid phase, flaccid phase of penis　18.029

阴茎疲软疼痛　pain in flaccid penis　07.003

阴茎浅筋膜　superficial fascia of penis　02.062

阴茎全切除术　total penectomy　23.027

阴茎缺如　penile agenesis　08.009

阴茎缺损　penis defect　08.047

阴茎热烧伤　thermal burn of penis　08.043

阴茎乳头状瘤　penile papilloma　08.071

阴茎上皮内瘤变　penile intraepithelial neoplasia　08.079

阴茎烧伤　burn of penis, penile burn　08.042

阴茎深动脉　deep artery of penis　02.080

阴茎深筋膜　deep fascia of penis　02.063

阴茎神经支配　innervation of penis　02.093

阴茎生物[感觉]阈值测定　penile biothesiometry　20.062

阴茎双功能彩色多普勒超声检查　penile color Doppler duplex ultrasound, color Doppler duplex ultrasound of penis, penile CDDU　20.028

阴茎损伤　penile injury　08.025

*阴茎套　condom　15.009

阴茎疼痛　penile pain　07.002

阴茎疼痛综合征　penile pain syndrome　08.109

阴茎体　body of penis, shaft of penis, corpus penis　02.060

阴茎头　glans penis　02.051

阴茎头包皮炎　balanoposthitis　08.055

阴茎头成形术　glanuloplasty　23.026

阴茎头冠　corona glandis, corona of glans　02.052

阴茎头毛细血管瘤　capillary hemangioma of glans penis　08.070

阴茎头切除术　glansectomy　23.025

阴茎头躯体感觉诱发电位　glans penis somatosensory evoked potential, GPSEP　20.060

阴茎头炎　balanitis　08.056

阴茎头增粗术　glans penis augmentation　23.016

阴茎脱套伤　degloving injury of penis, penile degloving injury　08.036

阴茎脱位　penile dislocation　08.037

阴茎弯曲　penile curvature　08.018

阴茎完全勃起期　penile full erection phase, full erection phase of penis　18.032

阴茎系带撕裂　penile frenulum tear　08.033

阴茎纤维化　penile fibrosis　08.050

阴茎显露不良　inconspicuous penis　08.013

阴茎象皮病　penile elephantiasis, elephantiasis of penis　08.105

*阴茎象皮肿　penile elephantiasis, elephantiasis of penis　08.105

阴茎悬韧带　suspensory ligament of penis　02.075

阴茎旋静脉　circumflex vein of penis　02.087

阴茎血管瘤　penile hemangioma, penile angioma　08.069

阴茎延长术　penile lengthening, penis lengthening　23.011

阴茎炎　penile inflammation　08.051

阴茎咬伤　bite injury of penis, penile bite injury　08.039

阴茎移植术　penile transplantation, penile transplant surgery　23.022

阴茎异常勃起　priapism　08.100

阴茎异位皮脂腺　penile ectopic sebaceous gland　08.107

*阴茎阴囊融合　penoscrotal fusion　08.017

阴茎阴囊转位　penoscrotal transposition　08.024

阴茎阴囊转位矫形术　correction of penoscrotal transposition　23.013

阴茎硬化性淋巴管炎　sclerosing lymphangitis of penis　08.063

阴茎原位癌　carcinoma in situ of penis　08.080

阴茎远端分流术　penile distal shunt　23.033

阴茎再造术　penile reconstruction　23.021

阴茎增粗术　penile girth enhancement, penile girth enlargement, penile girth augmentation　23.015

阴茎胀大期　penile tumescence phase, tumescence phase of penis　18.031

阴茎折断　penile fracture　08.030

*阴茎珍珠斑　pearly penile papule　08.106

阴茎振动刺激　penile vibratory stimulation　20.071

阴茎中缝囊肿　penile median raphe cyst　08.093

阴茎中隔　septum of penis　02.067

阴茎肿块　penile lump，penis lump　07.013

阴茎肿瘤　penile neoplasm，tumor of penis　08.067

阴毛　pubic hair　04.058

阴囊　scrotum　02.097

阴囊闭合伤　closed scrotal injury　09.009

阴囊表皮样囊肿　epidermoid cyst of scrotum，scrotal epidermoid cyst　09.031

阴囊不发育　scrotal agenesis　09.006

阴囊部分切除术　partial scrotectomy　23.042

阴囊超声检查　scrotal ultrasonography　07.124

阴囊成形术　scrotoplasty　23.044

阴囊出血　scrotal hemorrhage　09.012

阴囊穿透伤　penetrating injury of scrotum，penetrating scrotal trauma　09.016

阴囊创伤　scrotal trauma　09.008

阴囊挫伤　scrotal contusion，contusion of scrotum　09.010

阴囊动脉血供　arterial supply of scrotum　02.108

阴囊对裂　bifid scrotum　09.002

阴囊恶性肿瘤　malignant tumor of scrotum　09.038

阴囊发育不全　scrotal hypoplasia　09.005

阴囊放射性烧伤　radiation burn of scrotum　09.021

阴囊蜂窝织炎　scrotal cellulitis　09.026

阴囊缝　raphe of scrotum，scrotal raphe　02.098

阴囊复合伤　combined injury of scrotum　09.022

阴囊高位睾丸　high scrotal testis　09.077

*阴囊后动脉　posterior scrotal branch of perineal artery　02.110

阴囊后静脉　posterior scrotal vein　02.113

阴囊后神经　posterior scrotal nerve　02.118

阴囊化学烧伤　chemical burn of scrotum　09.020

阴囊活检术　scrotal biopsy　23.040

阴囊火器伤　firearm wound of scrotum，scrotal firearm wound　09.017

阴囊基底细胞癌　basal cell carcinoma of scrotum　09.040

阴囊畸形　scrotum malformation，scrotum deformity　09.001

阴囊急症　acute scrotum　09.052

阴囊结核性窦道　tuberculous sinus tract of scrotum　09.025

阴囊静脉回流　venous drainage of scrotum　02.111

阴囊镜术　scrotocopy　23.039

阴囊开放伤　opened scrotal injury　09.013

阴囊溃疡　scrotal ulcer　07.017

阴囊离断　scrotal amputation　09.015

阴囊良性肿瘤　benign tumor of scrotum　09.030

阴囊裂　scrotoschisis　09.003

阴囊淋巴管瘤　lymphangioma of scrotum，scrotal lymphangioma　09.037

阴囊淋巴水肿　scrotal lymphedema　09.046

阴囊淋巴引流　lymphatic drainage of scrotum　02.114

*阴囊鳞癌　squamous cell carcinoma of scrotum　09.039

阴囊鳞状细胞癌　squamous cell carcinoma of scrotum　09.039

阴囊隆起　scrotal swelling　04.045

阴囊脓肿　scrotal abscess　09.028

阴囊佩吉特病　Paget disease of scrotum　09.041

阴囊皮肤撕脱伤　avulsion of scrotal skin　09.014

阴囊皮脂腺囊肿　sebaceous cyst of scrotum　09.032

阴囊牵涉痛　referred scrotal pain　07.007

阴囊前静脉　anterior scrotal vein　02.112

阴囊前神经　anterior scrotal nerve　02.116

阴囊清创术　debridement of scrotum　23.041

阴囊[区]疼痛　scrotal pain　07.005

阴囊全切除术　total scrotectomy　23.043

阴囊热烧伤　thermal burn of scrotum　09.019

阴囊肉膜　dartos coat　02.099

阴囊乳糜瘘　chylous fistula of scrotum　09.047

阴囊瘙痒[症]　scrotal pruritus，pruritus scroti　09.042

阴囊烧伤　burn of scrotum，scrotal burn　09.018

阴囊神经纤维瘤　neurofibroma of scrotum　09.034

阴囊神经支配　innervation of scrotum　02.115

阴囊湿疹　scrotal eczema　09.043

*阴囊湿疹样癌　Paget disease of scrotum　09.041

阴囊水肿　scrotal edema，edema of scrotum　09.044

阴囊损伤　scrotal injury　09.007

阴囊抬高试验　Prehn sign　07.035

阴囊探查术　scrotal exploration　23.038

阴囊疼痛综合征　scrotal pain syndrome　09.049

阴囊透光试验　transillumination test of scrotum　07.036

阴囊纤维瘤　fibroma of scrotum，scrotal fibroma　09.033

阴囊象皮病　scrotal elephantiasis，elephantiasis of scrotum　09.048

*阴囊象皮肿　scrotal elephantiasis，elephantiasis of scrotum　09.048

## Z

植入前遗传学检测 preimplantation genetic testing, PGT 14.049

质量性状 qualitative character, qualitative trait 03.117

中肾管 mesonephric duct 04.034

*中肾旁管 paramesonephric duct 04.036

*中肾旁管囊肿 paramesonephric duct cyst 10.006

中肾小管 mesonephric tubule 04.035

中枢性性早熟 central precocious puberty 13.004

中危型前列腺癌 intermediate-risk prostate cancer 10.096

终变期 diakinesis 06.011

终末期睾丸 end-stage testis 14.036

终止密码突变 termination codon mutation 03.089

主观性早泄 subjective premature ejaculation 20.052

*主性征 primary sex characteristic 04.056

转移性激素敏感性前列腺癌 metastatic hormone sensitive prostate cancer, mHSPC 10.104

转移性前列腺癌 metastatic prostate cancer 10.100

转移性去势抵抗性前列腺癌 metastatic castration-resistant prostate cancer, mCRPC 10.108

*着丝粒融合 centric fusion 03.046

子宫 uterus 02.142

自发性勃起 spontaneous erection 04.060

自然避孕 natural family planning, NFP 15.011

自身免疫性睾丸炎 autoimmune orchitis 09.111

自慰 masturbation 17.029

自由组合定律 law of independent assortment 03.100

XYY综合征 XYY syndrome 03.057, *Klinefelter syndrome 12.008

总前列腺特异性抗原 total prostate-specific antigen, t-PSA 07.047

组蛋白修饰 histone modification 03.131

左肾静脉压迫综合征 left renal vein entrapment syndrome 09.216

*佐恩阴茎头炎 Zoon balanitis 08.061

坐骨海绵体肌 ischiocavernosus muscle 02.072